U0285056

THE BRAIN

《新科学家》

过去 60 多年来，《新科学家》一直在报道自然和人类的非凡创造。它报道最新的发现和发明，挖掘它们的重要意义和影响，由此成为一本世界级畅销科学周刊，并通过其图书、应用程序、现场活动和网站触达全球 500 多万受众。

艾莉森·乔治（Alison George）

加入《新科学家》前，作为英国南极调查局的一名生物学家，艾莉森·乔治曾在南极大陆出没。她拥有生物化学博士学位。艾莉森在《新科学家》杂志担任过多个职位，包括意见与访谈类栏目的编辑，也曾负责"即时专家"系列图书的审查工作。作为新闻记者，她采访过斯蒂芬·霍金和大卫·爱登堡，也曾在洞穴中探寻远古文字的遗迹。她曾荣获期刊培训委员会（PTC）年度新记者奖。

瓦伦丁娜·德菲里波（Valentina D'Efilippo）

伦敦的一位信息设计师、插画师兼创意指导，近期刚被英国商业杂志 *Campaign* 列入"定义今天和明天的 30 位女性创意领袖"。她的作品跨越多个领域、多种形式——从智能工具到信息图表，再到剧场现场投影和绘本。瓦伦丁娜的著作《信息图中的世界史》（*The Infographic History of the World*）曾荣获多个奖项，她的艺术作品被奥地利最大的人类学博物馆——维也纳世界博物馆纳入永久藏品。作为数据和视觉故事领域的专家，瓦伦丁娜曾在许多国际盛事之中分享她的工作，与多个全球品牌组织有过合作，并主持面向学生和专业人士的工作坊，包括一系列与《卫报》合作的大师班。

大脑
用户指南

英国《新科学家》杂志 著

［英］艾莉森·乔治 文
［英］瓦伦丁娜·德菲里波 绘

阳曦 译

湖南科学技术出版社　　博集天卷
CS-BOOKY

目 录
Contents

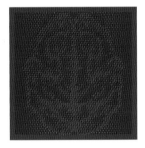
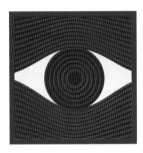
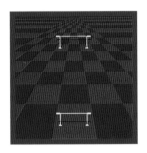
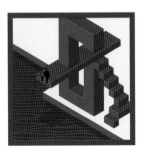

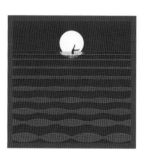
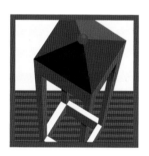
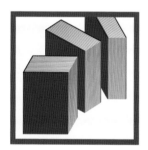
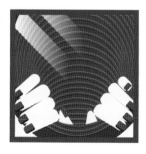

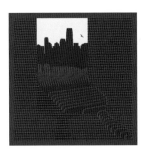
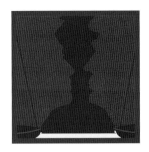
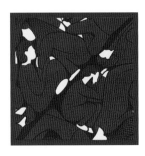
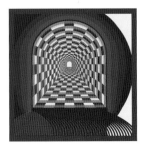

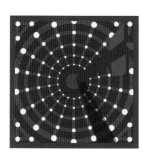

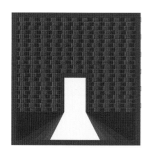

引言 你脑子里发生了什么？

如果你正在读这段话，祝贺你！你幸运地拥有已知宇宙中最复杂的信息处理设备。成人大脑的重量仅有约 1.4 千克，但它的结构异常复杂：由 860 亿个神经元组成，这些神经元之间的连接达数万亿条。这台超级生物计算机拥有诸多设计特征——从意识、记忆，到智力、创造力，与此同时，它也有不少缺陷和弱点。问题在于，你没有拿到用户指南，只是即插即用。所以大部分人都不曾正确理解大脑的工作机制，以及它到底能做些什么。

也许这并不奇怪，因为你的大脑就像一座冰山。我们不妨将水面以上的部分看作你有意识的知觉，而水面以下的统统属于潜意识。你的大部分脑活动都发生在水面以下这 90% 里，而且大脑十分擅长掩饰自己的运作过程。

以我们对周围世界的知觉为例。很容易假设眼睛的功能类似摄像机，会忠实记录外部世界发生的事件，并通过鲜艳的 3D 图像将这些信息传递给你的大脑；但事实上，你看到的大部分东西是由大脑编造的，是精心编排的关于现实的幻觉。

很容易证明这一点。请闭上你的左眼，然后努力往左看。你会注意到一个大而模糊的肉乎乎的东西，那是你的鼻子。它始终处于你的视野范围内，但你并不总能看到它，这是为什么？因为你的大脑判定这个信息不重要，于是把它删除了。事实上，你的眼睛在不停地扫视周围，但你同样不会意识到这一点，因为你的大脑会运用精密的"软件"将这些支离破碎的"快照"编辑成一段流畅的"视频"。你"看到"的东西很大程度上是由你的大脑编造出来的。

类似的简单易行的实验在这本书里还有好几十个，常常证明了我们感知到的东西如何严重地偏离现实。

想一想，你最早的记忆是什么？我能记得的最早的事情是去医院看望出生不久的妹妹，那时我刚过完两岁生日。我清楚地记得，她裹着一张毯子在小床上睡觉，而我坐在妈妈的床上，还有一个女人坐在房间另一头织着什么。但我知道，这一幕不太可能来自我的真实记忆。尽管有少数人记得自己三岁时候的事情，但最早有记忆的平均年龄是三岁半左右，有的人甚至到了六岁才开始记事。

没准我真是一个童年记忆天才，但我对此表示怀疑。在《新科学家》杂志工作期间，我有幸采访过研究虚假记忆的专家伊丽莎白·洛夫特斯，她证明了创造子虚乌有的"记忆"是一件多么容易的事情。虽然我感觉那段记忆非常真实，但现在我认为，它很可能是我的大脑后来根据照片和其他人的讲述凭空创造的。

这带来了很多问题：童年早期发生了那么多激动人心的事，为什么我们几乎什么都不记得了？为什么只有某些事件留在我们的脑海里？关于记忆机制的令人着迷的研究表明，记忆的目的可能更侧重于想象未来，而非回忆过去（更多信息见第 126 页："不能遗忘会怎样？"）。

这类违反直觉的发现促使我们决定编撰一本用户指南，帮助大家更好地理解大脑的工作机制。随着技术的进步，神经科学家对这团灰质的研究

更加深入，我们曾经确信的许多认识开始崩塌，就连我们的意识和自由意志都可能是错觉（更多讨论见第158页："如果你没有自由意志呢？"）。

本书不仅揭示了我们大脑中发生的事情，还提供了改善大脑运行的方法。你将学到如何利用脑力抵抗衰老、改善记忆、升级梦境。我们甚至提供了一份经过科学检验的大脑升级指南。

书里还有许多你可以自己尝试的实验，包括测试横向思维与记忆技巧的题目、古老的万能助记法的说明等。除此以外，你还将学到如何让自己更快乐，如何在不借助精神类药物的情况下创造幻觉，甚至还能发现自己是否患有精神疾病。本书最后提供了一套自组装模型，能让你直观地看到你的大脑有多么复杂，多么不可思议。

揭示大脑的结构和运作方式是《新科学家》关注的重要课题。本书证明了我那些了不起的同事和这本杂志的作者拥有的好奇心和脑力，他们关注的主题范围极广，从思想的本质到大脑犯下愚蠢的低级错误。

书中巧妙的插图、信息图表和视错觉演示图均出自伦敦的插画师瓦伦丁娜·德菲里波之手。多亏了她，你才能直观地看到嗑了药的大脑是什么样，你脑袋里的这团灰质和其他动物的有何区别，以及人类和章鱼的脑力大比拼（这将永远改变你对这些奇异生物的看法）。

"我的大脑是开放的。"著名数学怪才保罗·厄尔多斯爱用这句开场白。这种思维方式为他带来了莫大的好处：他被视为20世纪最伟大的数学家之一。对本书中某些超乎常识的概念，你也应该保持同样的心态。

请继续，别忘了保持开放的大脑。

艾莉森·乔治

01

认识
你的大脑

欢迎走进大脑

大脑是一种不可思议的器官。正因它如此不可思议，我们常常忽略它强大的处理能力。

想想看：一大堆待洗的餐具摆在你面前。你在最上面加了个平底锅，整堆餐具摇摇欲坠。有那么一秒钟，你觉得它会整个塌掉。但糟糕的事情并没有发生。出于直觉，你敏捷地伸出手，挽救了即将发生的悲剧。

祝贺你——不仅因为你又避免了一场家务灾难，还因为你刚刚展现了一项人类特有的天赋。没有其他物种能对其周围的物理环境进行这么复杂的实时计算，就像你刚才所做的那样。而你甚至都没有意识到，你的大脑在进行一项艰巨的工作。

你的大脑不费什么力气就能完成很多事，这种高级的物理计算不过是其中之一。除此以外，大脑还是一台时间机器，或者一个水晶球：它能回溯几十年，重播多年前存储的记忆，或者预测遥远的未来可能出现的场景。

这一切都以闪电般的速度完成。你还来不及眨眼，大脑已经扫描了数张图片，从中挑出了正确的那张，而且能耗低得足以让计算机工程师羡慕到痛哭流涕。人类大脑的运行功率大约只有 20 瓦，比普通的灯泡还低。2016 年，谷歌的计算机程序"阿尔法狗"在一场难度极高的围棋赛中击败了韩国围棋大师李世石。虽然"阿尔法狗"获得了比赛的胜利，但它计算出那些步骤所消耗的能量大约是李世石的 50 000 倍，还需配备一套精密的冷却系统，以免过热。相比之下，李世石大脑的耗能甚至不足以让他出一身汗。

这一切都来自一团皱巴巴、粉灰色、质地像豆腐、重约 1.4 千克的物质。

大脑是我们体内最神秘、最复杂，可能也是最丑陋的器官。我们对这个世界的所有想法、行动、记忆、感觉和体验都由大脑产生。纵观历史，大脑让我们这个物种建立了文明，创造了艺术，乃至飞向月球。

大脑为人类的发展做出了许多杰出的贡献，但它的基本宗旨其实非常简单：帮助它的主人应对环境变化。大脑让我们能够远离危险、记住远处的食物来源、分辨敌人和朋友。

相比之下，没有大脑的植物只能停留在原地，忍受自然的一切脾气。事实上，有科学家提出，动物演化出大脑的真正原因并不是感知世界或者思考，而是移动。最具说服力的证据来自海鞘幼虫。这种动物的大脑非常简单，而且一旦它们在某块岩石上永久定居，大脑就会退化，继而被身体吸收，因为它们已经不再需要动脑子了。

大脑 VS 心脏

曾经，大脑的主人尚未意识到它的奇妙之处。众所周知，古埃及人在制作木乃伊时会用钩子插入死者的鼻孔，将大脑钩出来，因为他们认为大脑在来世并不重要。而心脏通常会被留在原地，因为他们相信，人的智慧和情感都藏在心里。人类花费了数千年时间才全面了解这团灰质的重要意义；直到 20 世纪初，我们才发现了大脑的基本组成单元——神经元。

现在我们知道，大脑的强大力量源自这些细胞的联结方式。在由约 860 亿个神经元组成的大

脑网络中，电活动和化学活动交织成复杂的舞步，让我们得以感知周围的环境，得以感觉、品尝、记忆。组成这张大网的神经纤维的总长度达到了惊人的 170 000 千米，差不多相当于地月距离的一半。

复杂的网络

神经元之间的联系复杂得令人难以置信，每个神经元都能跟成千上万个同类建立联系。在我们的一生中，大脑每秒都会建立上百万条新的神经通路。这些通路的模式和强度瞬息万变，我们的记忆存储、习惯养成和人格塑造都依靠这个网络中特定脑活动模式的加强和削弱来实现。事实上，你在阅读本书时形成的记忆意味着，比起阅读之前，你的大脑已经发生了变化。

现代神经科学已经就大脑的运作方式描绘了一幅复杂精密的图景，但我们仍面临很多未解的问题。比如说，人格的神经基础是什么？大脑如何处理时间？而最大的谜团是：意识来自哪里？

也许我们永远无法破解这些难题。或者人类根本无法理解意识本身？显然，诺贝尔物理学奖得主埃尔温·薛定谔正是这么想的，他在 1944 年出版的《生命是什么？》一书中探讨了这个问题。直到今天，争议仍未平息。与此同时，我们发现了大脑更多的天赋，从深奥的到普通的：无意识的惊人力量、联觉带来的怪异体验、突然想通一切的"顿悟"时刻的起源，还有你为什么总是忍不住咬指甲。

一团丑陋的灰质竟如此多才多艺，真是神奇。

你真的只是一个大脑吗？

关于神经元和神经纤维的讨论似乎有些令人不安。难道我们的希望和爱，乃至于存在，仅仅是一团灰色组织内部的电信号传递的结果？早在 17 世纪，哲学家勒内·笛卡尔就为这场争论定下了基调。他宣称，大脑和心灵是分裂的，因为它们的质料完全不同。他认为，大脑由物质组成，但承载我们思想、信仰、精神生活和记忆的心灵却是非物质的，看不见、摸不着，无法被观察到。今天的神经科学家并不赞成笛卡尔的心灵－大脑二分法。对他们来说，所谓"心灵"并不是超然于有形存在的特殊事物，而是脑活动的具体表现。我们的意识、决策、愤怒和恐惧都只是有形大脑的功能，仅此而已。

灰质简史

我们如何成为地球上智力最高的生物？回望历史，我们可以描绘出这趟从简单的猿类到会思考的人类的旅途。我们可以追溯某些人类独有的思维能力的起源，譬如我们从什么时候开始整理自己的想法、思考过去与未来，人类的视觉想象力何时开始盛放，我们何时开始玩假扮游戏。

人类为何拥有如此杰出的认知能力？很长一段时间，人们一直在寻找一种人类独有的"秘密成分"来解释这一点。近年来，关注的焦点落在尺寸上——人类拥有一个硕大的大脑，这是关键所在。不过大脑中显然并没有什么"秘密成分"。人类特有的思考方式可能来自大脑不同区域的扩张和重组。

思考的工具

是什么加速了人类祖先的演化，使之迥异于其他猿类的演化路线？这些因素如何导致了新的思考方式？除了直立行走，我们早期的祖先显然和猿类十分相似；就像黑猩猩和其他灵长类动物一样，他们可能会使用一些简单的工具，譬如从地上捡鹅卵石来敲碎坚果。不过到了大约330万年前，在如今肯尼亚所在的地区，情况发生了变化。除了利用周遭的自然环境，古人类也开始对其进行改造：用石头打磨石头，然后用打磨出的锋利石刃来切割肉类。

利用一种工具来创造另一种更有用的工具，这种想法是思维上的一个飞跃。同样重要的是，制造工具所需的灵巧和运动控制能力，是其他猿类所不具备的。比如，你需要协调自己的肢体，

我们的大脑为什么这么大？

人脑的重量约是同体形猿类的两倍。如此显著的差距可能源自一次突变。其他灵长类动物强壮的下颌肌肉限制了其颅骨的发育。但在约200万年前，人类这条演化线上的物种的下颌肌肉因为一次突变而变弱，没过多久，他们大脑的发育开始突飞猛进。

是什么驱动了这次爆发式的发育？对此人们仍有争议。人类的祖先需要应对社交网络扩大带来的难题，这可能是原因之一。另一个原因是营养。硕大的大脑胃口奇大（人脑的重量约占我们体重的2%，但它消耗的能量却占我们总摄入能量的20%），因此早期人类需要改变食谱才能维持大脑的运转。吃更多肉类和海产品有助于大脑发育，烹饪的发明对此也有贡献。

让两只手分别做出不同的动作——黑猩猩很难掌握这样的技巧。

即使有了这个诱因，人类祖先的演化依然进展缓慢，直到大约 100 万年后直立人出现，才开始突飞猛进。直立人的出现意义重大，原因有很多。直立人的体形与现代人类大体相似，而且与祖先相比，他们生活于其中的社会群体的规模也更大。

成功的集体生活既要求合作，也要求能发现并惩罚不劳而获者。或许正是这样的挑战刺激了复杂情绪的演化，例如羞愧和难为情，这些情绪能促使个体遵守规则。不过，真正标志着直立人具备思考能力的是另一件工具的出现，人们称之为"阿舍利手斧"。

设计这种工具的尝试最早可追溯到约 150 万年前，当时的工艺相当粗糙。不过，在接下来的100 万年里，随着直立人的工作方式逐渐系统化，这种树叶形状的阿舍利石斧变得越来越薄，越来越对称。

这种将目标分解成一系列小步骤的方法显示出分级式思维的萌芽。对今天的我们来说，将行动分块和排序的思维贯穿一切工作——不管你是打算泡茶还是洗澡。几乎无法想象，我们的大脑还能有别的思考方式。但通过逐渐变得精巧的阿舍利石斧，我们得以一窥人类祖先是如何逐渐发展出这种以复杂的方式组织思想的能力的。

分级式思维还关系着人类认知的另一块里程碑：语言。复杂的语言系统依赖于多种不同的思维过程，它的起源被视为演化史上最大的谜团。

不过有证据表明，制造工具的行为是语言发展的催化剂。

清晰的发音离不开嘴唇和舌头的精确运动。黑猩猩和其他灵长类动物做不到这一点，但对我们的祖先来说，制造工具促进了与运动控制有关的脑区的发育，这些脑区后来也与语言能力有关。而制造手斧所需的顺序思维与让我们得以理解和组织句子的思维相似。

开始说话

语言可以说是人类唯一独有的特征，它的出现让我们踏上了一条迥异于其他动物的发展道路。不幸的是，在考古记录中，我们几乎看不到人类演化路径的这个转折点；但有线索表明，大约在 60 万年前的海德堡人时期，我们的祖先开始说话。海德堡人被认为由直立人演化而来，从某些方面来说，他们的确更像人类。海德堡人的大脑体积约为 1200 立方厘米，只比我们小一点点。各种各样的工具，包括精巧的手斧、劈刀和矛头，清楚地体现了他们的认知能力。设想石块由不规则的形状转变成这些不同的形状和样式需要良好的空间认知能力，这可能预示着视觉想象力的萌芽。

从解剖学的角度来说，海德堡人的发声器官也有进步。比如，骨骼上的一些痕迹表明，他们大脑与舌头之间的神经连接比他们的祖先更多，喉咙里也不像其他猿类那样长着阻碍发声的气球状附属物。这两个变化都是清晰发声所必需的。无论语言起源于何时，它的出现都带来了一系列

全新的智力挑战，比如，你需要理解语言唤起的心理意象，还需要更强的口头记忆能力，以记住团队里其他人说的话。

智力的飞跃

在人类心智的发展即将迈出最后一步时，我们的祖先可能仍在探索如何解决这些难题。在大约 30 万年前制造的一些石器中，我们找到了这种智力飞跃的例证。不同于 330 万年前那些外形粗糙的工具，如果你走在路上被这种所谓的"勒瓦娄哇石器"绊倒，它们凝聚的人类才智吸引你目光的可能性要高得多。制造这种石器需要极高的技巧和耐心。工匠必须将石核精心打磨成独特的龟甲形状，再通过敲击将其制成一系列扁平锋利的石片，这些石片可以充当各种工具，例如刮刀、小刀和投掷类武器的锋刃。这个过程包含多

个不同的步骤，需要明确详细的指导说明，因此，最初创造出这种工具的头脑很可能拥有先进的分级式思维和复杂的沟通能力。尽管这些工艺复杂的石器是从我们这个物种留下的遗迹中发掘出来的，但它们通常被认为和尼安德特人关系更紧密。

勒瓦娄哇石器很好地证明了尼安德特人与同时代的现代人类在认知能力上没有明显差距。那么问题来了：为什么我们这个物种继续创造出了更多雄心勃勃的发明和灿烂的艺术文化，尼安德特人却走进了死胡同？

尼安德特人的头脑

有人认为答案在于儿童的嬉戏——字面意义上的。自从我们的祖先与其他灵长类动物分道扬镳，人类的童年就变得越来越长，大脑在离开子宫后也有了更多时间继续发育。祖先留下的骨头

梦的力量

直到大约 200 万年前，人类祖先可能还在树上过夜。在树上睡觉的历史可能终结于直立人。这个物种身高约 6 英尺[1]，体重可达 140 磅[2]，这样的体形和重量已不适合栖居于树上。在地上睡觉可能导致了认知能力的巨大飞跃。因为不必再担心从树上掉下来，直立人可以睡得更安稳，快速眼动（REM）睡眠和慢波睡眠占据的时间随之增加。这两个睡眠阶段有助于巩固记忆、在不同的想法和思路之间建立联系，是形成创造性思维的关键过程。

---

① 1 英尺合 30.48 厘米。

② 1 磅约合 0.45 千克。

和牙齿告诉我们，与尼安德特人的儿童相比，早期的人类儿童需要更长的发育时间。

这些额外的玩耍时间或许帮助他们发展出了"反事实思维"——思考事物可能会如何，而不仅仅是它们实际如何的能力。这能使他们更有创意地想象自己所在的环境，从而更好地掌控周遭。结果就是，他们可以做到一些前人可能不曾做到的事情，例如发明新工具、修建栖身之所。

另一些人则将认知的最后一步飞跃归因于偶然的突变，这种突变增强了我们记忆和操控多个想法的能力。即使在现代人中，"工作记忆"也仅限于处理约七件事情，不过，小小的增长将带来巨大的变化。如果你能更清楚地记得刚刚说过的话，你和别人的交谈就可以更深入，更复杂的语法和更多从句也有了用武之地。这意味着你可以使用像是"万一""如果……那么……"这类句式，以进行更多假设性的思考和计划。工作记忆还与创意和创新能力相关，面对同一个问题，它能帮助你在脑子里探索不同的解决方案。

大脑的食物

更多线索来自当时人类可获取的食物。早期现代人开始了捕猎和设陷阱的游戏，捕捉小型鹿和啮齿类动物可能需要布置 10 到 15 处陷阱。这需要提前做好规划，还得记住每个陷阱的位置——进一步证明人类祖先的工作记忆有了飞跃式发展。

这些进步出现在约 7 万年前，这是一个重要的时间节点，因为在此之前不久，印度尼西亚多巴超级火山的爆发让全世界进入了小冰期，非洲的人口数量因此锐减。在幸存下来的不多的人口中，任何有益的变异都会迅速扩散，在他们的后代身上留下永久的印记。人类心智的发展由此进入了通往现代化的冲刺阶段。

正是思维上这微弱的优势让我们的足迹遍布全球，与此同时，尼安德特人和我们在演化史上的其他表亲却逐渐走向灭绝。

随年龄改变的大脑

在我们的一生中，大脑经历的变化比其他任何身体器官都多。这些变化可以大致分为五个阶段，每个阶段都会深刻影响我们的能力和行为。

搭建舞台：妊娠期

当你吸入第一口空气的时候，你的大脑已经生长了八个多月。大脑从母亲怀孕不到四周的时候开始发育，胚胎的三层细胞中有一层卷起来，形成神经管。一周后，这根管子的端部发生弯曲，前脑、中脑和后脑的基本结构成形。

从这个角度说，不同脑区的成长和发育主要由基因控制。即便如此，在这个阶段，要更好地促进大脑成长，为胚胎创造最好的发育环境依然十分关键。在大脑发育的前几周应该让妈妈们没有压力，吃得营养，远离香烟、酒精和其他毒素。到了胚胎大脑发育的晚期，胎儿渐渐有了听觉和记忆力，声音和感官也会参与到塑造大脑的工作中来。

不过在孕早期和孕中期，大脑发育的主要任务是安放基本的建筑模块：长出神经元和神经连接，确保各个脑区位置正确、发育正常。这需要能量，还需要在正确的时间摄入多种适量的营养物质。事实上，要是仔细想想，这项工程的规模——凭空长出 860 亿个脑细胞，还有四个脑叶以及数十个脑区内的几百万个辅助细胞——实在是演化工程学上的惊人伟业。

沉浸式学习：儿童期

儿童期是大脑精力最充沛、可塑性最强的阶

和胎宝宝说话的好处

语言学习始于胎儿期。如果新生儿听到的是自己的母语，而非外语，他会更努力地吸吮。到了孕晚期，和胎儿说话可以帮助他辨认你的声音，但没有直接证据表明在胎儿期接触多种语言会影响宝宝未来的语言能力。影响孩子语言发展的最重要因素是，孩子出生以后父母与之说话的频率、使用词汇的复杂程度，以及吸引孩子注意力的能力。

段。在你探索世界的过程中，你的大脑会继续发育，并以惊人的速度不断形成或切断神经连接。也许你会觉得惊讶：学习、记忆和语言能力的养成早在你出生之前就已开始。胎儿每分钟能产生多达 25 万个新细胞，每秒形成 180 万条新连接，不过这些细胞大约有一半会逐渐凋零，只有那些在使用中得到强化的细胞才会保留下来。出生后的儿童会经历十多年的高速成长发育，在这个阶段，他的所有经历都将影响他最终形成的人格。

出生对大脑功能的影响小得让人惊讶。虽然负责触觉的躯体感觉皮质在出生前就已被激活，但直到婴儿出生两三个月以后，这个区域才会进一步发展，诸如随意运动、推理和知觉等最终都由这个脑区控制。婴儿长到 6 个月到 1 岁左右，其额叶变得活跃，触发情绪、依恋、计划、工作记忆和注意力的发育。到了 18 个月左右，顶叶和额叶的回路变得更加完整，自我意识也随之发展；孩子要长到三四岁才会逐渐明白，其他人拥有不同于自己的思想。

这些早期的生命体验有助于塑造我们的幸福感，父母的忽视和苛求可能会永久改变孩子的大脑。比如说，生命初期被母亲抛弃或者遭受创伤可能会影响你长大后面对压力事件时的情绪反应，有过这种经历的人更容易受抑郁或焦虑的困扰。

孩子长到 6 岁时，大脑重量已经达到成年人的 95%，其能耗也抵达巅峰。大约在这个阶段，孩子开始有了逻辑和信任感，也开始理解自己的思维过程。随着他们继续体验这个世界，他们的大脑进一步发育，不断形成和切断神经连接。等女孩长到 11 岁、男孩长到 14 岁左右，这团灰质的体积达到峰值，青春期降临，大脑再次发生翻天覆地的变化。

连接，重新连接：青春期

青少年总是显得自私、鲁莽、不理性、急躁，但考虑到他们脑子里那些不断呼啸着的冲突之声，你就会觉得这样的表现简直顺理成章。青少年的大脑或许已经发育完全，但其中的神经连接仍在不断变化。

心理学家曾将青少年的喜怒无常归咎于旺盛的性激素，但近期的成像研究表明，十几岁到 20 岁出头的年轻人之所以脾气古怪，更重要的原因恐怕在于大脑的结构性改变。青春期的大脑会遭到持续地"修剪"，青少年每年都会损失大约 1% 的灰质，这个过程要到 20 岁出头才会告一段落。

这样的修剪去除了儿童时期过度生长的无用的神经连接。负责更基础的感觉和运动的脑区率先走向成熟，紧接着是负责语言和空间方向感的区域，最后才是负责更高级的处理和执行功能的脑区。

最晚成熟的是额叶正前方的背外侧前额皮质。这片区域与冲动控制、判断力和决策有关，这也许能解释为什么普通青少年会做出一些不怎么明智的决定。除此以外，该区域还负责控制和处理来自杏仁核——"战或逃"直觉反应中心——的情绪信息，青少年反复无常的脾气或许正源于此。

不过，随着灰质的减少，大脑中的白质增加了。神经元周围的这些脂肪组织有助于更快地传递电脉冲、稳固有幸逃过修剪的神经连接。

这些变化既有好处也有坏处。在这一时期，大脑和儿童期一样具有极强的可塑性，所以我们仍像海绵一样吸收知识。但另一方面，缺乏对冲动的控制可能导致一些冒险行为，例如药物和酒精滥用、吸烟、无保护性行为。

从有利的方面来看，在青少年匆匆奔向成年和独立的过程中，原始的潜能始终伴随着他们：他们将自己的大脑塑造成高效低耗的处理机。要充分利用这段时间，青少年就应该将所有精力都投入学习和新体验中。然而，无论他们喜不喜欢，由于他们的决策回路尚未成熟，他们的大脑仍然需要保护，有时候，侵害甚至来自他们自己。

下滑：成年期

现在，你 20 岁出头，你的大脑终于进入了成年期，请好好享受这段时光。在你 22 岁左右，你的脑力将达到巅峰，但这段时光只会持续 5 年左右，此后你的脑力会一路衰退。

这种漫长而平缓的衰退大约始于 27 岁，贯穿整个成年期，只是不同能力衰退的速度各不相同。奇妙的是，最先衰退的竟是在青少年期最晚成熟的能力——它们负责执行控制，比如计划、任务协调等。这些能力与前额皮质和颞叶皮质有关，在你 20 岁出头时，这两个区域还未完全发育成熟。

你的情景记忆能力——掌管着你对事件的回忆——也会迅速衰退，与此同时，大脑处理信息的速度下降，工作记忆能够储存的信息也减少了。这种衰退到底有多快呢？从二十四五岁开始，每过 10 年，我们在简易精神状态检查（MMSE）测试中的得分可能下降 1 分之多。这项考查算术、语言和基本运动技能的测试满分为 30 分，通常被用于评估痴呆患者病情恶化的速度。下降 3 ~ 4 分被认为具有显著的临床意义。换句话说，人们通常在 25 岁到 65 岁经历的这种智力衰退会影响现实生活。

不过也有好的一面。成年期脑力的衰退主要体现在"流体智力"——大脑处理信息的基本速度。但所谓的"晶体智力"，大致等同于"智慧"，却朝着另一个方向发展。所以，就算你的流体智力随着颜值和身材每况愈下，你的晶体智力却会和腰围一起增长。二者此消彼长，至少会持续到你六七十岁。

我们还有另一个高兴的理由。虽然脑力的衰退不可避免，但保持头脑活跃、经常锻炼、饮食合理、戒烟戒酒、远离精神类药物似乎能延缓大脑的衰老。即便你已经来不及培养健康的生活方式，也不必恐慌。你还有机会扭转局面。

衰而不倒：老年期

到你退休的时候，毫无疑问，你的大脑已经和以前很不一样了。跨过 65 岁的门槛，大多数人会开始注意到这些信号：你会忘记别人的名字，偶尔还会在冰箱里发现自己的茶壶。

我们的记忆力变得让我们失望是有原因的。到了生命的这个阶段，大脑中一些关键区域——

在子宫中学习

胎儿在孕晚期的体验对其大脑的正常发育当然重要，甚至可能至关重要。通过实验，我们发现，早在怀孕 22 周到 24 周时，胎儿就表现出了学习行为，他们会对噪声或者触摸做出反应，但要是同样的刺激反复出现，胎儿就会将其忽略——这种简单的记忆被称为"习惯化"。大约从 30 周开始，胎儿会表现出条件反射——这种记忆更加复杂，通过学习，它能将任意刺激与某事即将发生联系在一起，譬如某种声音意味着有人要戳肚子了。30 周以后的胎儿会对特定的音乐片段、母亲的声音和气味形成记忆，这些记忆会一直保留到胎儿出生以后。

譬如负责处理记忆的海马体——的细胞会逐渐减少。刚开始问题还不算大，哪怕你进入了老年期，大脑的灵活度也足以弥补硬件上的损失。然而到了某个阶段，你会越来越清晰地感觉到这种损失。显然，每个人衰老的方式各不相同，那么快活而睿智的老人和坏脾气的健忘老人之间有什么区别呢？我们能不能提高自己变成前者的可能性？

运动的确有帮助。大量研究表明，每周 3 次温和运动有助于改善老年人的专注力和抽象推理能力，这也许是因为运动能够刺激新的脑细胞的生长。事实上，为了确保退休生活的美满，你的大脑正倾尽全力。不管是在恣意挥洒的二三十岁，还是在咬牙坚持的中年时期，大脑一直在默默学习如何专注于生命中的美好。到了 65 岁，我们更善于最大限度地体验正面情绪。

所以，尽管人人都不愿意变老，但衰老的前景也没有那么惨淡。事实上，你应该彻底抛下忧虑。研究表明，与压力重重的人相比，轻松闲散的人更不容易罹患痴呆。一项研究发现，不热衷社交但情绪平和的人罹患痴呆的概率比离群索居、容易忧虑的人低 50%。这很可能是因为压力会让人体内的皮质醇水平升高，进而导致前扣带回皮质收缩，这一区域与阿尔茨海默病及老年抑郁症有关。

我们的大脑或许不会像皮肤那样松弛起皱，但需要同样多的呵护和照料，所以请不要急着放弃它。

绘制大脑地图

想知道你脑子里正在发生什么吗？我说的不是思想、念头和记忆，而是硬件层面的事情。你颅骨内的组织如何创造出感觉、情绪和意识？

如果你能打开自己的颅骨，把大脑挖出来，你会惊讶地发现，大脑看起来就像一个超大号的粉灰色核桃，表面布满深深的沟壑和皱褶。你看到的外层实际上是大脑皮质，并不是所有动物的大脑看起来都是那样。某些动物的大脑十分光滑，例如大鼠和小鼠，另一些动物的大脑则沟壑纵横，例如猪和人类。脑部尺寸较大的哺乳动物的大脑皮质上有更多沟壑和皱褶，人类大脑是其中最皱巴的，所以我们的颅骨里才塞得进去那么多灰质。

大脑还拥有另一个显著的特征：它分为两半——跟核桃一样。左脑负责控制身体的右半部分，反之亦然。当你挥舞右手的时候，在工作的是你的左脑。这意味着如果大脑某个半球受损，影响的是身体的另一侧。

你肯定听说过，大脑右半球掌管着创造力和情绪，逻辑之类的事则归左半球负责，但现实情况比这复杂。不过，大脑的左右半球的确表现出了某种程度的分工。左半球负责言语和语言功能，处理社交信息，右半球则处理空间感和身体知觉。

理解大脑内部结构的尝试始于脑损伤患者的报告。菲尼亚斯·盖奇是一个著名的案例。他是19世纪的一名铁路工人，一根约1米长的铁棍插入他的左脸颊，又从他的头顶穿出，破坏了他的一部分前脑。他幸运地活了下来，但此后性情大变，因此成了神经科学领域最著名的研究案例之一。这是最早关注大脑的特定区域影响行为特定方面的研究之一。现在我们知道，大脑的局部损伤会严重破坏某些特定技能——例如读写能力或计算能力，这意味着我们的大脑是模块化的，不同的脑功能由不同的区域负责。

20世纪末发展起来的高级成像技术提供了更精确的研究方法，研究者可以在志愿者执行不同认知任务时观察健康的大脑。结果是，他们绘制出了各项技能分别由大脑哪个区域负责的详细地图——这是理解人类复杂脑活动的重要一步。

神经科学家将大脑分成三个主要部分：后脑、中脑和前脑。它们分别形成于演化史上的不同时期，负责处理的任务也各不相同。

后脑

顾名思义，后脑位于颅骨后部，颈部上方。这是人类大脑最原始的部分，最早的脊椎动物身上已经能看到后脑的雏形。如果有人说到"蜥蜴脑"，他指的就是这一部分。这个脑区负责许多维持生命的无意识行为，例如呼吸、调节心跳和吞咽。

小脑是后脑最重要的部分，有时被称为"小大脑"。它看起来和大脑其他部分不一样，组织上的皱褶要细密得多。它的体积只占大脑总体积的10%左右，但包含的神经元却占了总数的一半。小脑的主要任务是控制随意运动和平衡，除此以外，学习特定运动技能的能力和说话能力也被认为和小脑有关。小脑受损会导致严重的精神缺陷和运动障碍。

重要的不仅仅是灰质

我们常常提到"灰质"，但大脑里面还有白质。灰质是神经元的细胞体，而白质则是由细丝状物质交织而成的分支网络，这些细丝从细胞体向外伸展，与其他神经元相连。白质包含一种叫髓磷脂的高浓度物质，裹在神经元的轴突外面形成髓鞘。这种脂肪组织就像电缆外面的绝缘层，能让电脉冲以更快的速度移动。让人困扰的是，活体大脑内部的灰质不是灰色的，白质也不是白色的。它们的名字来自脑组织在实验室被取出并经过处理后呈现的性状。

中脑

中脑位于大脑底部，这个小而重要的区域在我们的许多身体行为中起着作用。它负责调节眼球运动、睡眠和苏醒，并将感觉和运动信息传递到其他脑区。

黑质是中脑的一个关键区域，得此名是因为它会合成大量多巴胺，这种神经递质在失去活性的组织中会变成黑色。由于多巴胺在运动控制中不可或缺，黑质被视为"润滑运动的齿轮"。帕金森病会影响这片脑区，导致颤抖、僵硬和运动困难。

前脑

截至目前，前脑是大脑尺寸最大的部分。许多人类独有的能力来自这个脑区，在我们哺乳动物的祖先的演化过程中，前脑经历了迅速的扩张。丘脑、下丘脑、杏仁核和海马体都属于前脑，其中丘脑是一个中继站，负责将感觉信息引导至大脑皮质做进一步处理；下丘脑将激素释放到血液中，再通过循环系统送往身体其他部位；杏仁核负责处理情绪；海马体在管理我们的记忆方面扮演重要角色。

大脑（cerebrum）是前脑最明显的组成部分，占了人脑（brain）重量的大部分。一条深槽将大脑分成了两个半球，每个半球都覆盖着沟壑纵横的皮质。我们所有计划、语言和想法都出自这里——大脑是人类创造性智力、想象力和意识的家园。

从结构上看，大脑皮质是由六层皱巴巴的物质叠在颅骨里形成的组织；如果将其完全铺平，面积将达到 1.6 平方米以上。大脑皮质中负责与外界沟通信息的神经元只有 100 万个左右，但它内部的神经通路却超过 100 亿条，这意味着大脑皮质大部分时间都在自言自语。

每个大脑半球又进一步分成四个脑叶。负责视觉的枕叶最靠后，它上面的顶叶掌管运动、位置、方向和计算。颞叶位于耳朵和太阳穴后面，负责处理声音、语言理解以及某些方面的记忆。

位于前方的额叶和前额叶常被视为最发达、最"人类"的区域，负责处理最复杂的思考、决策、计划、概念化、注意力控制和工作记忆。这片区域还负责处理一些复杂的社会性情绪，例如后悔、道德感和同理心。

我们还可以将脑区划分成感觉皮质和运动皮质，前者负责对内输入感觉信息，后者负责对外输出行为。

左右脑半球通过胼胝体互相交流，这是一束大约由 100 万条轴突组成的神经纤维。为了缓解癫痫发作的程度，人们有时候会将胼胝体切开，但这种手术会让统一的自我意识发生分裂，感觉就像有两个独立的大脑控制着同一个身体。一名接受了胼胝体切开术的吸烟者称，他用右手去摸香烟的时候，左手会一把夺走香烟，并把它丢掉。

大脑的基本结构介绍完毕。但要真正理解大脑中发生的事情，你需要把镜头拉得更近一点，从细胞层面观察你的大脑。

人类的大脑 VS 灵长类动物的大脑

与其他灵长类动物的大脑相比，人类的大脑——尤其是大脑的两个半球——尺寸更大，发育得也更完善。不过要是引入体型这一要素，我们和其他灵长类动物"脑身比"的差别小得令人惊讶。人类大脑和黑猩猩或者大猩猩的区别其实主要在于神经元的连接方式。人类特有的几个基因似乎能控制大脑发育过程中神经元的迁移，以及基因在大脑中的不同表达模式。所以虽然我们和黑猩猩使用的"机器"看起来差不多，实际的工作方式却很不一样。

灵长类动物以外的其他哺乳动物的大脑尺寸更小，前部的脑叶也更不发达。若是沿着演化树继续往上追溯，更原始的动物连大脑皮质都没有，比如说，爬行动物的脑子只相当于我们的脑干。在一些简单的动物身上，大脑更像是神经索顶部或者嘴巴附近的一团膨大的神经组织。

灰质内部

你的每一个想法和每一个动作最终都能归结为大脑的基本结构单元神经元的动作。大脑内部这些树状细胞织成的庞大网络一刻不停地传递着信息，数十亿个神经元加上数万亿条神经连接，构成了人体最复杂的器官。

我们对这些神经元的了解应归功于西班牙解剖学家圣地亚哥·拉蒙-卡哈尔。19世纪，他在研究神经元的解剖结构时提出，流经神经元的信号是单向传递的。神经元会接收来自其他细胞的信息，再通过自身的神经纤维（轴突）将信息传递出去。这些神经纤维的长度有很大差别：从脊柱底部通往脚趾的轴突可能超过1米。

信息以短暂的电脉冲的形式传递。它们携带的电压很低，只有0.1伏，持续的时间只有千分之几秒，但在如此短的时间内，这些电脉冲能够跨越相当长的距离，传递速度能达到每秒120米。神经冲动抵达突触——神经元之间的缺口，它的旅程就终止了，突触开始释放一种叫神经递质的分子，这种分子将信号传递给下一个神经元。这些分子短暂地拨开接收方神经元表面的电开关，神经元要么被激发，释放自己的信号，要么暂时抑制自身活性，降低被其他输入信号触发的概率。这两种反应对引导信息流动都很重要，最终形成了我们的想法和感觉。

最令人惊讶的是，拉蒙-卡哈尔提出，昆虫的神经元也拥有类似的结构，有时候其复杂程度甚至超过了人类的脑细胞。这意味着我们大脑的能力取决于神经元的连接方式，而不是细胞本身的特性。拉蒙-卡哈尔的"连接主义"观点打开了一扇门，让我们得以从新的角度思考大脑处理信息的过程，直到今天，他的观点仍占据主流。

你只需要睁开眼睛，亲身体验一下这些连接。在你四下张望的时候，你完全意识不到大脑信息处理活动的碎片化性质。处理景深、形状、颜色和运动的任务流畅地组合在一起，形成你看到的三维图景。

你的大脑如何运作?

如果你可以窥视颅骨里面,你会看到什么?这样的观察无法帮助你理解大脑内部时刻发生的奇妙事件。但下面这份指南会告诉你,大脑的一些关键区域各自负责哪些功能。

额叶

额叶内的神经回路掌管着我们的性格和沟通能力。它控制着几种重要的认知技巧,例如,解决问题(1)、运动控制(2)、言语能力(3)和嗅觉(4)。

顶叶

顶叶的主要功能是整合感官信息,负责处理触觉和压力(5)、身体意识(6)、味觉(7)和语言(8)。

颞叶

颞叶负责将感官信息转化为记忆,另外,它对听觉(9)、阅读(10)和面部识别(11)非常重要。

枕叶

枕叶是所有脑叶中最小的,也是大脑的视觉处理中心(12)。

小脑

小脑位于头部后方,对协调运动和平衡(13)至关重要。

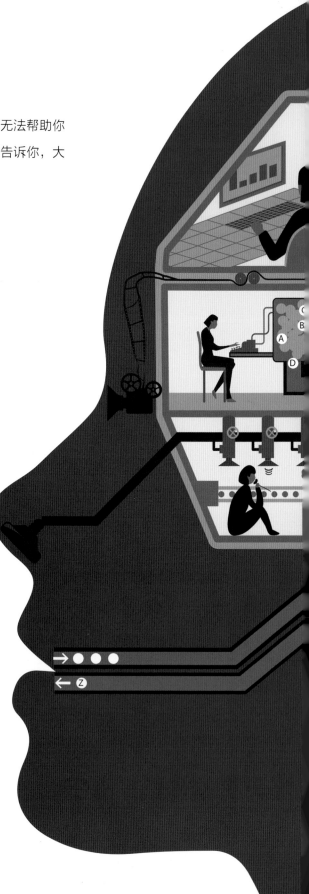

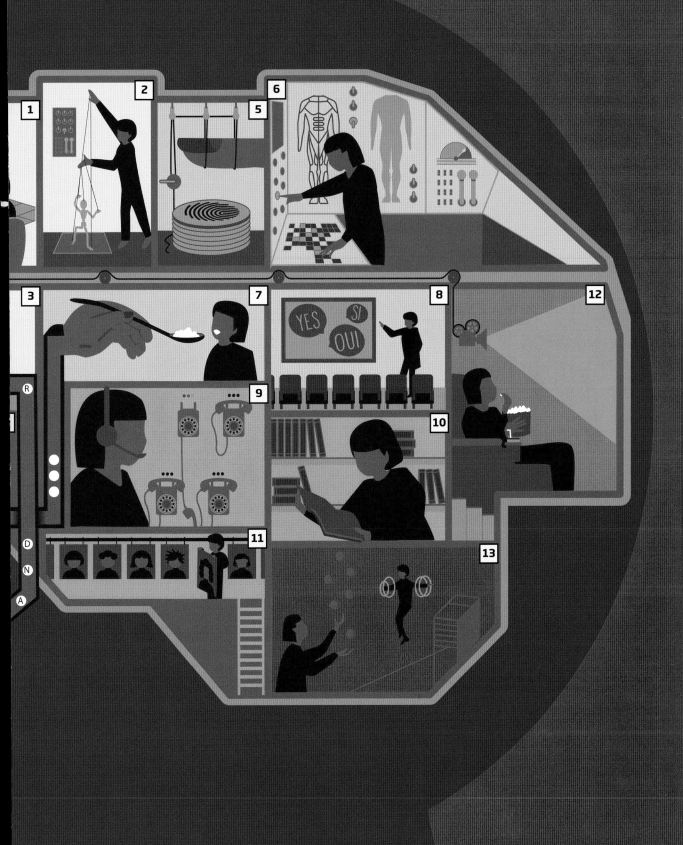

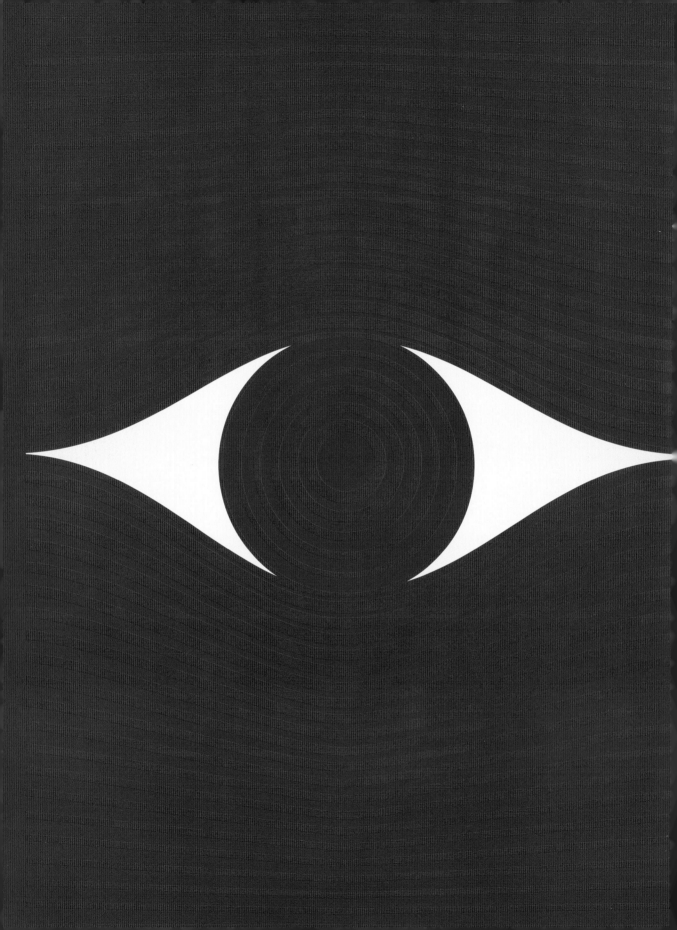

02

知觉

你的大脑如何虚构现实?

感觉是你认识这个世界的窗户,你可能觉得它们在准确描摹现实这件事上干得不赖。但这只是个错觉。

大脑最基本——可能也最重要——的功能是获取并处理来自外部世界的信息,进而创造外在现实的内在表现。对感官知觉的研究是神经科学领域最古老的课题之一,但直到今天仍不断给人惊喜,很多曾被视为常识的假设最终被证明是错的。你知道吗?你至少拥有 22 种感觉;大部分时候你就是个"瞎子",你"看见"的东西其实是大脑编出来填补空白的;你的大脑实际上是一台预测机器,会不断猜测接下来会发生什么。知觉并不是对大脑以外世界的精确捕捉,它在很大程度上是由大脑编造出来的。

你可能觉得眼前的世界就像连续播放的宽屏电影,但大部分时候,你的眼睛只会收集视野范围内极小一片区域的信息。你的眼睛后部有一小片密布感光细胞的区域,我们称之为"中央凹"。这是视网膜最敏感的位置,你的眼睛里只有这片区域能看到丰富的细节和饱满的颜色——尽管你以为这样的能力理所当然。中央凹之于你整个视野的比例不会大于月亮之于天空的比例,但大脑获取的所有原始视觉信息几乎都来自这片区域。我们之所以能看到更广阔的图景,是因为我们的眼睛在一刻不停地游移,视线在某处停留几分之一秒,然后迅速转移。这种急促而短暂的运动被称为"眼跳",我们的眼睛每秒大约会跳动 3 次,每次持续 20 到 200 毫秒。

眼跳发生时,我们实际上是看不见的。眼睛运动的速度太快,来不及捕捉到任何有用的信息,大脑自然也不会费神去处理这些垃圾信息。这有点像在黑暗中挥舞一支闪烁着的纤细火把跌跌撞撞地向前走。平时你可能注意不到眼跳,但你还是可以通过观察捕捉到它。近距离照镜子的时候,迅速在两个瞳孔间来回切换视觉焦点。无论多么努力地尝试,你都不可能看到自己的眼睛动了,但其他人可以看到。因为这种运动是眼跳,而你的大脑选择了忽视。现在,请在你的视野边缘挑两个点,然后让视线焦点在这两个点之间来回移动。你可能会注意到自己眼前短暂地黑了一下,这是你的视觉皮质短暂地罢了一下工。

凝固的时间

你的大脑如何将这些碎片信息编织成一部天衣无缝的电影?这是一个谜。也许你的记忆从之前的"影片"中撷取了一部分信息,然后将它整合到此时此刻。你可以从"时间凝固"的错觉中体验到这一点——如果你凝视一面钟,你会觉得它的秒针仿佛暂时凝固了,直到嘀嗒声再度传来。发生这种情况的原因是,为了补偿眼跳期间视觉的暂时关闭,大脑会根据你过往的经验猜测你应该看到什么,然后再用眼跳结束之后获得的图像去填充之前大约 100 毫秒的视觉空白。你的视线落到钟面上的那个瞬间,如果秒针刚好动过,大脑就会假设秒针在眼跳期间一直处于现在的位置。这"一秒钟"会比正常情况下长 1/10 左右,足以引起你的注意。

大脑的猜测机制不仅限于视觉,听觉系统也

充满空隙和小差错，大脑会随时清理掉这些小障碍。有时候别人说话的声音可能有些模糊或失真，但你仍能理解他要表达的内容。这是因为一种被称为"语音复原"的现象。

陌生的语言

大脑能从失真的声音中提取含义，证据之一是一种被称为正弦波语言的合成语言。用正弦波语言说出的句子，乍听之下只是一堆让人不知所云的陌生音节，有点像口哨或者鸟鸣。但相同的句子，要是你先听一遍正常语言，正弦波语言版突然就变得很好懂了。出现这种情况是因为你的大脑有专门处理语言的回路，要激活这些回路，大脑首先得将听到的东西识别为"语言"。正弦波语言听起来不够像语言，无法激活大脑里的专用回路；而一旦将其识别为语言，你的大脑就会立刻行动起来。

总而言之，大脑告诉你的现实和真正的现实没有多少相似之处。前者更像是一种幻觉。

脑内运算

从电信号的狂野风暴中汲取足够信息以做出准确预测是大脑面临的最大挑战之一。比如，预测接下来的对话中可能冒出来的单词，或者判断车与车之间的空当能否让你安全地横穿马路。但这场水晶球占卜游戏背后的原理是什么？

你的大脑会采用一种叫作"贝叶斯统计"的算法，或许这就是问题的答案。贝叶斯统计得名于 18 世纪的数学家托马斯·贝叶斯，用来计算新信息的引入如何影响某个事件发生的概率。贝叶斯大脑理论认为，你的大脑是一台概率机，它会不断地对周围的世界做出预测，然后根据感官提供的信息更新预测。这套理论被用来解释大脑如何利用眼睛的每一次扫视来构建图像，并修正谬误。它也可以解释人在感觉剥夺的环境中产生的幻痛和幻听。当几乎没有来自外部世界的信息指导其预测时，你的大脑仍在疯狂地预测未来，活跃的神经过程便凭空创造出了种种幻觉。

现在你正沉浸在幻觉中

1911 年，作为斯科特上校那支运气不佳的南极探险队的成员，亨利·鲍尔斯看到一群牛远远地从南极洲单调的地表冒出来，他意识到有什么地方出了岔子。在古代，这类离奇的体验或许会被当成直接的神启；但近来人们已经认识到，幻觉是精神类疾病的常见症状，譬如精神分裂症。不过，精神健康的人显然也可能产生幻觉。我们之中大约5%的人一生中至少能体验到一次幻觉，60 岁以上的人群产生幻觉的概率更高。

真实感

幻觉是一系列逼真的感觉，但与外部环境完全无关。这些感觉不仅仅来自视觉，也可能以声音、气味甚至触感的形式出现。如果没有亲身体验过，你很难想象幻觉可以有多真实。比如，音乐性幻觉不是在脑子里想象一段旋律，倒更像是在听收音机。

头脑健康的人的幻觉能帮助我们更好地理解大脑如何创造一个并不存在的世界，揭示这些虚假的感觉在我们感知真实世界的过程中扮演的重要角色，或许还能帮助我们厘清构建现实的经纬。对幻视者进行的脑部扫描表明，幻视和真实图像激活的是同样的脑区。对大脑来说，幻觉和真实的知觉十分相似。

在那些刚刚失去某种知觉的人身上，幻觉也许最能揭示大脑的工作机制。18 世纪中期，瑞士博物学家查尔斯·邦尼特描述了自己祖父的案例：随着视力的衰退，他的祖父开始幻想有人出现在自己的房间里，穿着红色和灰色的华丽斗篷。我

幻觉失控

精神分裂症患者的幻觉可能失控。对这些患者进行测试，研究者常常会发现他们大脑的感觉皮质过度活跃，而且这些区域与额叶的连接相当薄弱，额叶负责判断哪些东西最可能是真的。这意味着，患者的大脑会做出大量预测，这些预测常常未经判断就传递给了意识。

这些发现能帮助我们制订更好的治疗方案。有耐药性的精神分裂症患者有时候可以学着监控自己的想法，弄清这些想法背后的诱因，尝试以更积极、轻松的方式重构自己的幻觉，从而减轻症状。这似乎能帮助他们更好地控制疾病对精神世界的影响。

们的其他知觉也可能遇到类似情况。听力越来越差的人可能会在幻觉中听到音乐，失去嗅觉的人也许会在幻觉中闻到强烈的气味。

感觉剥夺

永久性的感觉缺失并非诱发幻觉的必要条件。在缺乏感官刺激的情况下，每个人都可能产生幻觉。正是由于这个原因，探险家鲍尔斯才会在幻觉中看到一群牛出现在南极大陆上。当时天空布满云层，周围只有白茫茫、单调乏味的雪地，能提供的视觉信息极其有限，所以他的大脑凭空编造出了一些东西。卡车司机在空旷又漫长的路上有时候也会产生类似的幻觉。如果把你关进一间消声室，里面安静得都能听见自己眼球移动的声音，你一般会在 20 分钟内产生幻觉。

对此有一种解释，大脑无法忍受外部信息的缺失。如果来自真实世界的信息过于稀少，它会转向内部；脑部负责感觉的区域时刻都在进行低水平的无意识活动。一般来说，来自外部的真实感官信息会抑制、纠正这些活动，但在外部信息匮乏的情况下，比如，一片死寂的消声室，大脑会转而向内，对正在发生的事情做出预测。还有第二种可能性：在外部信息缺失的情况下，大脑更多地关注身体内部的声音。因为不熟悉血液在你耳朵里流动的声音，你的大脑可能误以为它来自外界，由此生出一连串幻觉。

意识流

尽管每秒都在遭受成千上万条感官信息的轰炸，大脑仍能一刻不停地为你提供稳定的意识流。当你眨眼的时候，你的世界不会消失；你也不会注意到自己家或办公室外面马路上的嘈杂，或者今天穿的袜子有点紧。对大脑来说，持续处理所有信息是一种低效的工作方式，所以它总爱走捷径。大部分时候，大脑会用预测来填补缺失的片段，使周围的世界与预期保持一致。

有趣的是，触觉似乎游离于这套规则之外。你的皮肤从来不缺感官信息输入：从你屁股下面的椅子到你毛衣上的标签。要处理海量的感官信息，还要留出足够的处理能力来应对真正的威胁，你的大脑有一套公式来决定注意力如何分配。间隔时间过短——小于 250 毫秒——的触觉信息会被忽略，椅子和毛衣标签就此出局。负责处理触觉的脑区时常沉浸在"逆向幻觉"中。虽然外部信息多得要命，它却完全无动于衷。

不过无论是正向还是逆向，所有幻觉都遵循本质上相似的机制：不管你周围的真实世界是什么样子的，你看到、感觉到、听到什么其实完全由大脑决定。

心灵之眼：梳理你看到的东西

你分得清蛇和蝴蝶脆饼吗？也许你没有仔细想过这个问题，但人类通过视觉认识世界的能力之强大，连最精密复杂的机器人也比不上。通过投射到视网膜上的光子，我们可以辨识由各种物体组成的复杂场景，这些物体有的近，有的远，有的亮，有的暗，还有不少物体被其他物体部分遮挡。视网膜特定点接收到的光子的信息仅限于它们的波长（颜色）和数量（亮度）。将这些信息转化为有意义的心智图像不是一件容易的事，因为涉及的变量太多。物体反射回来的光子数量取决于两个因素：光源的亮度和物体本身的颜色。

视觉信息主要由位于大脑后方的视觉皮质负责处理。对互相遮挡的物体，大脑必须弄清它们的边界，并尝试判断其各自的基本形状。它还得辨认不同角度的同一物体：不妨想一下椅子的侧视图和俯视图。此外，大脑要面对的挑战还包括辨认新奇事物，例如一把未来主义风格的新椅子。

填补空白

那么，大脑是怎么变魔术的呢？20世纪初，心理学家找了一些视力正常的受试者，通过简单的实验发现了一些基本规则，称之为"格式塔原理"。比如，如果同一张图片里的两个元素——颜色、形状或尺寸等都相似，大脑会将它们归为一组。如果某件物体被遮挡了一部分，我们的大脑会自动补上缺失的那部分。

但这些原理只描述了大脑视觉感知机制的一部分。它们解释了我们如何区分同一场景中的不同物体，却无法说明我们怎么知道这些物体是什么。比如，我们怎么知道茶杯就是茶杯呢，不管我们是从上面看还是从侧面看，也不管它是被放在强光下还是阴影中？识别的过程毫不费力。科学家于是转向视觉失认症患者来研究大脑的视觉感知机制。他们的大脑不能处理感官信息，很难依靠视觉来辨认事物，病因通常是脑损伤。

视觉混乱

我们的视觉系统被分成几个区域，每个区域各司其职。大脑不会记住你见过的每个物体，而是把它们拆分成一系列更小的组成部分，然后记住各部分是怎样组合在一起的。给视觉失认症患者展示一系列三维物体，每个物体由两个简单的几何形状组成；再给他快速展示这些物体的图片，其中掺了几张新物体的图片，然后问他，图片里的东西他是不是全都见过。视力正常的受试者得分接近100%，但犯了一些有趣的错误。比如，如果某个物体包含新的组成部分，他会知道自己没见过它；但要是某个物体包含的组成部分相同，只是结构有差别，他就有些拿不准了。

另一些失认症患者揭示了大脑如何判断物体的用途。有的患者能够使用物体，却不能有意识地描述它；而另一些患者能够描述物体，却无法轻松使用它们。借助脑成像技术，我们发现这两种技能——描述物体和使用物体——由视觉皮质的不同区域掌管。感知物体由一条神经通路（"知觉-行动"系统）负责，判断物体方位、引导身体做出动作由另一条神经通路（"什么-哪里"系统）负责。我们还可以继续往下分。脑部扫描

表明，物体的形状、质地和颜色由不同脑区负责处理。事实上，神经科学家研究得越深入，我们视觉系统的模块化特征就越明显。虽然我们的大脑会将物体拆解成不同的部分和特征，但我们感知到的却是一个连贯的整体。当你有意识地去看某样东西时，所有这些独立的元素无缝拼接在一起，于是我们马上知道，苹果是光滑、圆溜溜、绿色的。为了完成这一感知，大脑将物体的所有特征组合到一起，这个工作可能是在一个单独的脑区进行的。关键在于，只有组装完毕，这件物体的影像才会出现在我们的意识中。

同时失认症患者的表现为我们提供了这方面的证据。这是一种视觉失认症，患者眼中的世界支离破碎，他们无法看到完整的场景，只能看到单独的物体。比如，如果患有这种病症的人坐在餐桌前，他可能只会看到一把勺子，其他东西都是一片模糊。患者大脑的后顶叶往往受过伤，要将来自视觉通路的信息联系起来并接入意识，这片脑区可能十分关键。

对这些以不寻常的方式感知世界的人的研究，不仅能揭示大脑如何梳理视觉信息，还有助于揭开现代神经科学领域最吸引人的谜团之一：大脑如何将我们的所有感官体验结合在一起，创造出我们称之为"当下"的这一流动的整体意识体验。

错把妻子当帽子的男人

"他伸出手，抓住妻子的头，想把它拿起来戴上。很明显，他把妻子当成了帽子！"神经科学家奥利弗·萨克斯在书中这样描述他遇到过的最有趣的病人之一 ——P 博士。萨克斯这部有关古怪的神经障碍的著名作品就得名于 P 博士的故事。作为专业的音乐家，P 博士的头脑如刀锋般敏锐——除了视觉的某些方面，他脑子里掌管视觉的区域长了瘤子，或者出现了退化。P 博士失去了看见事物全貌的能力，比如，他认不出一朵花，将之描述为"红色的螺旋形状，连着一根绿色的线状物"。他也认不出人脸，包括家人和他自己的脸。但他能在无生命的物体上看到人脸，会把给水栓和停车计时器误认成小孩子。

理解你的感觉

闭上眼睛,伸展双臂,然后动一动你的手指头。你怎么知道自己的胳膊在哪儿?你怎么知道自己的手指在动?现在请摆出金鸡独立的姿势,重复一遍上面的动作。如果你摔倒了,你感觉疼吗?

显然,你能完成上述壮举,得多谢你的感觉。但这里说的"感觉"大概不是你在学校里学过的那五种。人类只有五种感觉这个观点来自亚里士多德——几乎每个人都知道,"五感"分别是视觉、听觉、触觉、味觉和嗅觉,不过,这些感觉没法告诉你你的身体在空间中所处的位置,它有没有动,你觉得痛不痛。所以,我们有理由相信,帮助你的身体理解这个世界的感觉不限于这基础的五种。

划清界限

我们有多少种感觉?答案存在分歧,尤其是没有清楚的标准告诉我们应该如何定义"感觉"。根据刺激的性质,我们可以将感觉分成化学类的(味觉和嗅觉)、机械类的(触觉和听觉)以及光学类的(视觉)。考虑到一种感觉是对特定类型的信号做出响应的一套系统,我们可以进一步细分。比如,味觉不只是一种单纯的化学感觉,它可以细分成五种——甜、咸、酸、苦和"鲜"(umami)。最后这个词来自日语,指的是谷氨酸盐的味道,一种类似肉汁的特殊的鲜味。视觉也可以分成一种(光)、两种(光和颜色)或者四种(光、红、绿、蓝)感觉。不管怎么划分界限,很明显,感觉本身并不是知觉的关键(见第38页"22 + 种感觉")。说到感觉,我们实际上描述的是自己的知觉。这二者有时候不是一回事。

考虑到知觉对我们来说是多么自然,要是告诉你知觉并不是生存所必需的,你大概会很惊讶。这颗星球上有许多生命只靠一种或两种基本感觉来生活——通常是光感和触觉。植物生长总是追随太阳的运动轨迹,如果有昆虫触动了捕蝇草陷阱里的绒毛,捕蝇草就会关上盖子。

但我们的感觉比这复杂得多。我们看到光和影,却利用它们去感知物体、空间、人及其方位。我们听到声响,却感知到噪音、音乐或者驶近的车辆。我们品尝、嗅闻复杂化学信号的混合物,却感知到冰激凌、橘子或牛排。知觉是追求秩序的大脑赋予原始感觉数据的"附加价值",它超越了感觉本身,触发了记忆和更高级的处理。

听而不闻

听到声音后,大脑会通过某种处理程序判断声源所在。你可以屏蔽某个声音,专注于另一个。在著名的"鸡尾酒会现象"中,跟人交谈的时候,你会忽略其他无关的声音;但要是有人提到了你的名字,你的注意力会迅速转移过去。这意味着我们时刻都在"聆听"周围的环境音,却不总是"听到"了,除非它突然被赋予了意义。不管在哪种感官领域,知觉都远远超越了感觉本身。

和那些只有感觉的动物相比,知觉赋予了人类演化上的优势。简单的生物或许很容易被颜色鲜艳的花朵或看起来像眼睛的斑纹迷惑,但具有高知觉能力的动物会根据周围的环境对感觉进行过滤,所以更不容易上当。

超乎人类体验的感觉

人类的感觉毕竟有限。对我们来说，某些动物拥有的特殊感觉就像超能力。

电觉　鱼类、某些两栖动物、鸭嘴兽，甚至某些种类的海豚能感觉到周围的生物产生的电场。

花里胡哨的颜色视觉　有的昆虫和鸟类拥有四种、五种，甚至六种颜色感受器，能感知到我们无法体验甚至无法想象的色彩。对它们来说，人类眼中的三色世界会是多么苍白乏味。

磁觉　很多物种，包括鸽子、海龟、鸡、裸鼹鼠，甚至可能有牛，能探测到地磁场。

回声定位　某些种类的蝙蝠能通过回声定位获取觅食所需的许多详细信息：它们发出的尖叫声和敲击声可达到 120 分贝，超出了人类的听觉范围。有的盲人也学会了利用敲击的回声来定位。

不过知觉也有缺陷。比如说，它会带来一种叫作"联觉"的奇怪状况，把不同的感觉混淆在一起。

感觉混淆

人们最常说到的联觉形式是将声音、字母、数字或者单词感知为颜色，这是因为脑子里面负责处理这些感觉和概念的区域"串了线"。这种奇怪的感觉混淆还有其他多种形式，比如，音乐联觉者在听到特定音符时不光会看到某些颜色，还能"品尝"到某些音符。有的音符尝起来像是刚割过的草坪，有的则像是奶油。2008 年出现了第一例触觉－情绪联觉者的报道，对这样的人来说，特定的质地会唤起强烈的情绪。有一名触觉－情绪联觉者摸到牛仔布会感觉沮丧、恶心。也许每个人多少都有联觉倾向，这就是为什么小三和弦听起来"悲伤"，布鲁斯音乐令人"忧郁"，有的食物口感"锋利"。

我们对自身体验的理解从感觉开始，但未止于此，直至对这个世界形成丰富且连续的了解。感觉信息本身没那么重要，重要的是你的大脑能从中构建什么意义。

22 + 种感觉

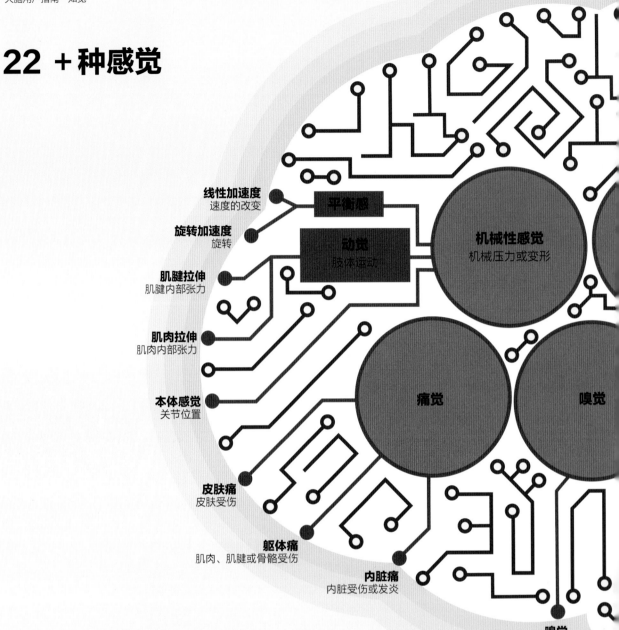

线性加速度
速度的改变

平衡感

旋转加速度
旋转

动觉
肢体运动

机械性感觉
机械压力或变形

肌腱拉伸
肌腱内部张力

肌肉拉伸
肌肉内部张力

本体感觉
关节位置

痛觉

嗅觉

皮肤痛
皮肤受伤

躯体痛
肌肉、肌腱或骨骼受伤

内脏痛
内脏受伤或发炎

嗅觉
约 1000 种不同的感受器

你可能在学校里学到过，人类只有五种感觉：视觉、听觉、味觉、嗅觉和触觉。这个观点来自亚里士多德。但这位古希腊哲学家说得不对，你至少拥有 22 种感觉，甚至可能多达 33 种（尚未有定论）。上面这幅图会告诉你，这些感觉大致是由哪个脑区加工而成的。

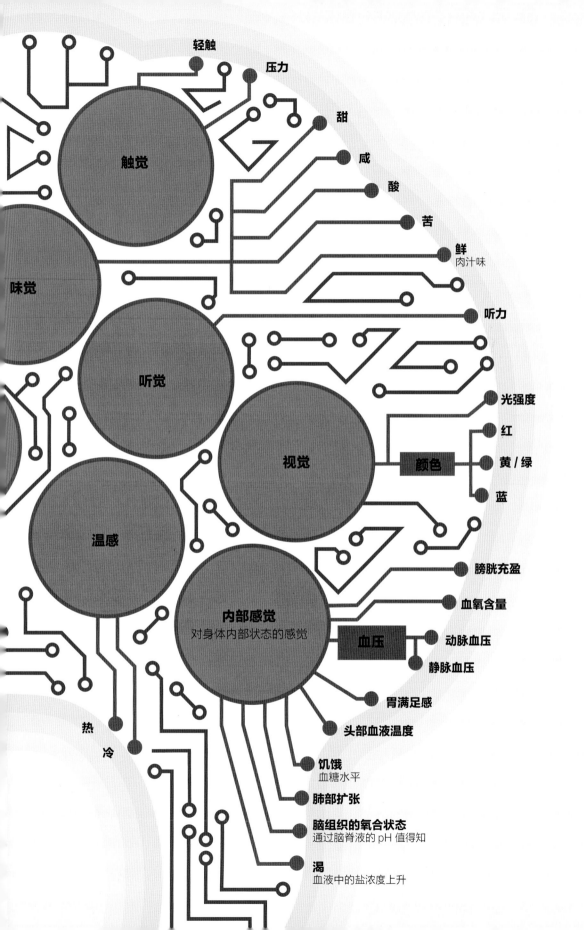

轻触

压力

甜

咸

酸

苦

鲜
肉汁味

触觉

味觉

听力

听觉

视觉

光强度

红

颜色　黄/绿

蓝

温感

膀胱充盈

血氧含量

内部感觉
对身体内部状态的感觉

血压　动脉血压

静脉血压

胃满足感

头部血液温度

热

冷

饥饿
血糖水平

肺部扩张

脑组织的氧合状态
通过脑脊液的 pH 值得知

渴
血液中的盐浓度上升

你的大脑如何创造"现在"？

什么是"现在"？它并不是我们可以利用感觉去探测的实实在在的东西。那么，我们如何感知从过去流动到现在，穿插着短暂"此刻"的时间？

"现在"是一个不稳定的概念。从物理学的角度来看，"现在"只是一种幻觉；但如果"现在"不具备一定的时间长度，我们将无法在这个世界上行事。那么现在有多长？神经科学家和心理学家给出了答案。"现在"像个窗口，大脑在其中将你当下的体验凝聚成"心理现在"，其平均持续长度是 2 ~ 3 秒。

一个简洁的实验证明了这一点。长度从几毫秒到几秒不等的电影片段被剪成小片段，然后研究者打乱这些小片段的顺序，请受试者观看剪辑过的短视频。结果发现，如果电影片段的长度在 2.5 秒以内，哪怕其中的小片段被打乱了顺序，受试者仍能理解故事情节，就像没有注意到顺序错乱一样；但要是打乱顺序的片段超过这个时长，他们就会感到迷惑。换句话说，在最长 2.5 秒的时间窗口内，我们的大脑似乎能将零散混乱的刺激信号整合成一个连贯、可理解的整体。这个时间窗口就是所谓的"主观现在"，它的存在让我们得以有意识地感知事件的发生顺序。

这个时间范围以各种有趣的形式出现在我们的生活中。通常电影里的镜头至少有两三秒长，除非导演刻意营造无序混乱的运动感。平均来说，人们拥抱、亲吻和握手通常会持续 3 秒左右。但这并不是大脑处理的最短的时间单元。每一时刻都由一堆潜意识层面的"迷你现在"组成，其中只有一部分会进入你的意识。每个"迷你现在"的长度取决于我们的感官区分两个不同事件的时间间隔。不同的感觉对应不同的时间间隔。比如，听觉系统分辨两种声音的时间间隔能达到 2 毫秒，但视觉系统需要几十毫秒。要分辨每个感觉信号出现的顺序，需要的时间就更长了。两个事件发生的间隔至少要达到 50 毫秒，你才有可能判断出谁先谁后。

感觉时间之流

接下来，长两三秒的片段被缝合在一起，形成顺畅流动的时间之河，每一个现在在其中平稳地变成过去。这个过程具体是如何发生的？有一种理论认为，大脑维持着一个"现在"的等级结构，每个现在都是下一个的组成模块，直到这条河流动起来。这种连续感的时间跨度大约是 30 秒，将它们凝聚在一起的可能是工作记忆—— 一种在短时间内保存并利用有限数量的信息的能力。

关于我们该如何度量"现在"的一个谜题来自众所周知的时间的延展性。如果所谓"现在"真的存在，为什么有时候时间过得特别慢，有时候又过得飞快？类似的事情你肯定听说过不少，时间似乎能够膨胀或者压缩，具体取决于你正在经历什么样的事情。比如，车祸发生的时候，事件似乎是以慢动作展开的。我们可以在实验室里重现这样的时间膨胀：如果向受试者施加一系列时长相等的刺激，他们往往会报告说，其中一件出乎意料的事件持续的时间似乎更长一些。除此以外，实验表明，如果人们认为某个事件持续的时间比实际时间更长，他们会感知到有关这一事

日历联觉

某些人对时间流逝的体验和其他人完全不一样。他们能够实实在在地"看到"时间：不是一条模糊的、概念性的时间轴，而是一个逼真的、近乎触手可及的日历。这种联觉（大脑将某种感觉和另一种感觉联系在一起）的变体鲜有人知。一名日历联觉者把时间看成一个呼啦圈，12月31日固定在她的胸口，其他日子则围成一个圈，分布在她身前约1米的范围内。对另一名日历联觉者来说，一年的日子构成了一个放倒的字母C，在她身前盘旋，1月和12月分别位于C的两端。想到某个特定日子时，她会觉得自己沿着这个C移到正确的位置。这些人体验时间的方式似乎是一般人的加强高清版。

件的更多细节，对它的描述也更准确。这可能意味着，你会感觉到时间变长是因为大脑处理感官信息的过程的确发生了变化。这甚至可能导致演化上的优势。在紧急情况下，大脑处理信息的效率略微提升；等到周围的环境恢复平静，变得可以预测时，绷紧的弦就会放松下来，我们借此节省了珍贵的认知资源，以备真正需要之时使用。

这样的变化发生在无意识层面，但我们有可能控制自己对"现在"的感知吗？定期冥想者常常宣称，和大多数人相比，他们在当下的体验更加丰富和充实，这得到了一些实验的证明。冥想者被要求看一张有两种解读的视错觉图片，每当感到眼前的图像反转，就按一次按钮。在这样的实验中，图像反转所需的时间被认为可以很好地估计"心理现在"的时长。

两组受试者感知到的"现在"持续时长都是4秒左右。但当受试者被要求保持特定的视角，时间越长越好时，冥想者平均坚持了8秒，其他人只能坚持6秒。这意味着冥想者接受的训练或许能提高注意力和工作记忆能力，这让他们可以拉长"现在"。

也许只需要付出一点努力，我们都能掌控自己对"现在"的感知。如果冥想真能拉长"现在"，那么它不仅能拓展你的思维，还能扩展你的生命。所以，请抓紧你的意识，尽量拉长此刻，沉浸其中。毕竟，最珍贵的就是现在。

变魔术的学问：魔术和大脑

硬币凭空出现，从一副扑克牌中召唤出想要的那几张，魔术师的助手在我们眼前消失，这类表演总会让我们难以置信地摇脑袋。世上当然不存在真正的"魔术"，那么魔术师是怎么骗过观众的呢？

多年来，神经科学家和心理学家对这些诡计大师视而不见，现在他们却意识到，魔术师操控观众大脑的手法可能包含着重要的洞见。我们知道，魔术看似违反了自然规则，其实并非如此。所以，魔术的关键必然在于人类的大脑，因为大脑里藏着很多容易被利用的故障和缺陷。

趁你不注意

探索魔术的艺术有个很好的起点。魔术师将他们这行的技巧分为三个宽泛的大类：误导、错觉和强迫。误导是魔术的核心。通过这种方式，观众的注意力被从欺骗行为上引开，转向魔术师选择的焦点。用神经科学的术语来说，误导能够奏效有赖于一个事实：大脑能提供的注意力十分有限。

专注于某件事会让你忽略掉另一些原本十分明显的事，这种古怪的现象被称为"无意视盲"（inattentional blindness）。1999 年，伊利诺伊大学厄巴纳－香槟分校的心理学家做了一个著名的实验，证实了这一现象。他们拍摄了一段视频，内容是六个人围成一圈传两个篮球。受试者被要求记录传球的次数，看完短片以后，大约有一半的受试者完全没注意到，有一个身穿大猩猩衣服的人曾捶打着自己的胸膛从场地中央走过（见第

虚构记忆

你可能觉得自己的记忆是对过去的可靠记录，但事实并非如此。我们很容易对子虚乌有的事件形成牢固的"记忆"。实际上，你的每一次回忆都在重写历史。魔术师洞察了大脑的这一弱点，神经科学家直到很久以后才跟上。舞台上的魔术师常常会用误导性的语言描述自己刚刚做出的动作，操控观众的回忆。你可能觉得魔术师洞察了你的内心，但实际上，他们只是在你的大脑中写入了一些新的信息。

78 页"集中注意力!")。

魔术师会利用这种"无意视盲"在我们眼皮子底下完成明目张胆的欺骗。比如,某个看起来消失了的东西很可能只是趁你不注意的时候离开了你的视野。

而在另一些时候,魔术师不想转移你的注意力,而是想吸引它。最近的一些研究比较了一位专业魔术师在不同类型的魔术中使用的两种手部动作。结果表明,缓慢画圈的手部动作能够很好地吸引和保持观众的注意力,而快速的直线动作通常用于将观众的注意力从某个点引向另一个点。幽默也是操控注意力的良方。有的魔术师会利用笑话来遮掩原本难以隐藏的大动作。究竟为什么笑声能够如此有效地转移注意力?原因尚不清楚。

看见不存在的事物

接下来我们要说的是错觉。错觉的发生有赖于这一事实:你认为你看到的很多东西实际上是由你的大脑虚构出来的。"消失的球"就是一种错觉魔术:魔术师一边上下抛接一个小球,一边用眼睛追踪球的运动轨迹。抛到第三次的时候,他会把球藏在自己手里,但视线还是像刚才那样上下移动,就像小球仍在空中飞舞一样。这个动作确实会造成错觉,让观众相信球被抛到空中——然后凭空消失了。

对观看这个魔术的观众进行眼动追踪,我们发现,魔术师前两次真正抛球的时候,观众的视线始终跟随着球的运动轨迹;不过到了第三次

假抛的时候,他们牢牢盯着的是魔术师的眼睛。这意味着大脑统治了眼睛,创造出实际上并不存在的物体的幻象。它为什么要这样做?部分原因在于社交线索——在这个案例中是魔术师的视线——会在大脑中引发期待。如果你将视线的焦点集中在魔术师抛球的手上,不再追踪那个并不存在的球,这个魔术的效果就会大打折扣。这个魔术还依赖于视觉感知系统的一个缺陷:视网膜捕捉到的信息需要大约100毫秒才能传递给大脑。为了填补这段空白,你的大脑会预测接下来这一小段时间会出现的状况,然后根据这一预测——而非它可利用的真实信息——展开行动。这套机制在现实中很有用,比如开车的时候,不过它也给了魔术师一个可以钻的空子。

自由意志的错觉

魔术师袖子里藏的第三件法宝是强迫。这个技巧让目标产生了错觉,误以为自己拥有自由意志——实际上却没有。经典的例子是那个"抽一张牌,随便抽"的把戏。神奇的是,魔术师每次都能知道你抽的是哪张牌。

通过长时间的练习,伟大的魔术师能够利用视觉、听觉和触觉等方面令人眼花缭乱的组合技巧,操控我们的注意力、记忆和因果推论。但要说地球上最精彩的魔术演出,还得数你脑子里时刻上演的那一幕幕。

愚弄你的触觉

想象一下，你正躺在浴缸里，脚趾露在水外面。一滴水珠在水龙头上慢慢成形，然后滴落在你的大拇指上。哎呀！不好。但这滴水是滚烫的，还是冰冷的？你不太可能说得清楚。

你刚刚经历的被称为"触错觉"——现在心理学家对它越来越感兴趣。有的触错觉早就进入了人们的视野，但总的来说，研究触错觉比研究视错觉更难。不过，如今研究人员已经开始发展一些探测触觉的新方法，触错觉的研究进入了黄金时代。

人们对触错觉兴趣十足，一个原因是想要在手机和其他消费类设备上增加触觉界面。手机的振动模式和电子游戏的振动手柄（这种手柄在游戏中的特定点会振动，比如开枪的时候）都需要用到触感技术。新的研究计划将超出这些基本应用。比如，增加触感界面，让你不必把手机从口袋里掏出来就知道是谁的来电；你也可以单凭触感在 MP3 播放器里进行搜索。

触错觉没有视错觉那么容易体验到，但只要一点点谨慎、耐心和几件普通的日常用品，我们就可以创造出这种感觉。

亚里士多德错觉

交叉你的食指和中指，然后用形成的"剪刀"碰一碰你的鼻尖。你会感觉自己像是触碰到了两个鼻子，这是所谓"知觉分离"的一个例子。之所以会有这种错觉，是因为你的大脑未将两根手指交叉的情况纳入考虑。你的鼻子同时碰到了食指和中指不相邻的两个侧面——这种情况很少发生，所以你的大脑把它当成了两个独立的东西。

外接感官

触觉很容易被愚弄，我们可以轻松地利用这一事实达成其他目的。1969 年，神经科学家保罗·巴赫伊丽塔给一把椅子装了一台摄像机，椅背上有一组 20×20 的电刺激器，能将摄像机拍摄到的图像转译成振动模式。盲人受试者很快学会了利用背上传来的振动辨认横线、竖线和斜线，经过一定的练习，他们还能"看见"人脸和常见物品。他后来改进了这套设备，椅背上的电刺激器被换成了贴在舌头上的邮票大小的电极片。

其他研究者也在做类似的工作，他们将触觉传感器植入一种"振动背心"。从理论上说，在计算机程序的帮助下，它能将我们无法自然察觉到的感官信息，从紫外线到次声，转化成大脑可理解的信息。

亚里士多德错觉也有反向的例子：同样交叉食指和中指，然后用"剪刀"的外侧触碰墙壁或者盒子的内角。这次，因...的两面墙壁接触到了食指和中指相...受到一个面，而不...三个面。

要体会同样...心朝下，闭上眼...先拍一只手...然后，你睁...个实验你很...前面的步骤。如果双手做...约小于 300 毫秒，很多时候你都没法准...被拍的是哪只手。

出现这种情况是因为，虽然你的双手做出了交叉的动作，但大脑尚未重新映射你的身体结构，将这一情况纳入考虑；但这不会是唯一的原因，要是只拍一只手，即使交叉双手，你也很容易分辨出被拍的是哪只。神经科学家认为，这是因为你的大脑试图重新映射你的身体结构，同时分辨手被拍的顺序。后者会干扰前者，造成混淆。

错乱的箱子

请找两个尺寸不同的纸箱，在每个箱子里放一块砖头。仔细检查，确保两个箱子重量相等，然后请人掂一掂这两个箱子，问他们哪个更重。大多数人会告诉你，小箱子要重一些，尽管事实并非如此；就算看了箱子里的东西，并且又掂了几次，他们也会坚持这个结论。这种"尺寸－重量错觉"十分顽固。哪怕小箱子实际上更轻一点，人们也会认为它更重。甚至给两个一模一样的纸箱分别贴上"轻"和"重"的标签，这个花招仍然行得通。

...产生这些错觉的确切原因仍然是个谜。...刚开始人们在搬大箱子时...箱子的；但他们在之后几...力气会不自觉地趋于平衡。..."知道"两个箱子一样重，...认为小箱子更重。

...了我的手指

...身最敏感的部位之一，这让它们...找一把普通的梳子和一支铅笔，将你的食指放在梳齿尖上，然后用铅笔沿着梳齿侧面来回滑动。梳齿会像波浪一样从一边向另一边运动，但你的手指却会感觉齿尖正在上下跳动。这是因为，你的大脑不熟悉梳齿的运动，这种运动引起指尖皮肤发生形变，类似于更常发生的用手指快速抚过高低起伏的表面，所以你的大脑做出了这样的解释。

也可以用类似方式愚弄你的舌头。找一个叉子，将舌尖抵在叉齿之间。你会感觉中间的两根叉齿似乎变弯了，这是因为舌头上的皮肤以一种不常见的方式产生形变，于是你的大脑以为变弯的是叉子而非舌头。

欺骗你的眼睛

错觉不仅有趣，还能帮助我们理解大脑如何感知这个世界。

影响知觉的不仅仅是刺激本身的性质，还有我们的大脑处理信息的方式。

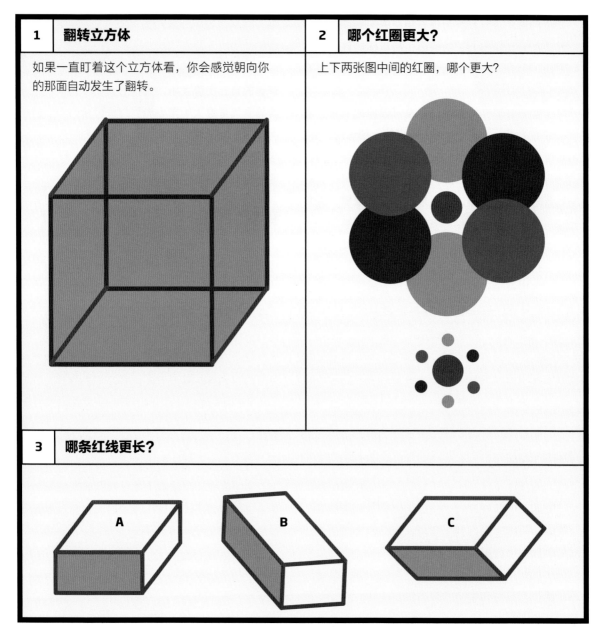

1　翻转立方体

如果一直盯着这个立方体看，你会感觉朝向你的那面自动发生了翻转。

2　哪个红圈更大？

上下两张图中间的红圈，哪个更大？

3　哪条红线更长？

答案见第 275 页

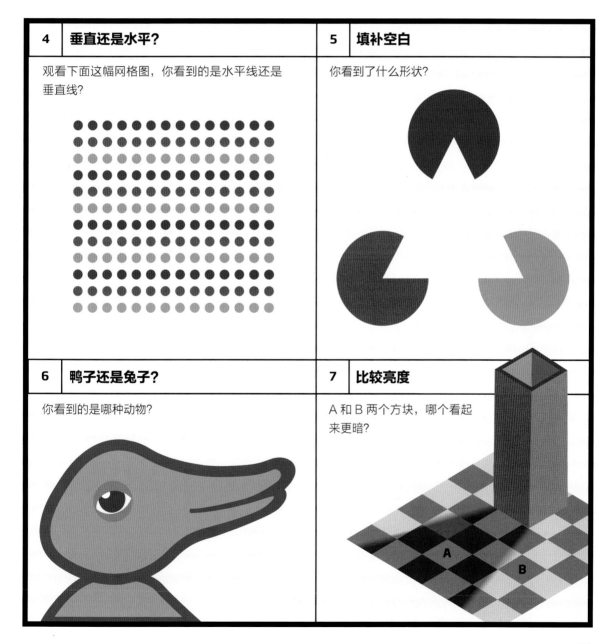

| 4 | **垂直还是水平？** | 5 | **填补空白** |

观看下面这幅网格图，你看到的是水平线还是垂直线？

你看到了什么形状？

| 6 | **鸭子还是兔子？** | 7 | **比较亮度** |

你看到的是哪种动物？

A 和 B 两个方块，哪个看起来更暗？

关于识别面孔的特例

和一位女士度过了一个完美的约会之夜以后，一直到那年年底，雅各布·霍兹在学校里都对她视而不见。他不是故意装冷漠，而是真的不记得她的样子。这个问题困扰了他一辈子：别人跟他打招呼，他总是想不起对方是谁。他知道那些新晋娱乐明星的名字，但在大街上跟其中任何一位擦肩而过，他也认不出来。

直到雅各布被诊断为患有面孔失认症，或者说脸盲症，这一切终于得到了解释：他无法凭脸识人。知道脸盲症的人不多，但这种病一点也不罕见，就算你自己不脸盲，你也肯定认识这样的人。脸盲症似乎会在家族中遗传，但奇怪的是，在接受测试之前，大多数患者甚至没意识到自己有这方面的缺陷。

朋友和陌生人

针对脸盲症的研究不仅能帮助人们改进约会技巧，还可能解释正常人如何识别人脸。对人类这个高度社会化的物种来说，正确分辨朋友和可能危害我们的敌人是一项至关重要的技能，很可能在演化过程中受到青睐。识别人脸的部分技能似乎镌刻在人类大脑的基本程序之中。婴儿从一出生就更爱看人脸，超过其他任何事物，这意味着尽管我们擅长感知外部世界，但人脸仍有其特殊之处。

1947 年，神经科学家约阿希姆·博达默首先提出了"面孔失认症"的概念。他描述了一名 24 岁的青年男子被子弹打伤脑袋后的状态，这名男子认不出朋友和家人，甚至连镜子里的自己都认不出来。直到最近，被记录的脸盲症案例也只有寥寥几十例，全部由脑损伤引发，所以人们曾认为这种情况非常罕见。

替代策略

后来人们发现了另一种形式的脸盲症——"发展性面孔失认症"。这类患者要么在出生时就已患病，要么从很小的时候就表现出相关症状。他们在人口中的占比可能高达 2%。奇怪的是，如果你从来没体会过"识别人脸"是什么感觉，那你没必要知道自己原本应该具备这种能力。很多发展性面孔失认症患者通过步态、衣服或声音来认人。大部分患者能够娴熟地运用这些替代策略，除非在出乎意料的环境中碰到换了发型或穿衣风格的熟人，否则他们通常都能顺利认出人来。

虽然面孔失认症的大脑特征尚未完全确定，但我们的确找到了一些重要的线索。梭状回是大脑识别人脸的一个关键区域，有时候也叫"梭状回面孔区"。多年前神经科学家已经知道，当我们看到人脸或者令人联想到人脸的图案时，这个区域会被点亮。

不过，我们几乎可以肯定，负责处理人脸信息的脑区不止一个。近期的大脑扫描实验表明，脸盲症患者大脑内的连接和大部分人有细微差别。人脸识别功能正常的人，大脑比较靠前的区域会形成一个"枢纽"，这个枢纽与其他区域的联系十分密切，包括大脑后部负责处理更基础的视觉信息的脑区。但脸盲症患者的大脑里没有这种类似枢纽的结构。他们大脑后部的连接数量更

方位感

我们的大脑非常善于帮助我们弄清楚空间方位。海马体及其附近区域有一些专门的细胞，能为我们在脑海里绘出周围环境的地图，并估算出我们在其中的位置。但并不是每个人都能享受这种奢侈的服务。患有发展性地形定向障碍（DTD）的人很难绘制出这样的心理地图，因而不容易弄清自己身在何方。这意味着他们常常迷路。

但方位感可以通过练习得到提升。比如，由于在工作中经常需要找路，在伦敦出租车司机的大脑里，海马体这个区域的体积似乎增大了。这一事实激励研究者寻找帮助发展性地形定向障碍患者的方法。他们想出了一个可能适用于所有人的办法：多玩电脑游戏。一项研究表明，每天玩《超级马里奥》能帮助方位感差的人提升绘制心理地图的技能。

多，这可能是为了弥补前后脑之间的薄弱联系。脸盲症患者症状的严重程度并不一致——辨认人脸能力更强的患者，其前后脑之间的连接更多。认脸越困难的人，其后脑的连接就越发达。

超级识别者

与脸盲症相对的是超级识别者——能以不可思议的精确程度辨认人脸的人。此前学界对他们一无所知，直到有几个这样的人读到了关于脸盲症的报道，并联系了研究者，说自己的症状和脸盲症患者正好相反——只要见过一张脸，就再也忘不掉。这些人表示，为了避免招致别人的反感，或者被误认成跟踪狂，他们有时候会隐藏自己这种特别的能力。在实验室接受测试的时候，有些人表现出的认脸能力实在太过优秀，研究者不得不为他们重新设计了一些更难的测试。就算提高了难度，他们的得分依然远高于平均值。

伦敦警察厅在其警员中发现了几位超级识别者，他们利用自己的技能从犯罪现场的闭路电视录像中找到罪犯的比例高于常人。心理学家正在研究这些超级警察，试图找到一些有关我们识别人脸的机制的线索。

目前尚不清楚普通人能否变成超级识别者，以及如何实现这一点，但有一些证据表明，脸盲症儿童的症状可以通过训练得到改善，而且越早开始越好。

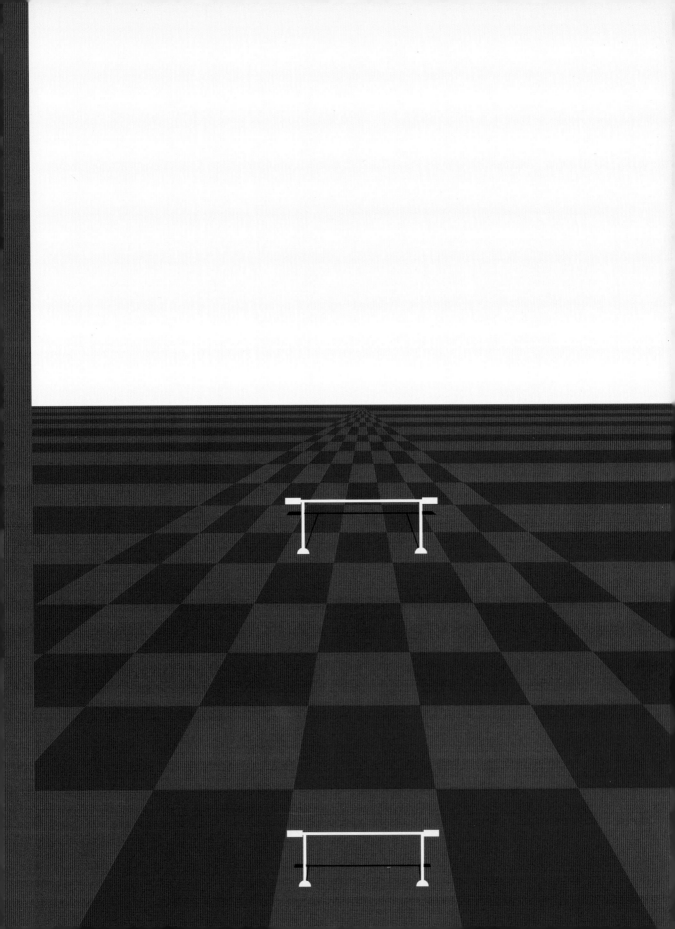

03

智力

智力到底是什么？

智力和淫秽有点相似：难以定义，但一望即知。智力高的人都很聪明。几乎所有需要动脑子的事情他们都擅长：数学、语言推理，诸如此类。他们学习起来更轻松，理解概念更快，也更善于解决问题。发达的大脑让他们在生活中也更容易获得成功。平均而言，聪明人活得更久，生活更健康，赚的钱更多。难怪我们那么看重智力。

尽管如此，或者可能正因如此，对智力的研究是最具争议的科学领域之一。纵观历史，这个领域充斥着各种伪科学和臭名昭著的观点，例如颅相学和种族等级观念。直到今天，关于智力的争议仍未平息，最重要的原因在于，对于"智力"这个词的意义以及我们该如何衡量它，学界仍未达成共识。但不言而喻的是，不管智力是什么，有的人就是比别人聪明。

智能光谱

现代科学对智力的研究始于 19 世纪末查尔斯·达尔文的表弟弗朗西斯·高尔顿所做的工作。他观察了人们的智力差异，结合达尔文在生物变异方面的研究成果，提出智力在人群中的分布方式和身高有点相似。换句话说，大部分人的智力集中在平均值附近，越往两头走，人就越少。他还提出，智力是可测量的，并试图利用反应时间来测量智力（但没有成功）。

20 世纪初，心理学家查尔斯·斯皮尔曼再次对测量智力这一难题发起了挑战。他注意到，学校里某门功课学得好的孩子在其他明显无关的课程中往往也表现出色。比如，数学成绩好的孩子，其词汇考试得分可能也很高，反之亦然。斯皮尔曼提出，这反映了某种更深层的、普遍的能力，他称这种能力为智力的一般因素，记作"g"。

认知的复杂性

近期对 g 的研究表明，它和大脑的多种特征有关，其中包括处理速度和相对尺寸。尽管现在人们已经普遍接受了"g"这个概念，但要从生物

我们为什么聪明？

我们一直努力去解释智力是怎么演化的。一种理论认为，效忠关系时常发生变化的社会组织能筛选出智力更高的个体。比如说，生活在更大群体中的动物往往具有更大的大脑。另外，在缺乏食物时，智力可能是一个优势。和那些生活环境更舒适的邻居相比，黑顶山雀作为经历过严酷考验的鸟儿的后代更擅长解决问题。它们发育出更多脑细胞，记忆力也更好。麻烦在于，我们不知道，和那些比较笨的动物相比，高智力动物是否能活得更久，或留下更多后代？

学角度确认它仍有难度。你无法通过脑扫描判断某人智商高低，g 值的差异可能反映了大脑处理信息的效率的差异。从行为层面上说，g 即大脑处理信息的娴熟程度，是大脑学习、推理、观察并解决问题的基础。本质上，g 等同于个体处理认知复杂性的能力。

不过，从用户的角度来看，g 没多大用处。它并不是一个衡量智力的个性化"分数"，而是根据很多人的表现得出的统计学建构。要用数字来衡量你的一般智力，你需要借助另一个颇具争议的衡量标准——智商（IQ），它出现的时间比 g 晚。

斯皮尔曼的理论并非没有争议，有批评者提出，g 无法涵盖那些不那么容易通过考试来测量的认知能力，例如律师的口才和工程师的空间想象力。声音最响亮的批评者当数路易斯·瑟斯通。这位心理学家认为"基本能力"分为七种，包括语言理解和空间可视化。最终，双方达成妥协。瑟斯通承认，他提出的所有基本能力很大程度上有赖于 g；与此同时，斯皮尔曼也认可，除 g 之外，还有多种次级能力。

这套"1+n"解决方案后来进一步发展成"三层级理论"。顶层的一般能力只有一种，就是 g。第二层的次级能力都和 g 有关，但每种能力各自拥有不同的"添加剂"，能够提高八个宽泛领域之一的表现，这些领域包括了处理速度（完成某项脑力活动所需的时间）和一般记忆力。第三个层级由 64 种更狭窄的能力组成，其中包括识别语音的能力、后天习得的技能（例如阅读理解）和

高度专业化的能力（例如空间扫描，即在迷宫中迅速找到出路的能力）。这套复杂的理论将众多次级能力纳入体系，涵盖了很多个体的差异，同时也不会动摇 g 的统治地位。比如，一位工程师可能既拥有出色的视觉空间感知能力，g 的得分也很高。

如今的智商测试也认可 g 的统治地位，这种测试提供了一种易于理解的衡量一般智力的方法。根据其设定，人的平均智商是 100，约 90% 的人智商介于 75 到 125 之间，得分达到 130 以上的人被认为智力极高。

智商之争

在网上搜索"智商测试"，你会发现大量试题。黄金标准是一对一的口头测试，例如斯坦福－比奈智力量表和韦克斯勒量表，这类测试几乎不需要读写，最多花费 90 分钟，测试领域包括理解力、词汇和推理等，最终将所有得分汇总，算出总的智商分数。

关于智商测试依然存在争议，有的科学家认为这些测试无法衡量任何有意义的事情，或者存在文化上的偏见。但顶级的智商测试是所有心理测试中技术最成熟的，经受了最广泛的质量检验。如果你想测量自己的智力，不管结果如何，这类测试仍是最佳选择。

你能提升自己的智商吗？

智力一直以来都难以量化，主要是因为，它似乎和脑部的许多区域相关，所以我们很难把它当成一个"东西"。尽管如此，各种智商测试的得分表明，在某种测试中表现特别优秀或者特别糟糕的人很可能在其他测试中也表现出同样水准。我们可以将这些测试结果归结为单一的一般性智力因子 g，它与智力显著相关。高智力通常预示着学业上的成功、更高的收入和更健康的身体。

所以，智力显然越高越好，但我们能人为提高智力吗？

先说坏消息。一般来说，你的智力由你继承的基因决定。对很多双胞胎的研究表明，一起长大的异卵双胞胎和被分开抚养的同卵双胞胎的智商得分差不多。换句话说，共同的基因对智商的影响大于共同的环境，这表明先天的资质比养育更重要。

但这并不意味着环境对智商完全没有影响，至少对儿童来说并非如此。儿童的大脑仍在发育，在这段时间，饮食、教育、外界刺激等因素都对塑造影响智力的大脑结构起着重要作用。饮食不良和受到糟糕教育的儿童可能永远无法充分发挥基因赋予他们的潜能。

不过，就算孩子吃得好、受过良好的教育，环境的影响也会随着时间的流逝而逐渐消失。对幼儿来说，基因大约决定了 30% 的智力分数差异；等他们成长到青年阶段，这个比例已提升到 60% ~ 80%。被分开抚养的同卵双胞胎成年后的智商测试得分几乎完全相同，从智力得分来看，和他们生活在同一屋檐下的被收养儿童倒更像是陌生人。由此可以得出结论，大部分家庭环境不会影响智力发育——除非家庭环境特别不人性，否则无论孩子在什么样的环境中长大，他们成年后的智力都不会有太大差异。

认知能力上限

既然基因如此重要，成年人还有什么办法能提高智商？事实证明选择不多，可也不是完全没有。请不要忘了，智商测试的设计是为了衡量一个人认知能力的上限，但在日常生活中，我们很少会达到那个上限。缺乏睡眠、压力、饥饿、疾病和宿醉都会钝化我们的认知工具，包括智力。所以，想最大限度地发挥你的智商，最好避开这些。

长期来看，脑力也需要保护。慢性疾病、酗酒、吸烟和头部受伤都会逐渐损害智力，但这些损害都是可以避免的。

我们还可以通过一些积极的方式减缓或者逆转认知功能的损失。到目前为止，我们发现的最有效的办法是锻炼身体，运动能保护心血管，从而保护大脑。你可能觉得"有了好身体才有好脑子"过于老生常谈，不过这是一句大实话。有时候你会听到有人吹捧说，智力训练——通常也叫"脑力训练"——能提高智商，但实际上，这类训练只能提升你练习的特定技能。此外，几乎没有证据表明，你通过脑力训练提高的技能可以转移到课堂以外的地方。

权宜之计

药物提供了另一种权宜之计。咖啡因和尼古

丁都能在短期内提高你的警觉度，有可能帮助你发挥出接近你上限的高智商。一些原本另有用途的药物也常常被当成"聪明药"来使用。

调查表明，大学生常常大量使用利他林和阿得拉[①]来提升记忆力和专注度；这两种药都是用来治疗注意缺陷多动障碍（ADHD）的。莫达非尼也很受欢迎，它的原始用途是治疗发作性睡病和其他睡眠障碍，但也能缓解疲劳，保持警觉性——要是你准备熬个通宵，这当然很有用。可这些药物不能提升智商，只能改善某些方面的认知能力，例如记忆力或警觉度。很多人不愿意为此承担副作用或法律制裁的风险。

或许是出于这个原因，号称能促进脑力的天然"超级食物"才会大行其道。不幸的是，尽管人们认为蓝莓、三文鱼、牛油果和黑巧克力比药物安全，但它们可能没多少效果。如果说这些"健脑食品"真的有那么一点用处，那可能只是提升了你的整体健康水平。

有人甚至会尝试经颅直流电刺激（tDCS）。他们把电极贴在头皮上，让弱电流通过自己的大脑。据称，这种便宜而安全的设备能提升大脑的特定功能，譬如工作记忆、心算、专注力和创造力。但这些疗效是有争议的，而且，就算经颅直流电刺激真的有效，效果也是暂时的。

好消息是，在我们的一生中，有一种智力会不断提高。大部分研究者将人的智力分为两种：一种是流体智力，它衡量一个人的推理、学习以及发现模式的能力；另一种是晶体智力，它是我们一生中获得的所有知识与经验的总和。流体智力会随着年龄增长而下降，晶体智力却会持续增长。虽然我们年纪越大，反应就越慢，但我们可以放心，我们还在变得越来越聪明，这可以说是不言而喻的。

某些人大脑内的连接比别人发达？

1955 年，爱因斯坦的遗体接受了解剖，他的大脑让所有人都大失所望：解剖结果表明，这位天才的大脑竟比平均值还要小一点。的确有研究表明，大脑尺寸和智力几乎无关。看来对大脑来说，质量比尺寸更重要。

神经元之间交流的效率似乎是一个关键因素。在聪明人的大脑里，神经元组成的网络似乎更高效——换句话说，它在不同脑区之间传递信息所需的步骤更少。这可以解释人群中大约 1/3 的智商差异。有迹象表明，爱因斯坦的大脑具有特别高效的神经网络。

另一个关键因素是髓磷脂，也就是包裹在神经纤维外面的绝缘脂肪鞘。更好的绝缘性能意味着神经冲动传得更快，髓鞘形成的质量与智商之间存在显著的相关性。

---

①均为中枢神经兴奋剂。

我们正变得更聪明？

在丹麦，所有年满 18 岁的男性都有服兵役的义务。虽然如今真正被征召入伍的只有几千人，但所有适龄男子都需要接受评估，其中包括智商测试。每年接受测试的年轻男子大约有 30 000 人。直到最近，他们使用的仍是 20 世纪 50 年代的试题。

回顾这几十年来的智商数据，我们可以看到一个明显的趋势：受试者的平均智商一直在缓慢提升，平均每 10 年会提高 3 分左右。这个数听起来可能不多，但日积月累，20 世纪 50 年代的平均数据放到今天已经远低于入伍标准。

我们在其他很多国家也观察到了类似现象：人们的智商得分持续升高。至少一个世纪以来，每一代人都比上一代人更聪明，程度虽不明显，但可以测量到。为了确保平均得分始终维持在 100 分的水平，每隔 10 年左右，智商测试的分数就需要重新调整一次。

智商测试得分稳定升高的现象被称为"弗林效应"，这个名称来自新西兰奥塔哥大学的詹姆斯·弗林，他是最早记录这种趋势的人之一。毫无疑问，弗林效应真实存在，人的智力——至少是测出的智商——一直在增长。以美国为例，从 1932 年到 1978 年，平均智商每 10 年就会提升 3 分左右。无论将目光投向哪里，心理学家都能观察到同样的现象。那么，全世界的智商得分为什么会不断增长呢？

弗林很确定以他的姓氏命名的现象是有意义的，但并不相信这意味着我们都正在变得越来越聪明，或者我们的祖辈都是笨蛋。更可能的是，后天习得的技巧和思维习惯让我们越来越擅长解决智商测试中出现的那类抽象问题。这或许应该归功于现代生活中无处不在的计算机、移动设备和电子游戏之类的东西。

如果是这样，那么弗林效应反映的并不是整体智力的提升，而是某些特定的认知技能的飞速提升。一套智商测试题由一系列子模块组成，人们发现，某些子模块的分数提升得格外明显，其中包括视觉空间技能，以及在常见物体之间寻找相似之处的能力。而另一些子模块的得分完全没有增加，例如词汇和算术。

未充分发展的能力

整体健康水平和环境的改善也可能对平均智商的提升有贡献。众所周知，生命中糟糕的开局会阻碍身体的发育。智力可能也会受到类似影响。比如，20 世纪 40 年代，荷兰发生过一场饥荒，经历过饥荒的孕妇生下的孩子，其认知功能的确更差一些，儿童时期营养不良的经历似乎会导致较低的智商。

只要整体社会环境得到了改善，弗林效应就会开始显现。比如，在战后的日本，智商得分每 10 年就会上涨 7.7 分；20 年后，在迅速工业化的韩国，智商得分开始以相似的速度增长。随着营养水平、教育条件和童年刺激频率的提升，全世界很多人的确变得比原来更聪明了。除此以外，公共卫生措施的改善意味着我们的免疫系统不必再消耗那么多资源去对抗传染性疾病，于是身体可以将更多营养用于发育——更大、更聪明的大脑或许正是这种改变带来的一个结果。

不仅如此，越来越多的人离开原生群体，与外人通婚，这样的混血杂交可能为他们的后代带来遗传学上的优势。我们已经知道，近亲繁殖会降低后代的智力，远系繁殖则会产生相反的效果。

如果说营养水平、公共卫生和教育条件的改善带来了更高的智商，那么受益最大的应该是最底层的群体，也就是那些在人生中几乎没什么优势的人的孩子。当然，测试者经常能观察到这一点。以丹麦为例，最聪明的那部分人在智商测试中的得分几乎没有提升——直到现在，进入前10%的分数门槛还是和20世纪50年代差不多。变化主要发生在智力最低的人群里。

认知过载

越来越复杂的现代社会或许正使我们变得更聪明，但讽刺的是，我们也会因此而变蠢。智力的本质是处理认知复杂性的能力；随着技术的发展，这个世界在各方面的联系变得越来越紧密，我们遇到的认知复杂性也随之增加。这可能导致所谓的"认知过载"。如果你曾经尝试过升级新手机、电脑或者软件包并遭遇失败，你应该很熟悉这种感觉。

逐渐消退

最后我们难免要问：弗林效应会一直持续下去吗？不幸的是，答案似乎是不会。事实上，有证据表明，智商增长已经陷入了停滞。在丹麦，平均智商增长最快的阶段是20世纪50年代到80年代，其他一些发达国家也出现了类似的情况，其中包括英国和澳大利亚。

这种积极的趋势为何会走向终结？也许这只是一个可以预期的结局。既然弗林效应是社会整体环境改善的结果，那么随着教育条件、营养水平等因素趋于稳定，它们提升智力的效果也将逐渐消退。弗林本人一直认为，这种效应的势头在一段时间之后就会疲软。与此类似，人群平均身高的增长也会逐渐陷入停滞。

但人群的智商得分不仅仅是趋于平稳，它似乎还会下降。2004年，人们首次在挪威发现智商测试的平均得分出现轻微下滑，后来又在澳大利亚、丹麦、英国、瑞典、荷兰和芬兰观察到同样的现象。这是怎么回事？我们是否应该担心？

这样的下滑可能只是随机的变化，也可能反映了社会环境的退化，例如收入下降。这种趋势不算积极，但至少还能逆转。另一种可能性是，人类的确正在变笨。也许是因为医学和技术的发展意味着我们不必再背负着演化的压力维持大脑的运转。也许弗林效应只是暂时延缓了人类智力衰退的趋势。不过这样的变化也有光明的一面：你可能因此成为人类历史上最聪明的群体中的一员。

脑力大比拼：你 VS 章鱼

抓稳你的寿司！章鱼比我们以前以为的聪明得多。不过和人类相比，
它们的脑力处于什么水平？

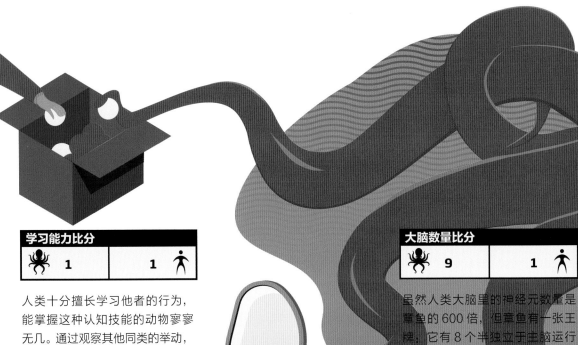

学习能力比分

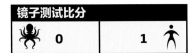

🐙	1	1	🧍

人类十分擅长学习他者的行为，
能掌握这种认知技能的动物寥寥
无几。通过观察其他同类的举动，
章鱼能学会打开容器或者抓取正
确的物品。

镜子测试比分

🐙	0	1	🧍

观察某种动物能否认出镜子里的
自己，是判断它是否拥有自我意
识的关键测试。婴儿长到 2 岁左
右会发展出这种能力，但章鱼未
能通过镜子测试。

大脑数量比分

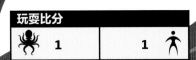

🐙	9	1	🧍

虽然人类大脑里的神经元数量是
章鱼的 600 倍，但章鱼有一张王
牌：它有 8 个半独立于主脑运行
的迷你大脑，每条触手上各有一
个。

玩耍比分

🐙	1	1	🧍

玩耍对人类认知能力的发展至关
重要——章鱼也会玩耍。它们会
将塑料瓶反复扔进水流，等着它
弹回来。看到积木，它们似乎也
会玩（但还不会搭建积木）。

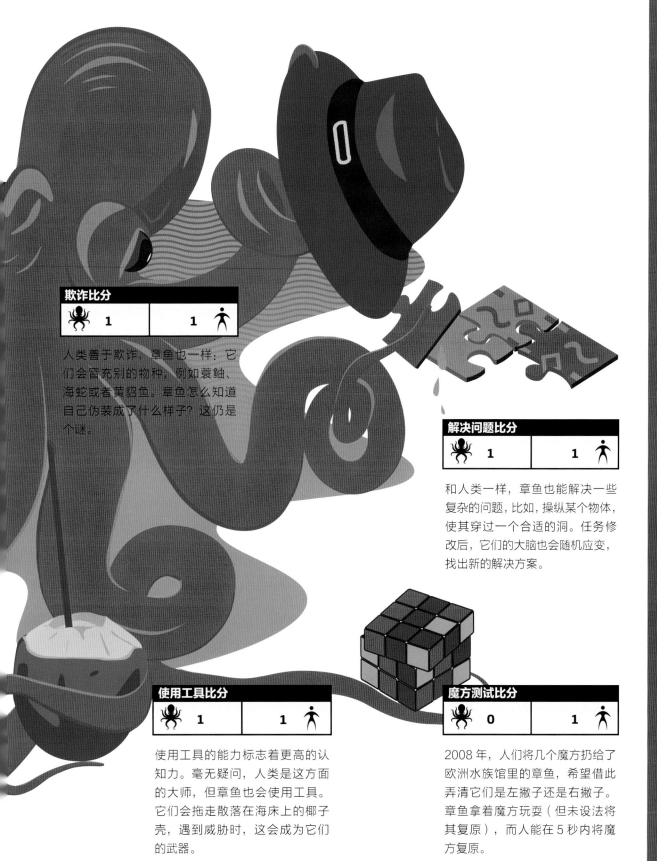

欺诈比分

🐙	1	1	🧍

人类善于欺诈，章鱼也一样：它们会冒充别的物种，例如蓑鲉、海蛇或者黄貂鱼。章鱼怎么知道自己伪装成了什么样子？这仍是个谜。

解决问题比分

🐙	1	1	🧍

和人类一样，章鱼也能解决一些复杂的问题，比如，操纵某个物体，使其穿过一个合适的洞。任务修改后，它们的大脑也会随机应变，找出新的解决方案。

使用工具比分

🐙	1	1	🧍

使用工具的能力标志着更高的认知力。毫无疑问，人类是这方面的大师，但章鱼也会使用工具。它们会拖走散落在海床上的椰子壳，遇到威胁时，这会成为它们的武器。

魔方测试比分

🐙	0	1	🧍

2008 年，人们将几个魔方扔给了欧洲水族馆里的章鱼，希望借此弄清它们是左撇子还是右撇子。章鱼拿着魔方玩耍（但未设法将其复原），而人能在 5 秒内将魔方复原。

情商

有的人在处理事实时聪明绝顶，但在社交场合，丝毫不能指望他控制局面——我们都认识这样的人。他们的智商可能高得惊人，但情商（EQ）却不敢恭维。

1990年，心理学家寻求用一种简洁的方法来概括同理心、自我意识、情绪控制之类的能力，由此情商的概念浮出水面。有一段时间，这个术语在学术界默默无闻。然后到了1995年，丹尼尔·戈尔曼的畅销书《情商：为什么情商比智商更重要》选了它作为书名。这个词很快变得流行起来，大家都知道，除了智商，我们还有情商。情商代表我们掌控自己和他人情绪的能力，比起衡量抽象智力的智商，它能更好地预测你未来的成功。而且，不同于与生俱来的智商，我们有可能提升自己的情商，更好地应对人生的考验。

社会认知

情商概念的提出意味着，智商测试衡量的认知技能只是我们大脑信息处理能力的一部分，这种能力有一个更宽广的谱系。毕竟，我们知道，为了理解彼此、应对社交场合，人类发展出了异常复杂的技能和专门的大脑回路。

但情商如此复杂，怎样才能以一种有意义的方式来测量它？有的研究者怀疑，理解和掌控情绪等技能无法像智商那样通过数字尺度来衡量。但另一些研究者设计出了试题来梳理我们情绪认知的不同方面。比如，向受试者展示一张眉头紧皱的人脸照片，要求对方判断这张脸所表达的情绪，然后回答如下问题：

乔治很伤心，一小时后他甚至感到内疚。这中间发生了什么？

A：为了帮助邻居，乔治陪他去看了医生。

B：乔治没有勇气给他妈妈打电话，连她生日那天也没打。

高情商的人会意识到，B选项中的场景更可能引起乔治的内疚情绪。类似的测试是研究者将情商置于科学基础上的第一步。现在的研究表明，高情商的人拥有更高回报的友谊和更成功的工作关系。如果你能很好地掌控自己和他人的情绪，你就能更轻松地和别人——包括你的同事——相处，这也许并不奇怪。如今很多公司都会评估潜在员工的情商。

2010年，通过对越战老兵的研究，人们找到了大脑里与情商密切相关的脑区。参与研究的老兵前额皮质都受过伤，这个脑区在人类的社交和情绪性行为中扮演着至关重要的角色。这些老兵有的被评估为缺乏"经验性"情商（判断他人情绪的能力），有的则缺乏"策略性"情商（在社交场合做出恰当反应的能力），具体取决于脑损伤的确切位置。这些位置的损伤不会影响他们的认知智力，这意味着，对情绪问题和一般性问题的处理在大脑中是独立进行的。

思想流派

高情商可能带来更充实的生活，这样的认识促成了教育思路的转变。比如，2005年，英国开

设了"社会与情绪学习"课程，旨在提高未成年人的情商。美国的学校也专门开设了教授同理心技巧和冲动控制的课程。

比起只教事实性知识的教育体系，这种新的教育思路能培养出更全面发展的学生；高情商人群组成的职场气氛更融洽，合作氛围更浓厚——这似乎显而易见，但研究结果并不总是支持这样的结论。事实上，有的研究揭露了情商的阴暗面。比如，为了个人利益，高情商的人会运用技巧策略性地掩饰自己的情绪，并操控他人的情绪。

有人分析了所有将情商与工作表现联系在一起的研究，结果发现，高情商甚至可能是职场上的绊脚石。对那些主要是和人打交道的工作，例如销售或咨询，高情商是个加分项。如果你的职责包括取悦客户或者病人，那么理解情绪的才能的确是一份财富，你能知道哪种情绪更合适当下场合。但是，对那些不那么需要情绪感知力的职位，例如科研、会计或者机修工，高情商可能会导致更差的工作表现。原因在于，高情商的人会在"情绪性工作"上花费太多精力，拖累正职。情商并不总是财富。

能读懂情绪的机器

如果你觉得解读人类情绪不需要太多技能，不妨考虑一下造一台具有这种智力的计算机的难度。计算机程序员编写的软件已经能够轻而易举地击败象棋大师，但仍无法让计算机学会理解人类的癖好和弱点。有的事情我们做起来很轻松，比如通过一个人的面部表情判断他的情绪状态，但这对机器来说极为困难。

对于未来的机器，这可能是十分关键的能力。我们越来越认识到，人类的情绪对决策、计划、判断等行为至关重要。所以，计算机科学家面临一个问题：没有情绪和感觉的机器到底能不能有效地思考和计划？

测试你的智慧柱

人类的智力由多种认知技能决定，其中包括记忆、计划和注意力。

这些能力依赖许多不同的脑区来完成，学界利用各种认知测试对它们进行了研究。

你可以试着用下面这些题目自己测一测。

答案见第 275 页

1 注意力	2 脑内旋转
请说出图中几个词语使用的墨水颜色，而不是词语本身。	如果旋转下面两幅图中上方的这幅图，它会变成下方那幅图的样子吗？（请在脑子里完成旋转，不要转动书本。）

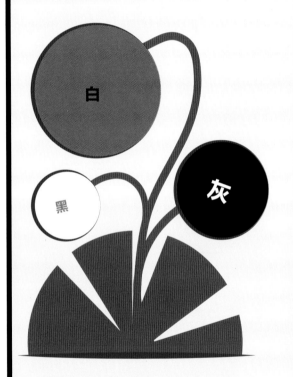

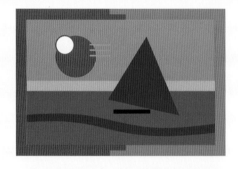

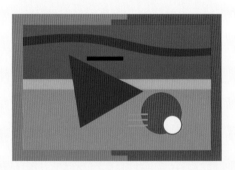

当你读一个词语，它会自动跃入你的脑海。你必须集中精力，才有可能抑制这样的基本反应。如上所示，斯特鲁普实验衡量的就是你抑制这种反应的能力，它让我们清楚地看到，颜色和文字不一致的时候，区分二者有多困难。

在航行中看地图时，为了弄清楚方向，你需要旋转地图吗？还是你可以在脑子里完成这样的旋转？这项技能关系着我们找路的能力，以及从不同角度观察事物的能力。它是许多日常活动的基础，比如找到回家的路。

| 3 | 视觉空间处理 | 4 | 计划 |

右边的形状是否出现在下面这幅图里?

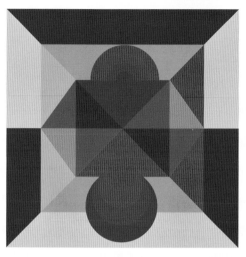

在复杂的背景中发现某个重要形状——例如藏在茂盛草丛中的狮子——的能力决定了我们祖先的存亡。当你在脑海中对复杂的图形进行比较时,你依靠的是大脑的视觉空间处理能力。在现代社会,这依然是一项至关重要的技能。

每次将一个数字移入图中的空位之一,最后让所有数字依序排列。移动次数越少越好。

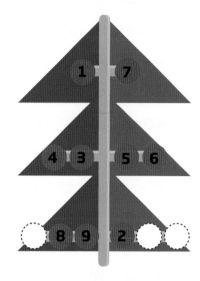

日常生活中有很多事情由一系列必须按照特定顺序完成的任务组成。我们可以通过上面这样的测试来衡量一个人前瞻思维的能力。其中涉及的认知过程复杂得令人吃惊。你必须先在脑子里想象所有数字的初始排列和最终排列,然后才能推出中间的步骤。

| 5 | 视觉注意力 |

这两幅图一样吗?

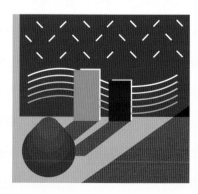 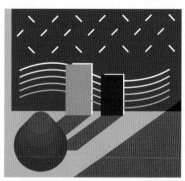

"找不同"是报纸和杂志特别喜爱的经典游戏。最常见的形式是,两幅看起来差不多的图摆在一起,你需要找出二者之间的细微差别。这个知觉任务测试的是你专注于复杂图像的能力。

高智商为什么没能让你成为天才？

所以你的智商很高。恭喜你。和智商得分较低的人相比，你可能活得更久，在学术上取得更高成就，赚更多的钱。不过别太激动。高智力是一件有用的工具，却不是成功的保障。它没法阻止你犯蠢，和情感方面的幸福快乐也没什么关系。而且，就算你的智商高得离谱，要想成为天才，你还需要其他很多技能。

智商测试能很好地衡量大脑的特定能力，如逻辑、抽象推理，以及你的大脑能够同时处理多少信息，但无法衡量现实生活中对做出良好判断至关重要的一些能力，例如权衡信息的能力和克服直觉认知偏差的能力，后者可能会让你误入歧途，做出不理智的决策。

我们每天都在进行这样的理性思考，比如，今天吃什么，钱应该投向哪里，或者如何对付一个难搞的客户。智商测试不能有效探查这种能力，尽管它仍是衡量一个人认知能力的重要方式。它无法全面衡量想出"好主意"涉及的所有技能。出于这些原因，高智商的人完全有可能表现得十分愚蠢（想想那些坚持说气候变化是骗局的杰出物理学家）。事实上，在 20 世纪 80 年代中期，加拿大一项针对门萨（一个高智商社团）会员的调查发现，其中有 44% 的人相信占星术，56% 的人相信外星人的存在。

智商测试无法衡量人类思想的全部维度，除此以外，智商得分容易受到阅读障碍、教育和文化等因素的影响。要是让 18 世纪的印第安人来设计智商测试题，我们大概都及格不了。另外，你也没法通过智商分数看出一个人的责任心和积极

性，但这些因素决定了这个人能否最大限度地发挥自己的潜能。打个比方，高智商就像篮球运动员的身高。它非常重要，但要成为一名优秀的篮球运动员，光是个子高远远不够。同样，要成为一名杰出的思想者，或者说天才，光有高智商也远远不够。

预测天才

所以什么样的人能成为天才？事实证明，任何测量智力的方法——无论是智商还是其他测量方法——都无法可靠地预测一个人能否发展出非同寻常的能力。换句话说，伟人的智商不一定高，高智商的人也不一定能获得成功。研究发现，一般来说，象棋大师以及非常成功的艺术家、科学家和音乐家的智商高于平均水平，通常介于 115 ~ 130 之间。智商这么高的人在总人口中的占比是 14% 左右——比例足够可观，但稀有程度远不如前面那些人的成就和能力。

反过来说，高智商也无法保证一个人会获得成功。对成年后的纽约亨特学院附属小学毕业生的研究表明了这一点。这所学校只招智商超过 130（在总人口中的占比只有 1% 多一点）的学生，学生的平均智商是 157——从智商测试的角度来说堪称天才，5000 个人里能达到这个水平的可能只有 1 个。亨特学院附属小学的毕业生成年后算得上成功，他们对自己的生活也很满意，但无论是作为个人还是整体，这些人的成就都配不上他们的智商在人群中所处的水平——没有人成为巨星，也没有人拿到普利策奖或者诺贝尔奖。事实

上，无论是科学家还是企业家，大部分被视为奇才的成年人小时候都不是别人眼中的天才儿童。

与生俱来还是后天习得？

如果高智商不能造就天才，那什么能？我们喜欢称之为天分的那种能力不仅仅来自先天的赐予，还是一定程度（但未必出类拔萃）的天资、高质量的教育和大量努力共同作用的结果。仔细研究所谓的天才，包括最杰出的那些——莫扎特、牛顿、爱因斯坦和斯特拉文斯基，你会发现，他们的成功都离不开艰苦的奋斗。

不过，登上成功的巅峰到底需要付出多少努力，这仍是个颇有争议的问题。20世纪90年代，对音乐家的研究表明，杰出的演奏者与水平较弱的同行之间的区别不在于天资，而在于他们为了提高自己的表现付出了多少努力。比如，20岁时，顶级小提琴家们的累计训练时间超过10 000个小时，远超成就较低的同行。作家马尔科姆·格拉德威尔所著的《异类》一书让这个"10 000小时定律"变得家喻户晓。

不过近期的研究对这个观点提出了质疑。研究者发现，体育界和音乐界的优异表现大约只有20%能够归功于额外的练习，还有4%是教育带来的。剩下的部分该做何解释？研究者提出，应该综合考虑一个人的天资、一般智力、真正开始学习这项技能的年龄，以及工作记忆——一个人将信息保存在意识表层的能力。

这方面的争议仍方兴未艾。但至少有一点很清楚：别傻乎乎地以为你单凭智商就能走上人生巅峰。

蠢蛋进化论假说

如果智力对人那么重要，为什么我们没有全部演化成智力型天才？一种理论认为，人类文明的发展缓解了驱使我们的大脑继续演化的挑战。按照他们的看法，在远古时代，如果某人的基因发生了不利于智力的变异，他很难存活下来传递自己的基因。但随着人类社会合作化程度的增强，聪明人做出成就，傻子也能跟着沾光。这种理论常常被称为"蠢蛋进化论"假说，这个名称来自一部同名电影，电影描绘了一个这样的未来：社会的安全网最终造就了一片智力的荒原。这个假说拥有一些支持者，但它依赖的证据并不可靠，而且我们也很难估计人类远祖的智力。

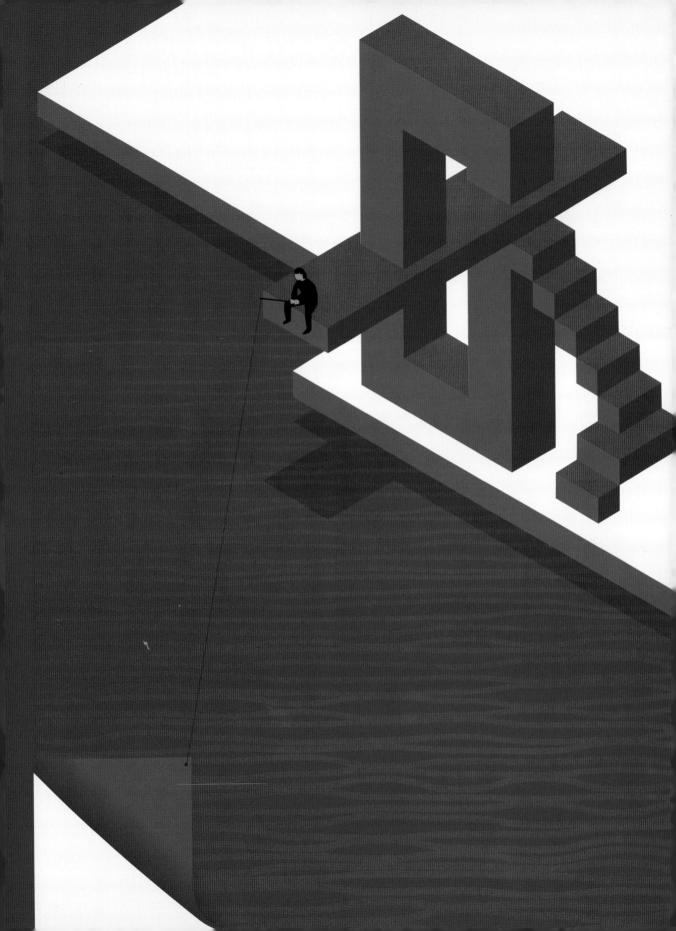

04

意识

意识之谜

问问你自己：你有意识吗？既然你正在思考这个问题，就意味着答案很可能是肯定的。现在，请看着离你最近的那个人的眼睛。他也有意识吗？这个问题比刚才那个难多了。不管你凝视的那双眼睛属于你的爱人还是陌生人，你都无法真正弄清对方此刻有没有意识，就算有，你也不知道他对意识的体验是否与你有相同之处。

几个世纪以来，关于理解意识的这些基本问题一直困扰着哲学家。17世纪，勒内·笛卡尔宣称，人的身体和意识（心灵）来自不同的原材料：身体和大脑由物质组成，就像桌子、石头、植物之类的物体一样；但心灵却是非物质的，看不见，摸不着，无法直接被观察到。笛卡尔的观点为后来许多关于意识的争议定下了基调。

1995年，纽约大学的哲学家大卫·查默斯拓展了笛卡尔的观点，他呼吁我们致力于理解意识这个"难题"，而不是去理解大脑这个"简单的问题"。比如我们可以说大脑由大约1千克联系紧密的神经细胞组成，其中一些细胞专门服务于特定的功能。我们也可以说神经元通过电信号和化学信号实现交流。

不过，尽管所有这些可以帮助我们解释眼睛如何告诉大脑它看到的如红色光的波长，但它们无法告诉你"看到红色"是什么样的感觉，也不能提供工具，以便你向别人描述你关于红色的体验。或者，如哲学家托马斯·内格尔在20世纪70年代所说：就算你能弄清一只蝙蝠大脑里所有物理过程的细节，你还是不知道当一只蝙蝠是什么体验。

意识的物理学

生物学家尚未解开复杂的意识之谜。物理学家能找到答案吗？1944年，量子物理学先驱埃尔温·薛定谔在《生命是什么？》一书中谈到了这个问题，思考我们的意识如何控制体内原子的运动。离我们年代更近的另一位物理学家马克斯·泰格马克提出，意识实际上是物质的一种态，和固态、液态、气态没什么两样。他认为，你不过是自己一生中吃掉的部分食物重组后的产物。这意味着，你的意识不光来自你吃下去的原子，还取决于这些原子排列组合的复杂模式。

"那是什么感觉"是意识难以评估的一个方面；我们用"感受质"（qualia）一词来描述自己对这个世界最真实、最私人的体验，迄今为止，这些感受质被证明很难解释。并不是所有精神状态都具有这种与之相关的特定"感觉"，比如，记得你把自己的钥匙放在哪里，或者明天是你的生日就没有。"那是什么感觉"——意识的这个方面几乎只与我们的身体感觉经验有关。没有这个古怪而独特的维度，你关于一个桃子的味道或者一朵花有多红的体验不会是现在这样。

更麻烦的问题依旧在于，你不可能钻进另一个人的大脑去体验他的"感受质"，你甚至说不清别人有没有这种体验。也许除了你，其他人都是"僵尸"。不是恐怖电影意义上的，哲学意义上的"僵尸"指的是完全没有感受质但仍能像有意识一样对外部世界做出反应的个体。这样的僵尸，你用针扎他一下，他也会叫一声"哎哟"，往后一缩。但那只是一种条件反射，他根本不觉得疼。目前还没有人能找到一种方法来确认我们周围的人是不是僵尸。

不那么难的问题

从另一方面来说，并非所有人都认为有个"难题"等着我们去解决。唯物主义者相信，一旦对大脑的工作机制有足够了解，我们就能够理解意识，或许还能找到测量感受质的方法。

根据这一观点，意识是大脑运作的直接结果——伴随大脑的日常工作而产生的副作用。这方面的主流解释是，大脑就像是一台"假设制造机"，它会不断综合内部各路信息，构建对外部世界正在发生之事的当下理解。由于外部输入的信息时刻都在变化，大脑需要不断更新描绘世界的草图，总体把握实时状况。所以，由此产生的意识不是什么独立于身体的神秘体验，而是身体和大脑里流淌的信息制造出来的副产品。因此，我们体验的丰富性，以及有一个"我"正在体验这一切的感觉，可能只是关于外部世界正在发生之事，以及我们应该如何反应才能获取最优结果，大脑给出的最合理猜测。

这种观点正变得越来越流行，但它无法解释关于意识的所有谜题。无论你是将意识当成某种神秘力量，还是大脑产生的错觉，都无法解释我们为什么会以这种方式体验感受质，以及感受质是如何形成的。不过，在研究意识的时候，唯物主义方法拥有两方面优势。首先，它不必解释物质大脑和非物质意识之间奇特的相互作用，因为按照唯物主义的观点，后者不存在，意识不过是大脑在完成理解世界的日常工作时我们内在产生的感觉。其次，它绕开了理解意识这个"难题"，鼓励人们去解释大脑如何完成这个骗局。过去20多年来，唯物主义思路已经将这个问题引向神经科学领域——谜题仍然悬而未决，但至少关于从哪儿入手去寻找答案，我们有了更好的想法。

拥有意识的意义何在？

凝视夜空的奇妙体验。秋日里树木的颜色带来的强烈感受。意识为我们提供了一扇反映外部世界的高分辨率的清晰窗户，毫无疑问，它让我们的生命更加丰富。但从演化的角度来说，你很难衡量这些感觉有什么意义。意识最初为什么会演化出来？

演化总是偏爱那些能带来好处的特质：拥有这些特质的幸运儿有更高的概率存活下来。比如，语言有助于我们互相协作，分享想法。但要说意识能带来什么好处，就没那么简单了，尤其我们还不太清楚意识到底是什么。

不过，我们已经在用脑活动解释意识方面取得了一些进展，这或许能提供一些关于意识之意义的线索。作为一种代表性理论，全局神经元工作空间模型（global neuronal workspace model）提出，景象和声音之类的感觉刺激最初是由大脑在无意识状态下分别处理的。如果某个需要更多注意的东西突然出现，比如一个突如其来的闯入者，相应的感觉信息会在大脑中传播得更广，并在这时候进入你的意识。有人认为，意识的职责在于管理复杂的脑力任务，大多数时候，它会将大量信息交给不同脑区分别处理，必要时再将这些信息组合起来。

另一种可能性是，随着我们类猿的祖先开始生活在更大的社群中，他们需要理解其他人的想法，因此产生了意识。社群的扩张带来了巨大的演化压力：你需要了解人们之间的关系，推断别人可能采取的行动并先发制人。这可能迫使我们的祖先演化出猜测他人想法的能力，而反思自己的想法不过是其带来的副作用。由此而来的生存优势将是一种更强大的能力，可以将许多人的智慧汇聚起来，为整个社群谋取利益。

起源

意识的出现可能有很多原因，也可能毫无根由。也存在这样的可能性：意识并未带来任何生存优势，它只是作为我们复杂的大脑的副作用出现的一种"附带现象"。这种说法似乎不太站得住脚，所以我们不妨另辟蹊径。与其为人类的意识寻找存在的理由，我们不如追溯意识在演化上的起源，看看它能为那些不如我们复杂的生物带来什么好处。

这种方法也有缺点。意识不会在化石记录中留下任何痕迹，所以，要追溯它的演化史，我们只能比较现存的表现出意识迹象的动物，倒推它们共同的祖先可能拥有的能力。

有些动物比其他动物更适合这项研究。黑猩猩能认出镜子里的自己——这项技能常常被视作意识的明确迹象。如果发现别的鸟儿看到了自己藏匿食物的过程，丛鸦会偷偷溜回去，把食物换个地方放，除非目击者是它的伴侣。看到这些动物，我们可以推测，它们具有某种关于"自我"和"他者"的觉知，这看起来和人类的意识十分相似。

但我们有理由考虑放宽标准。这些标志着高级意识的迹象令人印象深刻，但某些和意识有关的体验远没有这么复杂。对颜色、气味、疼痛之类的意识更多关乎知觉和情绪，而非更高级的

复杂思维领域。我们的许多意识体验都涉及感觉——某件物品让人觉得安心还是害怕，某种声音令人愉悦还是烦恼，我们的身体感觉舒服还是难受。类似的评估引导我们趋利避害——这二者都是至关重要的生存技巧。

如果我们将这些视作意识的门槛，能达到这个标准的动物会多出许多。哺乳动物、鸟类和爬行动物都显示出情绪反应的迹象，比如，被抓住时，它们的心跳会变快，体温也会升高，但鱼类和两栖动物没有这样的反应。这或许能将意识的开端推到 3 亿年前，现代爬行动物、鸟类和哺乳动物共同的陆地祖先身上。要是降低一点门槛，我们甚至能将昆虫纳入有意识的动物之列。有研究者提出，能以自己的方式对世界产生主观体验的动物就拥有意识。这个标准不仅考虑了本能反应之外的行为的灵活性，还捕捉到了人类体验中独特的"我，这里，现在"元素。

别那么自以为是

毫无疑问，人类的意识有其特殊之处。至于说它在某种程度上独一无二，还是仅仅比其他动物的意识更丰富，尚无定论。不过，很多研究者认为，意识并不是一种要么有要么一点都没有的特质：其他动物可能没有人类这样高度发达、形态独特的意识，但某些物种可能拥有少许意识。那些我们认为最可能拥有意识的动物，例如猿和海豚，也会创造性地制造工具和解决问题。

也许我们不应该过于自满。相对于无意识的处理过程，意识的反应速度更慢，消耗的能量更多，而且每次只能处理一件事。许多没有意识的生物也能很好地应对生活的起起落落。

保持专注

选择性注意指的是在所有可获得的感觉信息中专注于少数几种元素的能力，它是衡量主观体验的一把标尺。通过实验，人们在昆虫、脊椎动物和章鱼身上发现了专注于关键信息的能力。我们知道，这三类动物的共同祖先是一种类似扁虫的非常简单的生物体。现代扁虫几乎没有表现出有意识的迹象，所以，我们似乎可以很有把握地说，那三类动物的共同祖先也没有意识。如果情况的确如此，意识可能是在这三个类群中分别演化出来的。

至于背后的原因，所有解释都有一个共同点——意识出现在动作敏捷、移动迅速的动物中，这些动物在移动时要面对快速变化的环境。这意味着，我们出色的、有意识的大脑很可能源自对灵活决策的需求。

利用冥想拓展意识

神秘主义者可能会跟你说，冥想能拓展你的思维。有越来越多的科
学证据表明他们是对的。冥想似乎真的能够提高我们的能力，让我
们可以潜入大脑中一些意识通常无法触及的角落。

挖掘潜意识信息

冥想能增强我们捕捉潜意识信息的能力——我们知道
这些信息，却无法有意识地忆起它们。在实验中，受
试者被要求说出四个季节中的一个，"春天"这个答
案从他们眼前一闪而过，时间只有 16 毫秒。与对照
组相比，事先冥想了 20 分钟的受试者更可能说出符
合潜意识的答案。冥想者似乎能够获取更多大脑关注
过的信息。

觉察无意识的念头

当你决定做一个动作，比如按一个按钮，在你
感觉到自己做出这个决定之前，大脑中负责
控制这种运动的脑区已经展开了行动。这
意味着，决定何时按下按钮的是大脑中无
意识的部分。与不冥想的人相比，冥想者
在测试中能够更快地捕捉到这种无意识的脑
活动。

小心黑暗面

冥想能带来许多可以测量的认知、情绪和健康方面的
好处，但也有一些令人担忧的副作用。参加冥想静修
的人中有一小部分报告说自己经历了惊恐发作、恐惧、
幻觉，甚至精神崩溃。日本士兵过去接受的训练中包
含了冥想技巧，以鼓励他们忘记自我，这样士兵更容
易全身心地服从命令。

专注冥想

脑波特征：

γ 波
意识知觉

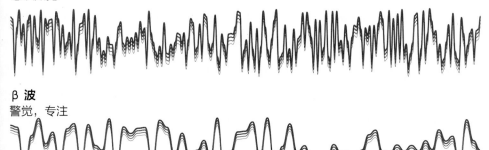

β 波
警觉，专注

目标：有意识地控制自己的注意力和认知过程

指导说明：首先，请闭上眼睛坐下，然后将注意力集中于你选定的对象，比如你的呼吸。尽力保持住。也许你的意识很快就会流走，比如你觉得腿上有点痒，或者想到之后要做的事情。请努力将注意力拉回自己的呼吸上。这样的练习能锻炼大脑的三种关键技能：注意到自己分心，思绪纷飞时放下杂念，重新专注于冥想对象。通过练习，你应该会发现，保持专注变得越来越容易。

开放监控冥想

脑波特征：

θ 波
深度放松

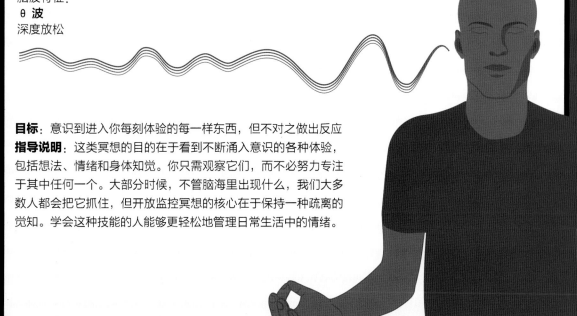

目标：意识到进入你每刻体验的每一样东西，但不对之做出反应

指导说明：这类冥想的目的在于看到不断涌入意识的各种体验，包括想法、情绪和身体知觉。你只需观察它们，而不必努力专注于其中任何一个。大部分时候，不管脑海里出现什么，我们大多数人都会把它抓住，但开放监控冥想的核心在于保持一种疏离的觉知。学会这种技能的人能够更轻松地管理日常生活中的情绪。

大脑如何创造意识？

意识就像一种开-关现象：你要么醒着体验这个世界，要么不是。但要在大脑中找到切换意识状态的按钮，或者说调光开关，事实证明并不容易。一个关键的问题是，大脑中是否存在一个单独的模块，一个专门负责意识的区域？又或者，意识是不是多个脑区的复杂活动共同造就的结果？

我们的确知道，如果某些脑区遭到损伤或者受到电刺激，人就会失去意识。屏状核就是这样一个脑区，它是大脑深处的一块薄片状结构。2014年，为了探寻一名女性癫痫发作的病源，研究者在她的屏状核附近埋了一片电极。当实验小组激活电极，病人就会呆滞地望着虚空，对指示没有反应；但只要停止刺激，她就会恢复意识，而且对之前的刺激毫无记忆。

还有另一些可能的"意识开关"，包括丘脑，这个中继中心位于大脑中央。植物人不会表现出有意识的迹象，这类患者中有很多人丘脑受了伤，或者丘脑与前额叶皮质的连接被损坏，前额叶皮质位于大脑前部，主要负责高级的复杂思维。

这些脑区显然非常重要，但大部分主流的意识理论认为，决定意识的最重要因素不会是某个单一的开关。尽管某些脑区承担着"整合中心"的职责，但它们更关注的是大脑整合信息的方式。

比如，"全局神经元工作空间模型"理论认为，大脑中有专门的区域一刻不停地处理各种感觉信息，这个过程几乎完全处于意识雷达的探测范围之外。只有当一定数量的脑区同时发生电活动的时候，我们体验的某个特定部分才会闯进我们的意识。脑成像研究证实了这一点：人们称自己看到了某张图片的那个瞬间，他们的脑活动会稳定几百毫秒，几乎就像是按下暂停键以读出信息一样。而意识水平不同的人——从刚自昏迷中苏醒的病人到处于微意识状态或者持续性植物状态的病人——在面对噪声刺激时，脑活动的稳定时长和他们的意识状态相匹配。

看到一个红色三角形

接下来我们要介绍的是信息整合理论，它绕开了大脑的解剖学结构，直接将意识解释为以整体大于部分之和的方式整合信息的结果。信息整合理论基于这样的观察：当我们意识到某物时，我们体验到的是一个统一的整体。比如，当你看到一个红色三角形时，大脑不会把它处理成一个无色的三角形和一团没有形状的红色。当你凝视一束鲜花时，你也不可能将它的颜色和香味分割开来。大脑会将感觉数据整合在一起，形成一种完整的体验。

如果这个理论是对的，那么失去意识就是由大脑内部通信故障引起的。这得到了一项研究的支持。在受试者缓慢进入麻醉状态的过程中，研究者扫描了他们的大脑，结果发现，完全失去意识的标志是大脑皮质与其他脑区的联系中断。另一方面，针对服用麦角酸二乙基酰胺（LSD）、氯胺酮、裸盖菇素等致幻剂的人的脑扫描发现，这些药物似乎能提高大脑的整合能力。这增加了他们体验到一种更高级的意识状态的可能性。

相互关联性

科学家偶然想到了一种呈现大脑相互关联性的方法。他们用电磁体（无痛）刺激大脑的一部分，然后通过贴在头皮上的电极测量大脑内传播的活动波。这种脉冲就像敲响一口钟，整个脑子里的神经元以一种特定的波形继续"鸣响"，形状取决于各个脑细胞之间的连接数量。

研究者利用这种方法来比较植物人、微意识状态者、刚从昏迷中苏醒的患者和清醒的健康者，结果发现，作为对电磁脉冲的回应，神经元会采取一种独特的"振动"模式，具体取决于受试者的意识状态。这种技术可用于区分闭锁综合征和持续性植物状态，前者有意识，但无法与外界交流，后者则完全没有意识。

综合各方面考虑，意识似乎不太可能有一个单独的开关。恰恰相反，它似乎遍布大脑的网状结构和将大脑各部分组合在一起的神经连接。

婴儿产生意识的步骤

身为成年人的我们对环境中的某个事物产生意识的时机与脑活动的一种两阶段模式有关。首先，大脑中负责感觉的区域记录了一个刺激；大约 300 毫秒以后，其他脑区被点亮，其中包括负责处理更高级认知的前额皮质。只有在神经活动的第二阶段达到特定阈值后，你才会对这个事物产生意识。

脑成像研究表明，婴儿的脑活动模式与此类似，只是节奏慢一点。对 12 月龄和 15 月龄的婴儿来说，刺激发生后 800 ~ 900 毫秒，神经活动才进入第二阶段。5 月龄婴儿的延迟时间长达 1 秒以上。所以，婴儿体验世界的方式可能和我们差不多，只是他们的反应更慢一点。

自己动手，制造幻觉

想要体验错乱的感觉，你不必变成疯子或者使用致幻剂。有一些简单的花招可以愚弄大脑，让你看到或者感觉到实际上不存在的东西。

闭眼幻觉

这个比较简单。请闭上眼睛，轻轻按压眼睑。你的视野中应该会出现光斑，或者说"光幻视"。这是为什么呢？来自手指的压力会刺激眼球后面的视网膜，后者向掌管视觉的脑区发送信号，让你"看见星星"。有人打喷嚏或者起身太猛时也会看到光斑。

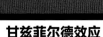

甘兹菲尔德效应

这个实验会让你看上去有点古怪，但能让你体验到"感觉剥夺"的奇特效应。要体验甘兹菲尔德效应，请戴上耳机，播放轻柔的白噪声，然后用半透明的东西——比如一张纸或半个乒乓球——遮住你的眼睛，让进入眼睛的光线变得散碎而均匀。然后找个舒服的地方躺半小时（或者你也可以在漂浮池里待上一小时）。过一会儿，你可能会看到各种光怪陆离的景象，或者听到各种古怪的声音。可能是简单的几何图形或随机噪声，也可能是一些更复杂的现象，譬如不在场的人或者他们的声音。人们认为，当感觉神经元试图探测外界信号时，大脑放大了来自它们的"噪声"；这些噪声经过感觉皮质中更高级区域的诠释，形成了我们体验到的幻觉。

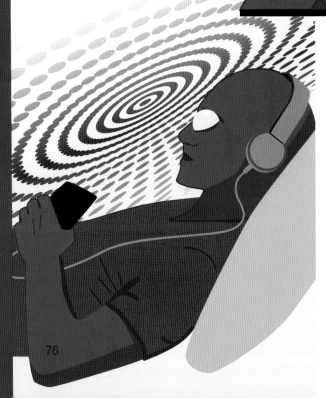

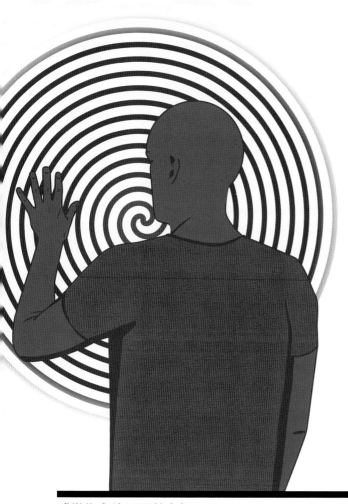

瀑布错觉

两千多年前，亚里士多德描述了这种错觉；从那时起它一直困扰着人们。如果你盯着瀑布看一小会儿，然后将视线移向旁边的河岸，你会发现河岸似乎在向上漂移。要在家里体验这种"运动后效"，你可以盯着螺旋的中心看一会儿，接着立刻将视线转向自己的手背。你会发现手背仿佛在蠕动。我们会产生这种错觉，是因为神经元向相反的方向运动。你观看瀑布或者螺旋的时候，负责探测运动方向的脑细胞会越来越累。当你移开视线，负责探测反向运动的脑细胞会活跃起来，让你觉得静止的东西像是在移动。

感觉你身体周围的力场

这个实验脱胎于著名的"橡胶手错觉"。在原版实验中，研究者会用两支画笔分别同时轻触受试者藏在视线外的手和旁边可见的橡胶手，橡胶手和真手被触碰的位置和速度相同。几分钟后，大部分受试者会说，他们感觉到橡胶手被触碰，仿佛那只假手成了自己的一部分。不过，我们的新实验让你体验的是"力场"：画笔不会触碰到橡胶手，而是从它上方悬空刷过；与此同时，另一支画笔会触碰真手（这意味着，你会感觉到画笔触碰了你的手，但看到另一支画笔从橡胶手上方——比如 10 厘米左右的高度——扫过）。大部分人会说，他们感觉到了画笔和下方的橡胶手之间的"磁力"或者"力场"，就像画笔碰到了隐形的屏障，他们也觉得橡胶手是自己身体的一部分。出现这种情况是因为，我们的大脑不仅会意识到自己的身体，还会对周围的空间保持警觉。

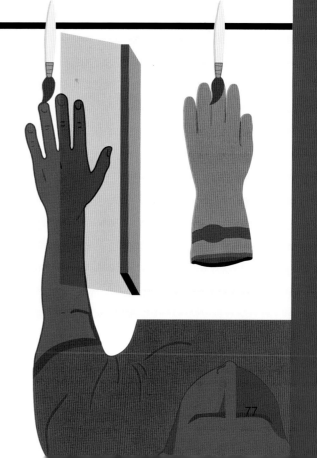

77

集中注意力!

想象一下,你正走在街道上,一个路人向你问路。你跟他说话的时候,两个工人抬着一扇门粗暴地从你们俩之间挤了过去。然后奇怪的事情发生了:那个路人在被门挡住的瞬间和其中一个工人交换了位置。你还在描述路该怎么走,但你面前的人已经变了:个子更高,身上的衣服换了,说话的声音也和刚才不一样了。你觉得你会注意到这些吗?

答案当然是会,对吧?但你错了。哈佛大学的研究者对 15 个不知情的受试者玩了同样的把戏,其中有 8 个人完全没意识到眼前的人已经换了一个。这种现象叫作"变化盲视"。发生这种情况是因为一种关键脑力资源——注意力的长期匮乏。你对周围发生的大部分事情都漫不经心,以至于连这么"显眼"的变化都注意不到。

大脑几乎所有有用的特性都始于注意力。注意力决定了你在任意特定时刻意识到的东西,所以控制注意力几乎是大脑能做的最重要的事。但正如"工人换位"实验所表明的,我们的注意力系统很容易被愚弄,容易分心的天性常常会让我们草率地得出不一定正确的结论。

看不见的变化

研究注意力的科学家花了很多时间来探究变化盲视现象,因为它指出了一条直通注意力系统的道路。"工人换位"实验中的受试者没有发现变化,是因为他们把注意力放在了别处,那扇门掩盖了原本会引起注意的换位动作。这套把戏愚弄了著名的"自下而上"的注意力系统。它使我

开小差也有好处

由于注意力对大脑的运作如此重要,我们通常认为开小差是坏事。不过现在,心理学家逐渐意识到开小差也有一些好处。

比如,如果你需要对不确定的未来做出规划,漫游的思维可能成为一件完美的工具。人们还发现,白日梦能让过于专注的大脑放松下来,在看似毫不相关的信息之间建立联系,从而催生创意、解决问题。

更重要的是,白日梦也是我们之所以为人的一部分,它让我们得以逃离"现在",躲进精神世界体验我们自己的创造。这是一种难以放弃的乐趣。

们将注意力快速移向任何刺激感官的事物：一个动作、一声巨响、一个邮件提醒，或者有人在你肩膀上拍了一下。我们演化出这项古老的技能是有原因的——专心致志地打磨矛尖是好事，前提是你别在拿起它之前就葬身狮腹。这套系统反应迅速，无须意识参与，而且时刻在线（至少在你清醒的时候）。从生理学角度来说，你不可能忽略这类干扰，如果不想浪费原本可能富有成果的一天，唯一的办法就是彻底屏蔽这些干扰：消灭不可预测的噪声，关闭邮件提醒，断掉 Wi-Fi。

另一套"自上而下"的注意力系统要有意识参与，并且专注于特定的目标。它会专注于手头的任务，尽可能久地保持注意力，直至任务完成。控制目标导向思维的大脑网络和控制冲动的大脑网络在进行无休止的拉锯战，这意味着自上而下的注意力容易丧失焦点，或者遭到粗暴干扰。

好消息是，抛开鬼鬼祟祟的心理学实验不谈，我们可以调整自己的注意力，更轻松地保持专注。除了用关掉邮件提醒、将电话调到静音模式等办法减少自下而上的干扰，一些研究提出，交给大脑更多任务也可能是个办法。针对注意力分散的研究表明，要想更好地控制自上而下的注意力，与其减少输入的信息，不如增加信息。根据"认知负荷"理论，一旦大脑处理感觉信息的能力达到上限，它将无法再接收新的东西，包括干扰信息。

要填满自己的感官，你可能需要为手头的任务增添一些吸引眼球的视觉元素，同时又不能增加它的难度，比如给空白文档增加一圈彩色边框，

把正在处理的内容改成紫色的，或者换个有点背景音的地方。这些策略似乎能有效地抵抗干扰，防止分心。

有迹象表明，认知训练可能也有帮助。对注意缺陷多动障碍和脑损伤患者的研究表明，认知训练结合非侵入性脑磁刺激能提高受试者应对需要持续注意力的任务时的专注度。更广泛的研究正在进行中，初步结果显示，正确的大脑训练对每个人都或多或少有帮助。

冷静下来

在等待时，我们次佳的选择是学着以正确的方式让自己放松下来。长期冥想者的脑子里与注意力有关的区域被证明要更厚一些；而另一些研究发现，短期冥想能提高受试者在注意力测试中的得分。要学习改善注意力，你可能只需要抽出一点时间静坐，专注于一些很简单的事情，譬如呼吸。

但完全的专注也可能带来问题。如果你刻意把注意力集中在某件事上，你就可能漏掉一些正常情况下不会忽视的事情。骑摩托车的人有时候会撞上自己"没看见"的东西，其原因可能就是"无意视盲"。

关于无意视盲的一个经典案例出自一篇题为《你看见那个骑独轮车的小丑了吗？》的论文。在这个案例中，一边走路一边打电话的受试者里有 3/4 没看见骑着独轮车的小丑从自己身边经过；而没打电话的受试者里没看见小丑的人只占一半。有时候你可能不应该相信自己的大脑。

05

无意识

认识你大脑里的无名英雄

人类为自己具备有意识思考的能力而倍感骄傲——这无可厚非。但我们的认知能力有一个方面很少得到它应得的赞誉：这位伙伴藏身于后台，默默地辛勤工作着。它便是强大的潜意识！

强大的"潜意识"的现代概念源自西格蒙德·弗洛伊德，是他精神分析理论的一部分。"或许可以将意识比作阳光下跃动的喷泉，它来自藏于地下的潜意识的宽阔池塘，也将回归彼处。"他这样写道。对弗洛伊德来说，无意识／潜意识（起初他并未刻意区分这两个词语）在控制人类行为方面发挥着至关重要的作用。

时至今日，神经病学和认知科学已经用基于证据的观点取代了精神分析学的许多概念。研究发现，你的大部分想法和行为——甚至包括你自以为处于意识控制之下的事情——其实都发生在无意识层面。

大部分时候，你其实都处于自动驾驶模式。我们有意识地感知到的信息并不是由意识创造的。有一种观点认为，只有在无意识处理完毕，大脑需要做出决策或采取行动时，有意识的思维才会启动。我们的意识完成了剩余的工作，然后欺骗自己这个过程自始至终都是由它负责的，就像懒惰的上司霸占了自己团队辛苦工作的成果。

研究无意识并不容易，一个重要的原因是意识层面以外的思维过程难以分析。我们无法通过脑扫描清晰指出潜意识归哪个脑区负责。有的研究者甚至试图利用通灵板与人们的无意识进行沟通——他们研究的是细微得几乎无法察觉的肌肉运动，这种运动可以触动通灵板指针，就像魔法一样。

你可以通过所谓的"观念运动效应"观察到类似的现象。请在一张纸上画一个十字，然后用线和曲别针制作一个钟摆，在十字上晃动。问自己一个简单的是否题，比如，"我现在在家吗？"或者"我有一只猫吗？"，然后告诉自己，如果钟摆顺时针摆动，答案就是肯定的，逆时针则代表否定。你会毛骨悚然地发现，钟摆运动的方向多半是对的。

这看起来像是某种超自然现象，但事实并非如此。钟摆之所以会给出正确的答案，是因为你一提出问题，你的无意识已经激活了大脑里的运动预备回路，迎接它认为将看到的答案。这些回路激发了细微的肌肉运动，通常情况下你无法察觉，除非经过钟摆（或探测棍或通灵板）的放大。这是你的无意识在运作。

另一个更正统的方法是潜意识信息传递。一幅图从受试者眼前闪过，这幅图在被他的意识捕捉到之前，迅速换成另一幅图，第一幅图就被"隐藏"了。人们发现，通过这种方式传递给无意识的信息会溢入有意识的思维和决策。比如"盐"这个词在受试者眼前闪过后被"隐藏"，他在接下来的测试中会更倾向于选择一个与之相关的词，像是"胡椒"。

当你做决定的时候

以上观点或许令人不安，但可能它们也有好的一面。无意识处理信息的能力或许能帮助我们做出决策。在一项研究中，受试者被要求利用三

种方法之一挑选一间公寓。三种方法具体如下：（1）立即决定；（2）花几分钟全面思考利弊；（3）考虑一个无关的问题来转移注意力，以致无法有意识地思索公寓的事情。采用第三种方法的受试者挑出了客观条件最好的公寓，这可能是因为，当他们的意识转去别处时，无意识负责了权衡利弊的工作，做出了决策。

插队的情绪

通常情况下，从视觉系统接收到屏幕上的某个单词到它进入我们的意识，大约需要50毫秒。但如果出现在屏幕上的是一些吸引眼球的情绪性词语，例如"爱"或者"恐惧"，它们闯入意识的时间会提前几毫秒。

当我们看到某些对我们特别重要的东西时，这套"快速通道"系统也许能帮助我们更快地做出反应。这也意味着，周围有哪些东西值得留意可能是由我们的无意识决定的。

最近上述发现中的一些遭到了质疑，因为其他人无法重复这些实验。尽管如此，学界对无意识的力量确实越来越关注。思考某个问题的时候，你可能觉得灵光一闪，答案仿佛从虚空中跃入脑海；还有一些时候，你怎么都想不起某个词，但等你一放弃思考，它马上冒了出来——一些研究者相信，无意识的思考可以解释这些。

你的"隐含假设"反映了你意识的地下世界的另一方面。你的潜意识不仅会做计划、采取行动，还会花费大量时间分析这个世界，搜寻你在生活中可能用得着的模式和关系，最终得出所谓的"隐含假设"——关于人和事件的微妙偏见，你通常不会意识到它们的存在。比如，如果你听到别人正在描述一位杰出的物理学教授，你不可避免地会对他做出一些假设（很多人会自动在脑子里描绘出一位年长的白人男性）。

由于我们无法控制自己的隐含假设，并且很少意识到它们的存在，你发展出的无意识偏见就很可能得不到意识的认可，甚至会引起它的反感。比如认为科学是男人的事，而艺术和女人有关，或者比起胖子更喜欢瘦子。我们可能发现自己在依照这些偏见行事，却不明白为何会这样。

尽管无意识有这么多缺陷，我们至少可以达成一个共识：大脑中无意识的部分处理的信息远超我们曾经的认知。

别想白熊

"试着给自己定这样的任务：不要去想一头北极熊。然后你就会发现，这个见鬼的玩意在你脑子里挥之不去。"1863 年，俄国小说家费奥多尔·陀思妥耶夫斯基这样写道。

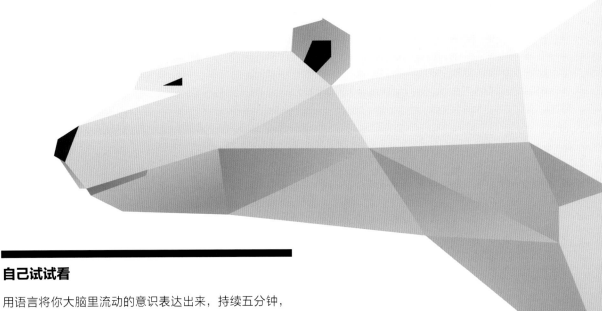

自己试试看

用语言将你大脑里流动的意识表达出来，持续五分钟，同时尽量不要去想白熊。每次想到白熊，就轻击电脑键盘上的一个按键，将其记录下来。这只熊在你脑子里冒出来几次？如果你发现白熊不断闯进你的脑海，那你不是唯一这样想的。心理学家丹尼尔·韦格纳对"白熊问题"的研究如今已经成为传奇，这项研究表明，如果你试图控制意识的流向，结果往往适得其反。他发现，要是让你去想白熊，那你实际上想到它的次数还不如不让你想的时候。

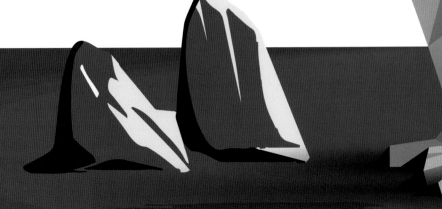

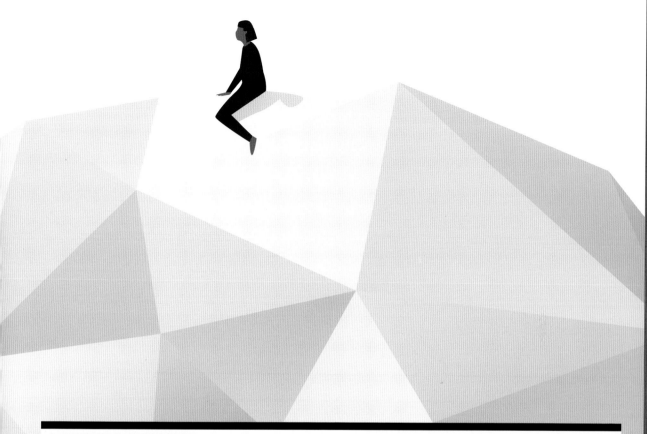

如何抑制多余的想法？

有时候你想避开的想法比白熊严肃得多：痛苦的记忆、恼人的念头或者令人不适的画面。韦格纳的这些建议可以帮助你抑制脑子里的"白熊"。

分心

如果你专心去想另一个生动的念头，白熊就会悄然离开。在一项研究中，受试者被要求想一辆红色的大众汽车，而不是一头白熊，结果表明，分心的办法的确有效。

冥想和正念

有证据表明，冥想和正念之类的练习能增强你的精神控制力，帮助你抑制多余的想法。

拖延

如果你每天留出半小时容许自己焦虑不安，在当天剩下的时间里，你可以免遭这些想法的困扰。当不受欢迎的念头出现在你的脑海里，你不妨试着告诉自己，这事可以拖到明天再想。

请记住……

人人都有疯狂、恼人的念头。

大脑背着你偷偷干了什么？

不管你喜不喜欢，你的生活实际上是由你无法掌控的想法控制的。我们的大脑有一种神奇的本领：它能解决各种问题，完全不需要意识的参与。当你熟睡的时候，大脑仍在继续理解周围的世界。它甚至会计划你的未来。

比如，你希望在早上6点醒来。有人发誓，他们只需要在入睡前用头撞6次枕头，就能设好自己的内在闹钟。这听起来有点疯狂，但有研究表明，这样的事的确存在——在你呼呼大睡的时候，潜意识始终在监控时间。

一些受试者在实验中被要求早上6点醒来，结果发现，受试者体内的应激激素水平会升高，这让他们从4点半开始就一再醒来。但如果你只是无意中在同样的时间醒了，你的激素水平不会出现这样的变化。这意味着，你的无意识不仅会监控时间，还会设定一个生物闹钟，定时启动叫醒流程。撞枕头的仪式可能有助于设定这个看不见的闹钟。

其他研究表明，我们还能在睡眠中理解和处理语言，但这只会发生在睡眠周期的前几个阶段。这或许可以解释为什么某些词语——比如你自己的名字——更容易将你唤醒。这在演化上有积极意义。处于睡眠状态的人最脆弱，所以大脑不会完全关闭，而是进入某种"待机"模式，只有在极必要时才会苏醒。

潜意识数学

不过，要让无意识代表我们处理信息，你不必非得睡着。没有意识参与，我们甚至也能完成一些复杂的推理任务，例如阅读和基础数学。研究者通过实验来考察受试者无意识状态下的数学技能，他们在屏幕上展示加法算式，速度快到让人无法进行有意识的计算。接下来，研究者向受试者展示同样的算式，要求他们有意识地完成运

别去想：无意识工具何时更有用

人们通常认为，无意识处理过程是脑力劳动的初级阶段，但某些任务特别适合交给无意识来完成。在无意识状态下，大脑得以在更大范围内撒网，网罗来自全脑的信息，而不会遭到目标导向的额叶的干扰。由此产生的新想法会以"顿悟"的形式进入你的意识。

有人似乎特别擅长以这种方式思考。我们目前还无法改变一个人的大脑，让它更有创造力，但在遇到问题的时候，有一种方法可以帮助你进入正确状态：尽力思考直至陷入僵局，然后休息一会儿，任思绪游荡。走运的话，你会赶在最后期限之前想出有用的主意。

算。结果表明，做过无意识"预习"的受试者算出答案的速度比没有"预习"过的对照组快得多。

看起来没有无意识应付不了的处理流程。每时每刻，大脑都会摄入数量远超自身处理能力的信息。为了理解这些信息，大脑会不断做出预测，并通过比较新数据和原来储存的数据来检验这些预测。

光是"想象未来"就足以让大脑忙碌起来。成像研究表明，如果你正在期待某个声音、词语或者画面出现，你的大脑会在相关感觉区域提前生成一个信号。

抢在感觉前面

无意识这种"先于感觉一步"的能力在帮助我们理解语言方面扮演了重要角色。研究表明，大脑可以利用一种感觉向另一种感觉传递信息。让你直接听一段录制效果很差的演讲录音，你很可能不知道它在说什么；但要是让你提前看看演讲的文字版，你就会觉得这段录音听起来清楚些了。大脑中负责感觉的脑区会拿你实际听到的内容与预期中的演讲做对照。

大脑的水晶球甚至会去预测他人可能的行为。研究表明，只要看着一个人说 2 秒钟的话，就足以让你对他形成一套看法，包括他的能力、自信程度、诚实与否，甚至他的性向、政治倾向以及他拥有的财富。没人知道我们是怎么做到的，似乎有某种整体的身体信号在无意识状态下完成发送和接收，而且很难伪装。

追踪身体

然而，无意识最被低估的技能也许是它每时每刻都在追踪我们的身体在空间中的位置和动作的能力，这种能力被称为"本体感觉"。本体感觉来自身体和大脑之间的持续对话，它是自我感的重要组成部分。你的大脑收到各种各样的感觉信息——有的来自体内的神经和肌肉，有的来自探测外部世界的感觉器官，然后预测其来源，本体感觉被认为就是这种预测的结果，它是大脑做出的关于身体起止点的"最佳猜测"。

缺乏本体感觉的案例十分罕见，但神经或脑部受损可能导致这种症状。失去本体感觉的人会发现自己很难移动，他们必须重新学习有意识地移动身体。大多数人不假思索就能做出的流畅动作对他们来说是一个缓慢得让人痛苦的过程，而且必须在意识的指挥下才能完成。

我们不妨看看伊恩·沃特曼的案例。1971 年，沃特曼因为一种类流感病毒引起的神经损伤失去了本体感觉。他被告知永远无法再次行走，那以后他慢慢学会了有意识地控制肌肉，移动身体。几十年后，移动对他来说依然是一项艰巨的任务；他必须看着相应的身体部位，全神贯注地发出指令，才能完全控制自己的动作。

自动驾驶模式的奇妙大脑

1953 年，一个名叫路易斯·索科洛夫的医生让一个 20 岁的大学生躺在担架床上，把电极固定在他的头皮上，然后将一支注射器扎进他的颈静脉。接下来的 60 分钟里，受试者躺在床上做数学题，与此同时，索科洛夫监视着他的脑波，并检测了他血液中的氧气和二氧化碳水平。索科洛夫原本以为受试者解题时大脑的耗氧量会增加，但他惊讶地发现，大脑做数学题时消耗的氧气并不比闭眼休息时多。那么，大脑到底在干什么？

直到 20 世纪 90 年代，人们通过脑扫描发现，意识休息的时候，大脑仍在继续运作。不过，有很长一段时间，在意识飘去别处时，我们的大脑具体在干什么一直是个谜。现在我们知道，大脑有一种"自动驾驶"模式，它让我们得以迅速、有效地执行后台任务，无须意识的参与。待机的电脑只会被动等待指令，我们的大脑则会利用空闲时间处理一些"家务琐事"。

脑成像研究表明，大脑的自动驾驶模式涉及大脑中部从前到后多个结构，它们共同组成了"默认网络"。这些脑区似乎控制着大脑的许多关键功能——依重量来计算，默认网络的部分脑区消耗的热量比其他大部分脑区高 30%。

这些能量去了哪里？默认网络中相互关联的特定脑区为我们提供了一些线索。内侧前额叶皮质（MPC）是该网络的核心组件之一，它的任务是从大脑主人的视角判断某种情况是否有可能是好的、坏的或中性的。内侧前额叶皮质受损的人会变得无精打采，沉默寡言。一名内侧前额叶皮质受创的女士在恢复后回忆说，当时她感觉自己大脑里空荡荡的，缺乏大多数人习以为常的漫无目的的杂乱念头。海马体和默认网络的部分区域关系也很紧密，海马体负责记录和唤醒你的自传体记忆，比如昨天早上你吃了什么，或者你第一天上学的体验。

这些都指向一件事：白日梦。默认网络可以通过海马体调取记忆——白日梦的原始材料。接下来，内侧前额叶皮质会从内省的角度评估这些记忆，为大脑未来的行动和决策提供一次"内在彩排"。白日梦听起来或许像是一种精神上的奢侈，但其目的非常严肃：要将过去学到的经验融入关于未来的计划，白日梦是最重要的工具。这样的练习如此重要，所以大脑一有机会就会投入其中，除非有更紧急的任务夺走有限的血液、氧气和葡萄糖资源。

我们的大脑会从个体自身的视角判断某段记忆的重要程度——好不好，有没有威胁，是否会引发痛苦的情绪，诸如此类，并据此对记忆进行选择性的储存和升级，这套程序可能也和默认网络有关。为了预防未存储的记忆发生积压，默认网络只要有空就会投入工作，所以和海马体交流频繁。除此以外，默认网络在学习上似乎也扮演着重要角色，让我们可以从有意识的思考和行动切换到自动驾驶模式。脑扫描表明，在你学习一种新游戏的规则时，你的脑活动会进入典型的学习模式；但随着你日益熟练，默认网络会变得愈加活跃，你的反应速度和准确率也会提高。这意味着在我们"关机"以后，大脑会进入自动驾驶模式，所以我们可以不假思索地完成许多任务。

有些任务，你完全不用动脑子就能轻松完成，用心去做的时候反而会觉得很难。比如，用乐器演奏一首家喻户晓的曲子，或者拨一个经常打的电话号码。这可能也和默认网络有关。

被扰乱的网络

阿尔茨海默病和其他一些疾病（包括抑郁症、注意缺陷多动障碍、自闭症和精神分裂症）扰乱了患者默认网络的活动模式。对徘徊于清醒和脑死亡——微意识状态或植物状态——之间那片灰色地带的脑损伤患者或中风患者来说，默认网络扮演的角色也十分神秘。对它的进一步了解或许能帮助我们找到针对这些疾病的更好的治疗方法。

受控的自动驾驶

禅宗僧侣冥想的时候可能会有意关闭自己的默认网络，大脑里的这套系统和白日梦的联系十分紧密。禅宗冥想的目标是，通过专注于自己的身体姿态和呼吸来清除脑海里连绵不绝的意识。研究者向一组接受过禅宗冥想训练的志愿者随机出示了一系列字母组合，问他们这些组合是英文单词还是无意义排列，同时对他们的大脑进行功能性磁共振成像（fMRI）扫描。

每当受试者看到一个真正的单词，其默认网络就会亮几秒。这意味着眼前的单词触发了他们的联想，譬如苹果、苹果派、肉桂。禅宗冥想者识别单词的表现和非冥想者差不多，但之后他们熄灭白日梦发动机的速度却快得多——大约10秒以内，而非冥想者通常需要15秒。

关于撒谎的科学

觉得自己擅长解读他人的身体信号？众所周知，撒谎者的身体语言
会暴露他们的真实想法，但这种判断方法到底有多准？

人类检测谎言的能力糟糕透顶，准确率可能也
就和摇骰子定真假差不多。但 2013 年的一项
研究似乎为我们带来了一线希望。这项研究
基于如下理念：我们检测谎言的能力如此蹩
脚是因为有意识的思维有其局限性——无意识
的思维过程或许能做得更好。这项研究表明，
如果让受试者观看几段视频，里面的人正在讲
述自己或真或假的经历，然后让受试者辨别真
假——出于直觉判断的正确率往往高于审慎思
考后的判断。但后续的研究给"无意识测谎"
的效果泼了冷水，所以，对这个题目，学界仍
未得出统一的结论。

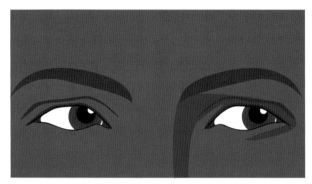

眼神游移

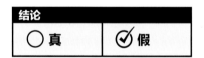

结论	
○ 真	☑ 假

很多人相信，撒谎者不敢直视谈话对象；或者，撒谎者
会不由自主瞟向右边。骗子会避免这种注视，很多文化
都有这样的误解（虽然这种表现的确意味着窘迫）。有
人研究了一些呼吁公众寻找失踪人口的视频，结果发现，
撒谎者看向右边的次数并不比看向别的方向多。

瞳孔放大

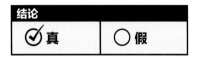

结论	
☑ 真	○ 假

撒谎所需的脑力和它带来的情绪波动都会让
你的瞳孔变大。很多研究表明，欺骗的确会
导致瞳孔放大。

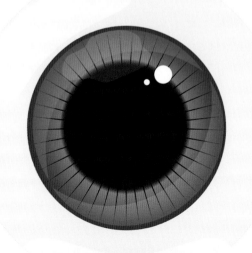

声音

人们普遍认为，骗子的语言或语调会出卖他们：据说人在撒谎的时候更容易结巴，而且容易透露过多细节。你的确可以通过声音分辨谎言，但不是出于我们刚才说的原因。撒谎带来的压力会让骗子不由自主地提高音调，他们更容易打断一个完整的句子，重复某个词语或者短语。撒谎者使用"啊""呃""嗯"等语气助词的频率不会增加，但他们的故事包含的细节更少，个人色彩也更淡。

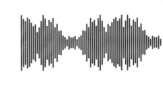

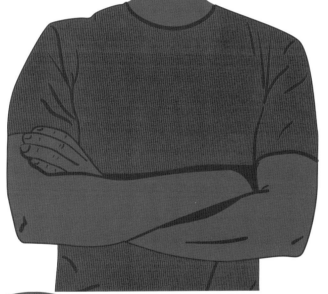

身体动作

结论	
○真	☑假

打手势、改变身体姿势和跺脚都被视为欺骗的线索，因为撒谎让他们感觉不太舒服。但在现实中，这些姿势、动作似乎和谎言毫无关系。除此以外，你很难区分撒谎带来的焦虑和一般性的神经紧张。

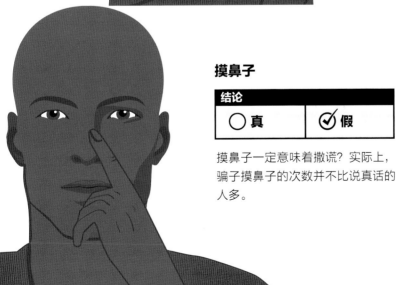

摸鼻子

结论	
○真	☑假

摸鼻子一定意味着撒谎？实际上，骗子摸鼻子的次数并不比说真话的人多。

那些连你自己都不知道的想法

聪明的无意识帮你把一切打理得井井有条。这固然是件好事，但你偶尔也想知道，自己的脑子到底在忙些什么。而根据定义，你不会察觉到发生在意识之外的事，走近自己的无意识一直是件难事。

尽管如此，人们依然摸索出了一些可靠的方法，来"偷听"自己隐藏的想法。哈佛大学的"内隐计划"让我们得以一瞥人们无意识的偏见；研究者会快速提出问题，借此评估人们有多容易将"黑"和"白"与"好"和"坏"这样的词联系起来。该计划的网站上有大量在线测试，能帮助你看清自己在种族、性别和同性恋等问题上的无意识态度。这些问题更替的速度快到让受试者难以撒谎。你可以试着做一做——你的无意识想说的话或许会让你大吃一惊。一旦你对自动思维深处正在进行的事情有了更清晰的了解，干涉、改变它们就会容易得多。

读心术

"经验取样法"也是心理学家会用到的方法。20世纪70年代，内华达大学拉斯维加斯分校一位名叫拉塞尔·赫尔伯特的心理学家首次采用了这种方法，他要求受试者随机记录自己一天之中的内心体验。如果说无意识是一间漆黑的屋子，意识是这间屋子里的一盏聚光灯，那么，经验取样法会引导灯光照向平时隐藏在角落里的事物，让它们暴露在审视的目光下。

受试者被要求戴上一个与传呼机相连的耳机，这台传呼机每天会随机发出六次响声，提醒佩戴者记录自己的想法。等到一天结束时，会有一个小时的采访，来了解人们想了什么，怎么想的。经验取样法告诉我们，很多时候，我们的无意识念叨的都只是一些不重要的琐事。哪怕参加实验的是著名的科学家，他们的记录里也几乎不存在天才的或足以改变世界的想法。不过，这项实验告诉我们，每个人对世界的体验都有细微的差异。有人听到了内心的想法，也有人通过心灵之眼看到了一幅图像。一些人的情绪可能会引发身体的变化，又或者他们通过颜色和感觉体验这个世界。还有一些人会同时融合几种体验。就连我们的日常习语中都可能藏着很多无意识的体验。比如，有人会说"气得眼前发红"，他们可能确实看到了红色。某些人在遭受压力时觉得"脑子里在转圈圈"，那时他们的脑袋可能真的晕乎乎的。

奇怪的是，要是不参加这类实验，大多数人并不知道自己是怎么想的。比如，几乎所有人都认为自己是以文字的形式进行思考，但实际上这种情况很少见。经过四十年的研究，赫尔伯特得出结论：大部分人完全不知道自己的脑子里在想些什么，但短短几天的训练就足以教会他们倾听自己的内心。

你可以利用智能手机上的应用，例如iPromptU，随机记录自己的想法，还有一个选择是学习冥想。近期的研究表明，与大多数人相比，专业的冥想者更容易走进自己的无意识。在一项关于自由意志的经典实验中（见第158页"如果你没有自由意志呢？"），按照受试者自己的感觉，"按下按钮"的决策出现在他们脑海中的时间通

相信你的直觉

我们无意识地吸收的信息远比我们意识到的要多，但这并不意味着那些信息就不存在。在一些实验中，受试者会说他们不记得自己见过某张脸，但接下来，他们在一组面孔中挑出那张脸的概率却远高于随机选择的。虽然他们不记得自己见过这个人，相应的信息却已经进入了他们的短时记忆。

这个知识点十分有用。想象一下，你在咖啡馆里打算结账，于是寻找刚才帮你点单的那名服务员。你或许很难认出他来，但直觉往往会帮助你找到正确的人。潜意识可能帮你记下了这些或许用得着的信息。

常比他们手指的动作早 200 毫秒左右。但固定在他们头上的电极显示，他们脑子里负责控制运动的区域被激活的时间比"按下按钮"的决策还要早 350 毫秒。这可能意味着，决定何时"按下按钮"的其实是你的无意识大脑。不过，如果受试者有定期冥想的习惯，从他们感觉到自己做出决策到手指真正有所动作的时间间隔会被拉长。这意味着，和大多数人相比，冥想者更容易察觉先于决策及其相应动作的无意识的大脑活动，但我们可以通过训练获取这种能力。

研究者还测试了非冥想者有多容易被催眠。如果有人脱离了催眠状态，研究者就会重复这个实验。结果表明，容易被催眠的人感觉到自己做出"移动手指"这个决策的时间比不容易被催眠的人要晚 124 毫秒。事实上，直到手指真正做出动作 23 毫秒以后，容易被催眠的那组受试者才感觉到自己做出了移动手指的决定。

容易被催眠的人当然不是提线木偶，但他们可能更不容易察觉自己无意识的打算。之前的研究表明，冥想者更不容易被催眠，而容易被催眠的人警觉性更差；换句话说，他们较少察觉身体内在的运行情况。

另一项实验设置类似的研究表明，冲动者在意识到自己想做什么和真正实施动作之间的时间间隔也相对较短。所以，要想加强对无意识的控制，或许你只需要学着多留意一下自己此刻的想法。

如何破解大脑的自动驾驶模式？

老习惯不好改，但也很有用。我们日常生活中有多达 40% 的行为完全不需要意识的参与，从刷牙到上下班。这倒也不错，要是什么事都需要全神贯注，那你肯定会累坏的。

不过习惯也有不好的一面。你身上许多很不健康的行为会自己冒出头来，你不曾有意识地选择对它们进行干预。尝试过不咬指甲或者戒烟的人肯定知道，根深蒂固的坏习惯真的很难改。

从科学的角度来说，习惯被定义为特定环境下反复出现的举动，通常是无意识的。一旦某个行为形成习惯，它就会切换成"自动驾驶"模式，既省时又不费脑子。神经科学领域的进步让我们得以窥探习惯形成或打破时的大脑活动，弄清新

习惯从何而来。这方面的研究成果能帮助我们更有效地养成好习惯，摒弃坏习惯。

括号里的习惯

在我们养成习惯的过程中，纹状体扮演了关键角色，这个脑区负责控制运动、情绪和奖励。大鼠学会走迷宫以后，当它们按照习惯走相同的路线时，它们脑子里这个区域的脑波会变慢，这意味着该脑区的活动变得更协调了，效率也更高了。人们在猴子身上观察到了类似现象，人类可能也同样。重要的是，研究表明，在某一行为开始和结束的时候，纹状体内的细胞都会以这种方式被激活，仿佛在发信号示意自动驾驶模式开启

别放弃：
你的意志力可能超乎自己的想象

意志力是一种有限的资源，这个观点被心理学界接受已有近 20 年了。但近期的一系列发现告诉我们，你的自控力水平或许不是一项越花越少的"预算"，而是一种可以边前行边补充的可再生资源。

如果意志力是有限的，那么，人们抵御诱惑的能力有差别，是因为他们内在储备的"燃料"数量不等。但最近的研究表明，这

种情况只适用于真正相信意志力资源有限的人。在实验中，相信意志力并非有限资源的人在完成繁重任务后表现出的精神疲惫的迹象少于那些认为意志力资源有限的人。金钱激励同样有助于减少意志力的流失，这意味着我们心里那口意志力之井比我们原本以为的要深。这些研究结果告诉我们，有志者事竟成，你只需相信自己一定能做到。

和关闭一样。这就像是大脑用一个括号把习惯性行为包了起来。

这种设置提高了运行效率，但它的缺陷在于，只要画下了前半个括号，无意识就会自动完成剩余程序，不再接收新信息。这就是为什么仅仅想要停止咬指甲是不够的，你得想办法早点画出后半个括号。

我们知道这是可以做到的，因为在实验中，移除动物脑子里一小块名为"下边缘皮质"的区域后，它们抛弃了自己的习惯，行为方式也更以目标为导向。利用光控遗传修饰技术——一种精确的技术，能让该区域的神经元伴随闪光开启或关闭——我们有可能在大鼠身上实现用开关控制习惯性行为。

这带来了一个有趣的可能性：影响特定脑区能帮助我们打破坏习惯。目前光控遗传修饰技术尚未应用于人类大脑，但经颅磁刺激（TMS）——一种非侵入性技术，在脑袋外面施加微弱的电磁电流——是一种可能的替代方案。深部脑刺激——利用植入的电极激活特定脑区——则是另一种更激进的选择。人们已经开始利用这种方法治疗严重的抑郁症和帕金森病，不过截至目前，利用这种方法治疗强迫症（OCD）——与极其顽固的习惯性行为有关——的效果却参差不齐。

要想打破坏习惯、养成好习惯，在我们找到一种简单的方法重塑大脑里的神经通路之前，意志力仍是最佳工具。不幸的是，虽然大脑的目标导向系统能帮助我们专注于既定任务，但它需要大量的脑力资源和努力才能维持运作。当它露出

疲态，比如，连续一周的考试让你精疲力尽，不费力气的习惯系统就会乘虚而入。这是一柄双刃剑，因为它会激发各种各样的习惯，有好有坏。压力大的时候，你可能暴饮暴食，但也可能锻炼得更多。

要想最大限度地养成好习惯，你最好了解一下能触发它们的事情。我们知道，特定的提示或环境会触发习惯，你可以利用这个"漏洞"给自己谋好处。比如，如果你想多喝水，不妨在自己的桌子上放个水壶；如果你想多走路、少开车，那就把车钥匙藏起来。

重新开始

习惯和环境之间的联系十分紧密，所以，想要打破旧习惯或者培养新习惯，最好的时机是旅行、换工作和搬家的时候。一旦原有的环境被打破，旧习惯会逐渐消失，新习惯随之养成。

就算出现一点失误也不用担心。要是你节食了一个月，然后放纵了一天，不要以为这意味着你已经全盘失败了。要预防小失误如滚雪球般迅速增加，不妨把一天的时间分成几个部分。这样一来，就算你晨会时多吃了几个甜甜圈，中午也可以从头再来。

好消息是，事情会变得越来越容易。意志力就像肌肉，它的力量有可能被耗尽，但锻炼也会让它变得愈发强大。只要掌握了大脑的自动驾驶系统，你就能随自己的意愿养成新的习惯。

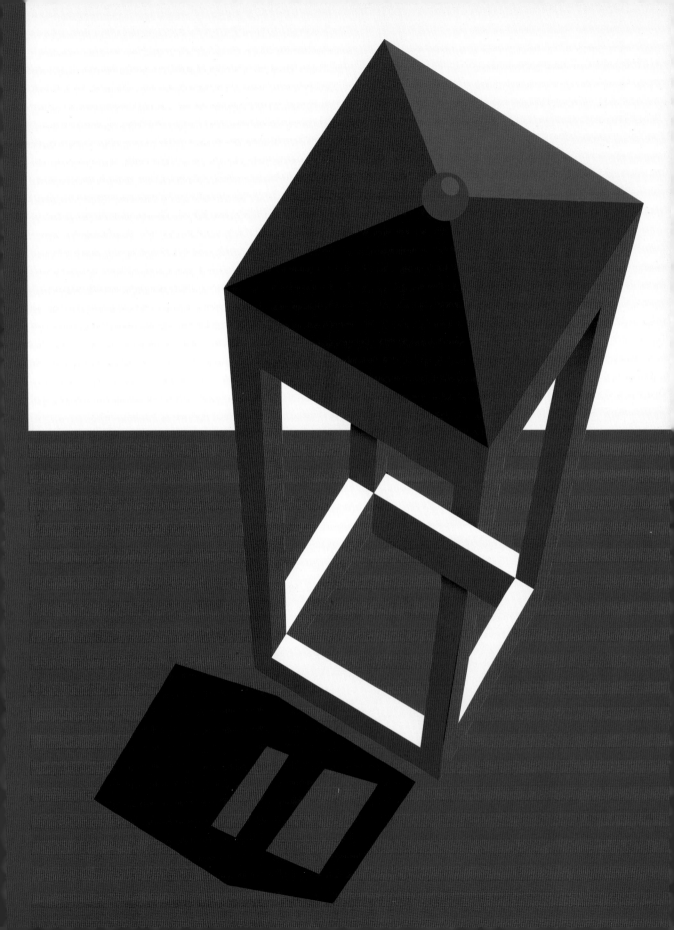

06

思考

我们如何思考？

"我思，故我在。"哲学家勒内·笛卡尔在1637年这样写道。长久以来，思考能力一直被视为人类的核心特质。思考位于我们所有行为的重心。每时每刻，你都会产生各种想法，有的深刻，有的平凡，有的逻辑严密，有的离奇怪异。不过，"我思"到底是什么意思？探究思考过程的本质不是件容易的事情。

探讨"思想"和"感知"的区别是个不错的出发点。假如你面前放着一个三明治，你能看到它的样子，闻到它的气味。这纯粹是一个感知事件。但是，如果你因此想起上周吃过的那个三明治，或者面包的制作工序，这些就是思想了。思想能将我们智力的边界拓展至感觉无法触及的时间、空间和理念。我们可以思考自己看不见的东西（例如黑洞）、自然界不存在的事物（例如常数 π）、很久以前发生的事情、想象出来的或未来可能发生的事件。

无意识的思绪

思想常常是无意识的，它会在你思考别的事情时突然跃入脑海，这一事实让事情变得更复杂了。有的事情你不需要刻意去想，大脑会自行创造出一些与之有关的想法。思想也是私密的，我们大脑中发生的很多事情甚至不会进入我们的意识。那么我们该如何研究或者理解这些思绪呢？

方法之一是要求人们听从传呼机的提醒，按随机的时间间隔记下自己这一天的想法。心理学家拉塞尔·赫尔伯特从20世纪70年代开始做这项实验。实际上，倾听自己的内心并不简单，不过大多数人花上几天时间就能掌握相应的技巧。你可能想到了，每个人的想法都非常个人，而且依他们手头正在做的事情而变化，比如下面这个例子。

埃玛正在打扫家里的厨房……她从台面上拿起一个杯子，然后注意到，两个花瓶里的花快谢了……她把杯子倒扣在洗碗机里；看见这个杯子周围还有其他杯子，她试着把它放在合适的位置，这些也是她经验的一部分……她在心里听到了花朵凋零的轻微声响（就像她亲手拾起了几片飘落的玫瑰花瓣一样）……与此同时，她在心里看到了那两瓶花和台面上凋零的花瓣。这幅想象中的画面色彩饱满、细节生动……她觉得可以等一会儿再去清理残花；'可以等'的想法不知怎的就出现在她脑海中，并未伴随文字或符号。

事实上你无法对这些想法进行分类。在这个案例中，埃玛想的是打扫厨房，还是枯萎的花朵？或者只是漫无目的地瞎想？尽管如此，赫尔伯特区分了五种基本的思考模式，第一种是"内在对话"，你会在脑子里听见自己的声音。然后是"内在视觉"，你的心灵之眼会看到一幅图像。我们的思想也可能以感觉的形式出现，任何强烈的情绪都可能引发感觉。你甚至能想象出某种感觉，比如，想一件柔软的东西。最后是非符号化思考，其中的概念与头脑中的文字和图像全然无关。

以上这些"思想"显然非常单调乏味，与大部分人赋予思考这一行为的深刻气质形成了鲜明的对比。奥古斯特·罗丹的著名雕塑《思想者》

反映了"思考"这件事在人们心目中的经典形象，雕塑中的男人用手撑着自己的下巴，仿佛沉浸在深邃的思绪中。但罗丹描绘的这种思考实际上是思考的一个很狭窄的类别，即系统化的、有逻辑的、以目标为导向的思考。这是一件有用的强大工具，我们赞美擅长使用它的人，并尊称他们为"思想者"。但如果给思考下的定义如此狭窄，那就忽视了我们精神生活的丰富性。我们很大一部分思想没有特定的目的，我们的脑子经常会丢下手头的任务，游荡到别的地方。

脑子里的风滚草

思考一下"思考"本身——真是伤脑筋，你很快就会意识到，大多数情况下，它是一种没有目标的、被动的活动，就像空旷的街道上随风而动的风滚草（假如你和别的很多人一样拥有一双"心灵之眼"，现在你脑子里可能已经浮现出了这样一幅画面）。这些想法种类繁多，从无所事事的幻想到解决问题的决断。据我们所知，只有人类才拥有这样的体验。

不过，要想弄清这些想法来自哪里，你可能会发现自己陷入了窘境。对我们来说，思考来得如此自然，我们很少停下来想一想它有多么难以形容，我们对它的理解又是多么有限。除此以外，搞明白我们如何解决问题、想出新主意也同样棘手。

为了研究这些问题，我们发展出了各种各样的技术，从逻辑学到头脑风暴，再到哲学。还有一些技术——例如写作和社交网络——可以帮助我们将个人的想法汇聚到一起，形成集体知识。思考技术和信息技术的结合帮助我们取得了长足的进步。很难想象，如果没有这种结合，我们的技术和智力水平能不能达到如今的高度。

强迫性想法

有时候我们的思绪会不断飘回熟悉的领域。比如，很多人在爬楼梯或者整理物品的时候会不由自主地在心里数数。这是为什么呢？

一种解释是，这是一种"精神涂鸦"，处理无聊或重复性任务的时候，大脑会通过这种方式保持活跃。另一种解释是，这些默认想法代表着某种精神仪式。我们都经历过这种"强迫式思考"的阶段——通常出现在2～4岁之间。幼儿常常会发展出一些仪式性的行为，比如走人行道的时候不踩砖缝，上床睡觉前或者吃饭时需要一套固定流程，这可能是帮助他们理解这个陌生世界的一种方式。这个年龄段的幼儿需要秩序，希望拥有不变的东西——这样的渴望有的人一生都没有丢下。强迫性想法只有在展现出侵略性、带来痛苦或造成功能受损时，才会变成问题。

龟型和兔型思考系统

有时候，问题的答案会凭空出现在你的脑子里。没有经过任何有意识的努力，你的脑子就想到了解决方案。而在另一些时候，事情没有这么容易。殚精竭虑地思考了各种可能性以后，你才终于找到了答案。这是怎么回事呢？

大脑中有两套不同的系统控制着我们思考、决策的过程：一套快的，一套慢的。这也大致符合我们熟悉的区分：有的想法一下子就蹦了出来，有的想法则需要经过长时间的思考才能成形。诺贝尔奖得主、心理学家丹尼尔·卡尼曼和他已故的同事阿莫斯·特沃斯基花费了几十年时间来研究这两种思考方式，分别为它们命名为"一号系统"和"二号系统"。

辨认出某件物品，或者突然觉得自己喜欢某人，这些都归一号系统负责——速度快、全自动、几乎不费什么力气。一号系统是反应速度快如闪电的精神忍者，擅长利用有限的信息以一种快速而浅层的方式得出结论，特别适用于危险情况，因为慢就意味着死。二号系统则是"教授"。它从理论角度深入思考，将方方面面纳入考虑，带来许多精神上的痛苦。如果不出错才是最重要的，那二号系统再合适不过。它速度缓慢，深思熟虑，需要努力。

这两套系统都有缺陷。一号系统得出答案的速度够快，但它依赖习惯，需要时间来适应新环境。它可能被记忆中的联系触发，而且我们对此无能为力。我们对世界的感知并不总是准确的，我们做出的许多错误判断应归因于一号系统的局限；而二号系统的局限主要源于我们知识储备不足，速度也比较慢。如果每一件事你都深思熟虑，那你没法正常生活。

了解这些局限可以帮助你避免思考过程中的一些谬误。举个例子，假设有人问你：德国汽车的平均价格是否高于 9 万英镑？接下来这人让你估计德国汽车的平均价格。再假设起初别人问的是：德国汽车的平均价格是否高于 1.2 万英镑？在这两种情况下，你给出的估价差别会很大。前一种问法会大大提高你的估价，这是因为，对方给出的离谱的高价让你不由自主联想到那些特别

超越快慢的界限

快和慢两套思考系统不过是认知这座冰山露出水面的一角。承认水面以下的部分意味着学着接受一些关于我们大脑工作机制的令人不安又反直觉的想法。举个例子，看到一句简单的陈述"安走向银行"①，你会想：她想贷款吗？她是不是正沿着大街往前走？

直到你看见前面一句是"他们顺着河水缓缓漂流"，一切才变得清晰起来。理解情况无法脱离语境，更复杂的是，影响理解的因素不仅包括视觉线索、记忆和联想，还包括你的目标和担忧。

①英语中的"bank"兼有"银行"和"河岸"两个意思，所以这句实际上意为"安靠近河岸"。

贵的车，比如奔驰或者宝马。如果对方给你一个比较低的价钱，那你可能会想到一些便宜的牌子。你的脑子会自动产生偏性样本。

这种现象叫作"锚定"。提问者用一个数字吸引了你的注意力，这个数字看起来可信仅仅是因为它被人提到过。谈判过程中的很多交锋都是一方试图锚定另一方的思路。另一个需要警惕的问题是匆匆下结论。一号系统会根据手头的证据编出一个尽可能连贯的故事，事实上，它最擅长的就是匆匆下结论。但这种特性也会让我们误入歧途。

要是有人问你 X 是不是一个好的领导者，并且告诉你这个人既聪明又坚强，你很可能形成她是个好领导的印象。但这人还有一些信息没有告诉你，比如，X 作风腐败，行事冷酷。你并没有等待更多信息出现，而是基于现有信息形成了一种印象。我们难以忍受没有尽头的疑问，我们的脑子会尽可能地编造一个合理的故事，然后把它当成真的。我们常常忽略自己手头的信息是多么有限，如果意识不到这一点，我们就会陷入过度自信的泥潭。自信不是一种判断，而是一种感觉。

错误的直觉

我们的大脑几乎无法理解概率，这是它的另一个弱点。比如，你有一个普通的六面骰，其中四面是绿色的，两面是红色的。你的任务是从下面的排列中选择一个，然后扔 20 次骰子。如果扔出了你选择的那种排列，你就能赢得 25 英镑。那你选择哪种排列的赢面最大？

（1）红绿红红红
（2）绿红绿红红红
（3）绿红红红红

大多数人会选择（2），而不是（1），但这是错的：排列（2）实际上包含了排列（1），所以（2）出现的概率必然小于（1）。人类的思考常常会犯这样的错误，这是为什么呢？看着这三个排列，你会发现排列（2）中绿色和红色的混合情况最接近骰子自身颜色的混合比例。脑子里内置的"代表性启发法"会告诉你，最具代表性的答案就是最佳选择，于是你选了（2）。

但面对代表性启发法，你并不是全然无助的受害者。你也可以用自己的方式深入思考这个问题，最终你会发现，尽管排列（2）比排列（1）更具代表性，但它出现的概率小于排列（1）。那为什么会有那么多人选错答案呢？因为采用代表性启发法的思考过程速度快、不费力、全自动，而逻辑性思考速度慢、相对困难，需要决心和自我控制。人人都会感觉到排列（2）的吸引力，但只有那些强迫自己检查答案的人才能给出正确的回答。

不过，在克服这类差错的过程中，请当心过度自信。你的确可以强迫自己的大脑慢慢攻克某个问题，但你很难无视自己的直觉。就连钻研了几十年人类思考过程中的谬误的卡尼曼都说，他的直觉从来不会改变。

测试你的横向思维

聪明并不总是和智商测试所衡量的智力有关。通常你需要大量横向思维——你的大脑必须换挡，从不同的角度看事物。你可以通过下列问题测试自己的横向思维。

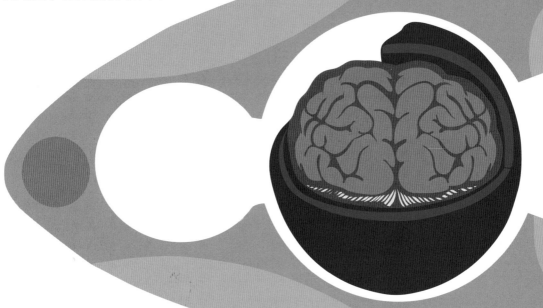

1	哪个有五个字母的英语单词包含了四个代词？	5	有哪个小于 1 的正分数翻转过来也等于自身？
2	This group of words is most unusual. Why?If you look at it, you will possibly find out, but a solution is not all that obvious. 这组单词十分特殊。为什么？你看到它可能会明白，但答案不是那么明显。	6	六条长度相等的线段能否构成四个等边三角形，且每个三角形的边长都等于这些线段的长度？
3	O, T, T, F, F, ……这是一个遵循简单规律的无穷序列的开头，接下来的两个字母会是什么？	7	考虑如下字母：H, I, J, K, L, M, N, O。这个问题的答案是一个单词。这个单词是什么？
4	有两个英语单词的首尾字母都是"HE"，你能找出这两个单词吗？	8	8, 5, 4, 9, 1, 7, 6, 3, 2。以上数字构成一个序列，请找出这个序列的规律。

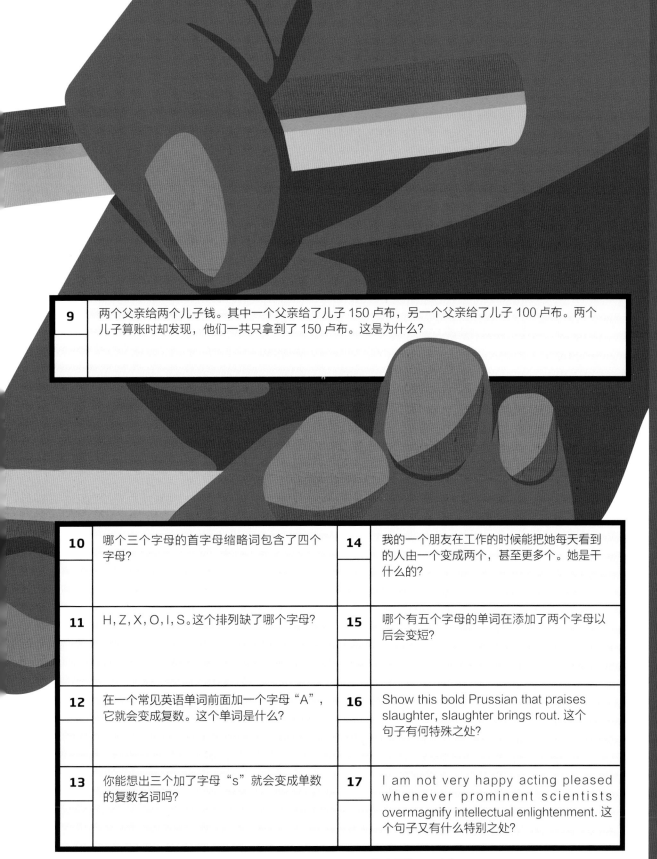

9	两个父亲给两个儿子钱。其中一个父亲给了儿子 150 卢布，另一个父亲给了儿子 100 卢布。两个儿子算账时却发现，他们一共只拿到了 150 卢布。这是为什么？

10	哪个三个字母的首字母缩略词包含了四个字母？	14	我的一个朋友在工作的时候能把她每天看到的人由一个变成两个，甚至更多个。她是干什么的？
11	H, Z, X, O, I, S。这个排列缺了哪个字母？	15	哪个有五个字母的单词在添加了两个字母以后会变短？
12	在一个常见英语单词前面加一个字母"A"，它就会变成复数。这个单词是什么？	16	Show this bold Prussian that praises slaughter, slaughter brings rout. 这个句子有何特殊之处？
13	你能想出三个加了字母"s"就会变成单数的复数名词吗？	17	I am not very happy acting pleased whenever prominent scientists overmagnify intellectual enlightenment. 这个句子又有什么特别之处？

答案见第 276 页

语言如何塑造你的想法？

阅读这篇文章的时候，你的视线扫过页面上的一个个词语，这时你的脑子里正在发生什么？你或许会察觉，脑子里有一个声音正在默念。很多人都曾察觉到脑海里的声音。探查人们脑子里的想法并不容易，不过，我们似乎有多达 80% 的心理体验都表现为口头语言。

这些词句有什么用？它们是我们思想的基础吗？或者语言只是一种工具，我们用它来沟通思想？围绕这个主题存在激烈的争议，但一幅图像开始浮现。语言能帮助我们思考和感知这个世界。从抽象思考到感官知觉，词句给人类的认知带来了各种各样的好处。

语言引领了人类的思考，塑造了我们的知觉，这样的观点由来已久。几个世纪以来，哲学家一直在玩弄这套理念，但直到现代，心理学家才为这副骨架敷上了血肉。长久以来，我们的"内部言语"被认为游荡于科学的领域以外，但是现在，研究者正在探寻，大脑究竟是怎么创造出这些词句的。比如，如果内部言语源自外部言语，我们可以期待这二者激活的是同样的神经网络。脑扫描研究证实了这一猜测。还有一些线索表明，内部言语和外部言语几乎就是一回事，只是没被清晰地说出来而已。神经科学家正在深入研究这个过程，他们利用脑扫描技术捕捉这些想象的言语——你脑子里的声音——的神经信号。

目前我们对内部言语主观品质的认知仅限于此。那它实际上有什么用呢？有人认为，内部言语充当了转化脑力工作的工具，就像螺丝刀的使用改变了组装棚屋的工作一样。将无形的思想转化为有形的语言，使之更容易使用。也可能有声的思想让不同认知系统得以交流，为大脑提供了一种通用语言。

当词语缺席时

在我们的思想形成的过程中，语言扮演着怎样的角色？围绕这个问题存在不少争议。关键的证据来自对巴西一个名叫"毗拉哈人"的狩猎 - 采集部落的研究，他们的语言里没有准确的数字。测试表明，如果将两排物品放在毗拉哈人面前，其中一排有四个物品，另一排有五个，他们无法准确说出二者有何区别。有的人认为，这有力地证明了可用的语言界定了我们的思想。某种语言如果缺乏表述特定概念的词语，可能会阻碍说这种语言的人理解这些概念。

祖尼人（北美印第安人的一支）使用同一词语描述"黄色"和"橙色"。一项研究表明，和说英语的人相比，祖尼人更难记住一件物品是黄色还是橙色。俄语中有两个词语分别指代深浅程度不同的两种蓝色，和说英语的人相比，俄罗斯人的确能够更快地分辨出这两种颜色。

但证据并不总是那么清晰。比如，新几内亚岛的达尼人只会用两个词来形容颜色：亮和暗。不过他们分辨不同物体色调差异的能力并不弱于说英语的人。

有些语言似乎确实会影响使用者对某些概念（例如，空间、时间，甚至情绪）的理解。比如，有的文化会给某种情绪命名，有了名字，这种情绪会更多地被注意到。然后人们会更频繁地感受

到它，因为他们可以用一个特定的词语去描述它。日语里的"娇宠"（amae）就是个很好的例子，它描述的情绪类似于知道自己有人可以依靠而产生的舒适感。这个词语可能源于日本集体主义文化的表达需求，然而一旦存在，它也可能反过来加强日本文化这方面的特质。

学会了物品类别的名称，例如"动物"和"交通工具"，婴儿能更轻松地给这些物品分类。另一些研究表明，想要提高幼儿的空间推理能力，你可以多用"上面""中间""下面"之类的方位词来提醒他们。与此同时，有几个研究描述了某些在中风后失去语言能力的患者如何艰难应对给物品分组或分类的任务。

如果没有内部言语

如果语言对思考来说如此重要，那些出于各种原因没法以常见方式跟自己说话的人该怎么办？如你所料，使用手语交流的聋人在跟自己说话的时候往往也会用手语。同时，自闭症患者在语言沟通方面常常存在问题，他们做计划时似乎很少用到内部言语，但他们的大脑会将其用于实现另一些功能，例如短时记忆。如果负责控制语言的脑区受损，那会带来更大的麻烦，某些患者可能再也听不到自己内心的声音。神经解剖学家吉尔·博尔特·泰勒就遇到了这样的麻烦，她说，由于中风损伤了她的语言系统，她变得缺乏自我意识——这支持了言语思维对自我理解非常重要的观点。

词语塑造的体验

语言最令人惊讶的效应或许是它塑造知觉的方式。你说的、想的和听的词语似乎的确会影响你看的方式。听到与垂直运动有关的动词，例如"攀爬""上升"或者"滴落"，你的眼睛对这类运动会变得更敏感。在一项研究中，实验者向受试者展示了一幅由一千个点组成的画面，每个点都在垂直运动或者随机运动。如果听到的词语与占据主流的运动方向一致，比如，听到"上升"时画面中大部分点在向上移动，受试者会更容易监测到主流的运动方向。与之相反，如果画面中大部分点正在上升，他们听到的却是描述反向运动的"下降"，他们更不容易发现占据主流的运动方向。

虽然研究者仍在搜集证据，但现有的实验结果已经说明，你脑子里的声音的确会影响许多认知过程。在漫长的人类演化史上，随着语言的出现，我们内心的声音似乎改变了我们体验世界的方式。

缺乏图像思维能力会怎样？

请想象一片阳光明媚的沙滩：湛蓝的海水波光粼粼，浪花拍打着海岸，沙滩上点缀着五彩缤纷的阳伞。有的人完全没可能进行这样的想象，他们无法在脑海里"看到"任何东西。谈及心理意象，他们都是"瞎子"。

以生物学家克雷格·文特尔为例，他领导的团队参与了人类基因组的首次测序。文特尔将自己在学术上的成就归功于一种独特的思维方式：他的思绪完全由概念组成，没有任何心理意象。他说，这就像拥有一台储存数据的计算机，但没有与之相连的屏幕。

对大多数人来说，心理意象在我们的思考过程中扮演着十分重要的角色。既然如此，那些没有心灵之眼的人是否拥有不同的思考方式？科学研究刚刚开始寻找答案。大脑如何处理我们眼睛看到的东西？对那些无法进行图像思维的人进行研究有助于解开这个谜题。

一个多世纪以前我们就已经知道，有的人没有心灵之眼。1880 年，弗朗西斯·高尔顿做了一个实验，他要求受试者想象自己坐在早餐桌旁，并让他们评估这张桌子以及桌上物品的明暗、清晰度和颜色。有的人能够轻松想象出这样一张桌子，例如高尔顿的表哥查尔斯·达尔文；对他们来说，这幅画面"清晰得像是放在我面前的照片一样"。但有几个人什么都想象不出来，脑子里一片空白。

心理意象

如今，有一套检测心灵之眼敏锐程度的标准方法，即视觉意象生动性问卷。问卷要求受试者想象各种场景，并评估这些心理意象的清晰程度。调查表明，大部分人的心理意象相当生动，只有 2% ~ 3% 的人说，他们完全想象不出任何画面。很长一段时间，没有人深入探究造成这种情况的原因。直到 2003 年，神经科学家亚当·泽曼开始研究一个名叫 MX 的病人。MX 说，接受了心脏手术以后，他失去了自己的心灵之眼。泽曼决定弄清 MX 的脑子里发生了什么。

我们十分清楚心理意象是怎么创造出来的。当你看到一件物品，你眼睛捕捉到的信息会进入大脑，激发一种独特的神经反应模式：一把椅子对应一种模式，一张桌子对应另一种。磁共振成像（MRI）脑扫描的结果表明，在脑子里描摹这件物品会激发同样的神经反应模式，只是强度略逊于你在现实中看到这件物品时的反应。

为了弄清 MX 的大脑如何运行，泽曼将他送进了磁共振成像扫描仪，并给他看了几张他很可能认识的人的照片，其中包括英国前首相托尼·布莱尔。和预想的一样，MX 脑子里靠后的视觉区域出现了独特的神经反应模式。然而，当泽曼要求 MX 用心灵之眼描摹布莱尔的脸，他脑子里相应的区域却没有反应。换句话说，来自外部世界的信号能激活 MX 脑子里的视觉回路，但他不能通过自己的想象激活它。

不过接下来，泽曼有了一个出乎意料的发现。MX 无法在脑子里描绘托尼·布莱尔的模样，却能完成另一些任务——比如，在不看照片的情况下说出布莱尔眼睛的颜色。他还顺利通过了其他

测试，比如想象自己站在家里，数一数家里共有几扇窗户（虽然想不出那幢房子的模样，他却能意识到自己正站在那里）。

泽曼发表了这项研究结果，不久他收到了 21 个人的反馈，他们说自己也有类似症状，泽曼给这种病命名为"心盲症"。不同于 MX 的是，这 21 个患者都说自己天生如此。通过一系列认知测试，这 21 个患者很快得到确诊；和 MX 一样，他们能正常生活，甚至能完成一些看似离不开心灵之眼的任务。

视而不见

这听起来可能有点矛盾，但没有心灵之眼的人有时候也能轻松通过"视觉意象测试"。以"数

窗户测试"为例。心盲症患者也许不能在脑子里看到自己的房子，却能意识到自己正站在那里。克雷格·文特尔表示，他自己就是这样。按照他的说法，他不需要"看到"事件就能重温那段经历。除了画面，我们还可以通过其他方式储存视觉信息。

这是怎么回事呢？大脑构造视觉意象的方式不止一种。形状、颜色、空间关系等视觉特征分别由不同的神经回路负责。你可以问问自己：大写字母"A"的封闭区域构成什么形状？心盲症患者无法在脑海中描绘出这个字母的形象，但能想象自己正在写这个字母，通过这种方法得出正确答案。

这个例子为我们了解心盲症患者如何处理图像信息提供了一条线索。他们会绕开大脑的视觉回路，转而利用控制身体运动的神经元来完成任务。心盲症患者能想象一个字母，也许不是因为他们能在脑子里"看见"它，而是因为他们想象自己把它写了出来。

脑海中的画面并不是我们处理"视觉"信息的唯一方式，甚至可能不是最好的方式。与泽曼取得联系的心盲症患者中有不少艺术家。你可能觉得艺术家特别需要心灵之眼，但事实可能并非如此。还有文特尔，他认为自己在科学上的成就与患有心盲症有关。也许缺乏心灵之眼能迫使你以不同的方式观察这个世界，从而发展出一双与众不同的艺术之眼，或者一套独特的思维方式。

读心术

要把我们的思想拆开来研究，方法之一是专注于创造思想的电信号。我们的大脑以独特的方式运转，每个人思考一个概念的方式都受到自身经历和记忆的影响。由此产生了脑活动的不同模式，可供神经科学家观察和理解。这种研究还处于初期阶段，但"读心"设备已经在研发中了，它们能帮助闭锁综合征患者——他们全身上下只有眼睛能动——和外界交流，或者单凭思想控制轮椅。

知道自己知道有什么好处？

10 岁的默夫在电脑屏幕前玩图像分类游戏。正确的操作会换来快乐的欢呼，错误的操作则会招来刺耳的警报。他看起来不喜欢被告知自己错了，但他已经学会了在没把握的时候选择"跳过"，借此避开不愉快的情况。纳图亚在玩另一个类似的游戏，但他需要区分不同的声音，选择是高音还是低音。他也不喜欢出错，遇到真正的难题时，他同样会选择"跳过"，而不是猜一个答案。

我们都知道那种"不知道"的感觉。当答案突然跃入脑海时，你能感受到自我认可的兴奋，一种所谓的"顿悟"时刻。如果你不知道答案，你可能会体会到一种"答案就在嘴边"的挫败感，一阵轻微的恐慌或难堪，当意识到自己毫无头绪时，你甚至可能感觉到揪心的焦虑。这也许能解释默夫和纳图亚为何宁可跳过问题，也不肯承认自己不知道答案。这样的事情大家天天都在做，有什么大不了的？呃，默夫是一只猴子，纳图亚是一只海豚。它们在游戏中的表现让一些研究者激动不已，因为这意味着它们可能对自己在想什么有所了解。

知道自己知道什么、不知道什么，这听上去也许没多聪明，却是一种非常重要的心智技能。思考思考本身，知道自己知道，长久以来哲学家一直为其重要性争论不休。这种抽象思维被称作"元认知"，可能是意识阶梯上重要的第一阶：知道自己脑子里在想什么，能脱离物理环境去思考精神层面的东西，可能是弄清"谁在思考"的先决条件，在此基础上才会产生自我的概念，发展出自我意识，最终演化出完全的反思意识。

想想你知道什么

从实用的角度来说，有意识地去想自己知道什么，这种能力为我们带来了巨大的优势。错误的判断可能带来巨大的损失，至少会浪费你的时间；元认知让你暂停下来思考，并在需要时收集更多信息。这种能力如此有用，你可能认为其他动物也会拥有。围绕这一主题存在很多争议。通常人们依旧假设抽象思维需要某种形式的语言。难怪在猴子和海豚身上发现元认知的明显迹象，会让一些研究者激动不已。但是最近，研究者又在大鼠、蜜蜂，甚至蚂蚁身上发现了元认知的迹象。

然而，人类将元认知提升到了远超这些动物的水平。人类思维和动物思维最明显的区别在于人类的自我意识水平。比如，宠物狗可能在任何特定的时刻意识到许多感觉：它饿了，它可能是走了一大段路累了，厨房里飘来勾人的气味。它的主人同样能意识到这样的感觉，但还另外拥有凌驾于感觉层面之上的思考程序。作为人类，我们能知道，我们意识到自己正在接收基本的感觉信号；这让我们可以思考这些感觉和判断的准确性或者有效性。于是我们会想："走了这么远，我觉得很累，这是锻炼过后那种让人感觉愉快的疲累，但我还没累到今晚去不了酒吧。"

我们的大脑如何完成这些复杂的思考程序？对正在执行元认知任务的人进行脑扫描，你会发现，这种能力基于大脑前部的前额叶皮质，但你很难衡量一个人的元认知能力。比如，让一群人

做一套测试，然后问他们对自己的答案有多少信心，受试者解题能力的差异会极大地干扰他们的回答。所以，你衡量的到底是他们的解题能力，还是他们对自身解题能力的判断力？

有一个巧妙的测试可以区分二者。这是一个简单的视觉任务：向受试者出示深浅不一的灰色条纹图块，问他们哪个图块的颜色对比最鲜明。每次回答完问题，受试者都要评估自己有多少信心回答正确。关键在于，每组图块的对比度都是为受试者量身定制的，所以不管视力如何，每个人回答正确的概率都在70%左右。这意味着，对受试者的信心评估而言，唯一的变量是他们的元认知能力。测试结果证明，人们的元认知能力差别很大。

除了上述测试，受试者还接受了脑扫描，结果表明，元认知能力强的人前额叶皮质最前方的区域——所谓的"前前额叶皮质"——有更多灰质。这个区域就藏在你的额头后面。它和元认知能力有何关系？人类的"前前额叶皮质"更加发达，这可能意味着我们的自我意识和其他动物有着根本的区别。

元认知能力受损可能与精神分裂症之类的疾病有关，包括妄想和幻觉。这类患者的元认知的核心——"我知道我是我，我知道我在干什么"——出了问题。对元认知的深入理解有一天可以帮到患有这种疾病的人。我们每个人也都有可能通过训练提高自己的元认知能力，从而更准确地反思自己看见了什么，或者是否做出了明智的决策。

彻底失效的元认知能力

一种被称为"盲视"的神秘罕见病会导致元认知能力严重失效，这种病通常和脑损伤有关。实际上，盲视患者平时表现得就像完全看不见一样。但经过细致的测试，人们发现，他们能在无意识的层面上接收一些有关这个世界的视觉信息。比如，让盲视者猜测眼前的物体是什么，他们猜对的概率高于随机瞎蒙——虽然他们一向坚称自己什么都看不见。

会思考的不仅仅是你的大脑

这是一个艰难的上午。你上班迟到了，错过了一个重要的会议，现在你的上司很恼火。吃午饭的时候，你径直越过沙拉吧台，走向高糖食品。你控制不了自己——压力大的时候，大脑会鼓励我们寻求能抚慰心灵的食物。这算得上众所周知。但你可能不知道，真正的罪魁祸首也许不是你颅骨里的大脑，而是你另外的大脑。

是的，我没说错，你另外的大脑。你的身体包含一套单独的神经系统，它如此复杂，被称为"第二大脑"。从食道延伸到肛门，这套系统据估计包含约5亿个神经元，大约相当于大鼠大脑中的神经元数的5倍。你在有压力的时候那么想吃巧克力和饼干，背后的推手很可能就是这个大脑。

长期以来，人们以为嵌在肠壁内的肠神经系统的功能就是控制我们的消化。现在看来，它在维持我们的身体和精神健康方面也扮演着重要角色。这套系统可以独立运作，也可以和颅骨里的大脑合作；虽然你意识不到自己的肠子正在"思考"，但肠神经系统能帮助你感知环境中的威胁，进而影响你的反应。

审视人体内部，你肯定会注意到大脑及其顺着脊髓延伸的由神经元组成的分支。相比之下，肠神经系统低调多了，这套分布很广的神经网络藏在肠道的两层组织之间，直到19世纪中期才被发现。消化是个复杂的过程，安排一套专门的神经网络来监管它的运行合情合理。除了控制胃部搅拌、混合食物、协调肌肉收缩以促使食物在肠道中移动，肠神经系统还负责维持肠道内不同部位的生化环境，使其保持正确的pH值和化学成分。

但肠神经系统需要这么多神经元还有一个原因：进食是一件危险的事情。和皮肤一样，肠道必须阻挡可能带来危险的入侵者，例如细菌和病毒，防止它们进入人体。如果病原体侵入了肠道黏膜，肠壁中的免疫细胞会分泌炎性物质，并被肠神经系统的神经元探测到。然后，你的"肠脑"要么启动腹泻，要么通知颅骨里那个大脑——可能会决定让你呕吐，或者这两套程序同时启动。

不需要成为胃肠病专家，你也能察觉自己肚子里的这些反应，伴随激动、恐惧、压力之类的情绪，你的胃可能还会产生一些更微妙的感觉。现在我们知道，肠神经系统会影响大脑。事实上，沿着迷走神经——这条高速公路将你的大脑和很多身体器官连接起来，包括心脏——传递的信号有90%来自肠神经系统，而不是颅骨里那个大脑。

快乐因子

第二大脑和第一大脑有许多共同点。它同样由各种类型的神经元组成，会分泌一系列激素和大约40种类型跟大脑里的差不多的神经递质。事实上，人们认为，肠道内的神经元分泌神经递质多巴胺的量和大脑分泌的差不多。有趣的是，无论何时，你体内大约95%的神经递质5-羟色胺都来自肠神经系统。

这些神经递质在肠道里做什么？大脑里的多巴胺是一种和愉悦感以及奖励系统有关的信号分子。肠道里的多巴胺也是一种信号分子，比如，它会在神经元之间传递信息，协调结肠肌肉的收缩。5-羟色胺也会在肠神经系统中传递信号——

这种著名的"快乐"分子能防止抑郁，调节睡眠、食欲和体温。

这是否意味着肠道会影响情绪？肠道显然没有情绪，但它似乎会影响你脑子里产生的情绪。比如，当我们大嚼富含油脂的食物时，肠道发出的神经信号会让我们感觉愉快。

我们面对压力时的反应进一步证明了两个大脑之间的联系。你会感觉胃里"有蝴蝶在飞"，是因为血液在向肌肉转移，这是大脑触发的"战或逃"反应的一部分。不过，压力也会促使肠道分泌更多胃促生长素，这种激素不仅能减轻焦虑和抑郁，还能让你觉得饿。胃促生长素会刺激你的大脑释放多巴胺。在人类演化史上，胃促生长素缓解压力的效应可能曾经有用：冒险外出寻找食物的时候，我们需要保持冷静。事实上，我们的肠道和心理状态之间的关系进化到如此紧密，很可能是因为大量关于我们周围环境的信息都来自我们的肠胃。

我们对两个大脑的比较可以走多远？大多数研究者认为，二者的最大区别在于记忆。此外，我们所谓的"肠本能"或"肠反应"（直觉）并非源自肠道，而是源自你颅骨里的大脑。再者，第二大脑还缺乏意识和逻辑推理能力。不过说到情绪、决策和行为，我们的第二大脑的确扮演着至关重要的角色。

肠道细菌如何干扰你的大脑？

你肠道里的细菌比你全身的细胞要多得多，它们的总重量大致相当于你的大脑的重量。现在情况变得更清楚了：某些肠道细菌，也就是所谓的"精神益生菌"，能对你的情绪和行为产生正面影响。这些细菌的基因十分多样化，能制造出成百上千种化学物质，其中有很多会影响你的大脑。比如，可用于乳制品的鼠李糖乳杆菌能有效抑制动物的焦虑情绪，实验也显示，它能减轻小鼠的类强迫症行为。希望有朝一日，我们可以利用这些"精神益生菌"来治疗抑郁症之类的疾病。不过要发展成得到临床证明的治疗方法，我们还有很长的路要走。

什么是脑波？

你刚刚产生了一道脑波。哦，又有一道新的。还有一道！事实上，从你开始读这句话起，你已经产生了好几千道脑波。这些电波每分每秒都在我们的大脑里流淌，在我们走路、说话、思考、感觉的时候，这些电波让神经元得以传递信息。这些神经律动将你的所有体验编织在一起，你脑子里发生的所有事情几乎都离不开脑波，包括记忆、注意力，甚至智力。

那么，脑波到底是什么？尽管我们在日常闲聊中常随意提到这个词，但在神经科学领域，它是一个具有特殊含义的术语，指的是一组神经元的电活动所产生的有节奏的变化。大量神经元同时激发时，我们会看到这些变化以波的形式表现出来；因为多组神经元同时激发、沉默，然后再次激发。我们的大脑里时刻荡漾着许多脑波，每道脑波的振动频率各不相同，由此被划分为四个波段——α、β、θ 和 γ，每个波段关联一种不同的任务。

α 波的频率介于 8~12 赫兹之间，与我们的意识和注意力有关。β 波的频率略高于 α 波，关乎大脑对肌肉的控制和我们对周围的感知。频率更低的 θ 波与感知和记忆有关，而频率最高的 γ 波和我们的意识、注意力、感知有关，控制着储存在大脑里的信息的流动。最近有研究发现，我们睡觉时脑子里会出现一种波，被戏称为"莱娅公主波"，因为它们在大脑中的运动轨迹很像《星球大战》里那位公主的发型——这种波也许能帮助我们记住白天发生的事情。

你感觉不到这些脑波的活动，但它们的形象你不会觉得陌生。它们就是脑电图（EEG）上曲

脑波密码

注意你的语言。你的大脑对词语产生的独特反应可能暴露你的身份。听到特定词语，你的反应会与其他人听到这个词语的反应有细微差别。以"蜜蜂"为例，你的大脑中与这个词关联的含义同其他人大脑中的多少有些不同，听到这个词，你的脑子里会产生独属于你的一个电信号——有朝一日，这个独特的识别符或许可以取代密码，被用来验证你的身份。不过，目前脑波识别技术的可靠性还很低，比如，系统无法识别醉汉的脑波，咖啡因、疲惫，甚至剧烈运动，都可能影响脑波识别的结果。

折的波浪线，反映了大脑的电活动情况。现在我们知道，这种有节律的电活动是统合所有感觉信息的最佳方式。我们体验到的每一丝感觉都会触发大量神经信号，无论是毛衣带来的刺痒还是手机的振动。在电信号的狂风暴雨中，脑波能将一个刺激源——例如这页纸上的词句——引发的电活动同步到特定频率，让你的感受变得更加清晰；而接收其他刺激的神经元则以不同频率激发。这让脑细胞可以调至与特定任务相对应的频率，同时忽略其他不相关的信号，就像我们将收音机调至不同波长，搜寻想听的电台。

信号同步

我们已经知道，同一种感觉的不同方面——例如你看到的颜色和形状——由不同的脑区分别处理，然后被送往另一个地方完成整合；考虑到这些，信号同步的重要性显而易见。想象你正在看一个苹果。大脑中不同的细胞分别捕捉到"红色"和"圆形"这两种特征，但你看到的并不是一个红色的东西加一个圆形的东西——你眼前的东西只有一个。脑波有节律的活动确保了由一种感觉产生的所有相关信号同时抵达整合区域，方便接收这些信号的神经元对它们进行统一处理，将其重新整合为一种感觉。

脑波的特定特征，例如每道脑波节律的时间控制，会影响我们看到、听到和记住的东西。比如，不同神经元之间的同步程度决定了我们可以多么清楚地感知到图像的某个特质，比如亮度。脑波的另一个重要作用是处理记忆。低频的 γ 波会将

陈旧的记忆送往特定脑区，高频的 γ 波传递的则是有关当下正在发生的事情的信息。

重新调谐

脑波甚至可以解释精神分裂症之类的疾病。精神分裂症患者和普通人的脑波存在显著区别；患者的脑波要么在大脑中传播得不够远，要么彼此之间没有紧密同步。脑波不够同步可能意味着精神分裂症患者听不出自己的声音，这让他们觉得正在说话的是别人。

那么，我们能不能重新调整脑波，以帮助精神分裂症患者，甚至提高所有人的脑功能？研究者利用仪器实时监控受试者的脑波，结果发现，受试者能随意抑制或激发特定的脑波。这样的脑力训练不仅能增强 γ 波的能量，还能提高受试者在抽象推理能力测试中的成绩——可能因为这优化了信息在大脑中的传递过程。

大多数人的脑波是同步运作的，目前我们知道这一点就够了。脑波可能不会让你成为天才，但你的所有思想和你体验过的所有感觉背后都有它们。哦，又一道脑波……

谁最聪明？

我们认为自己的大脑比其他所有动物都出色。但这是怎么测量出来的？具体取决于你要测量什么。

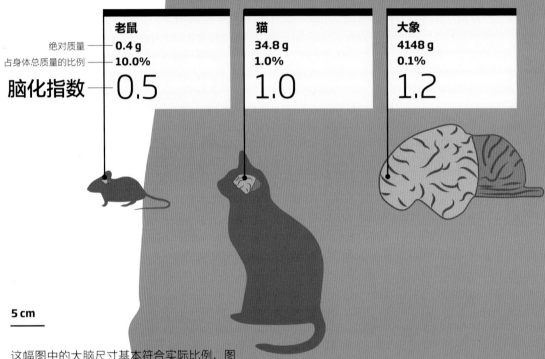

	老鼠	猫	大象
绝对质量	**0.4 g**	**34.8 g**	**4148 g**
占身体总质量的比例	**10.0%**	**1.0%**	**0.1%**
脑化指数	0.5	1.0	1.2

5 cm

这幅图中的大脑尺寸基本符合实际比例，图中的动物按照脑化指数（EnQ）从低到高排序。脑化指数衡量的是特定物种的大脑尺寸与预期的同体重的其他哺乳动物的大脑尺寸之比。如果某种动物的脑化指数小于 1，那么它的大脑尺寸小于平均值。按这种标准测量，人是所有动物中最聪明的。人类的脑化指数达到了 7，这意味着我们的大脑尺寸是体形相仿的其他哺乳动物的 7 倍。

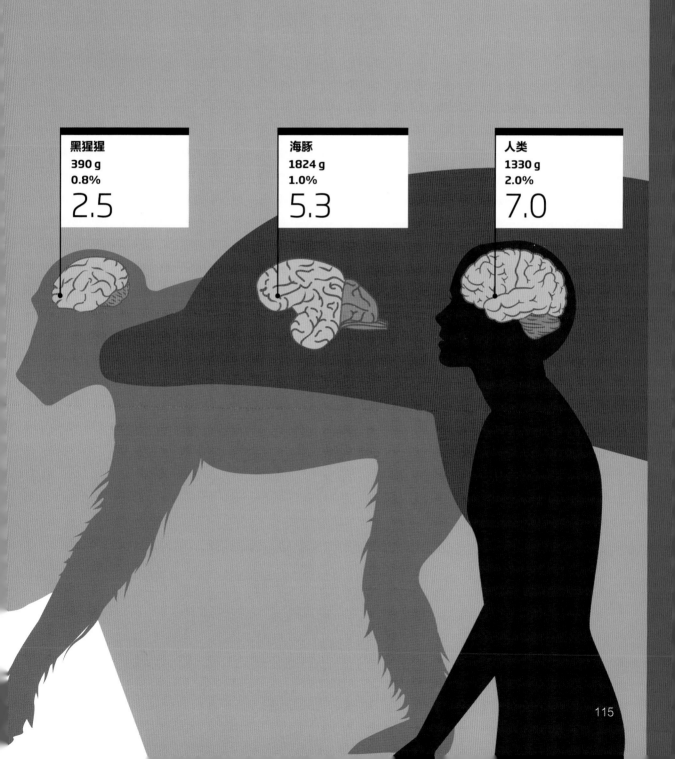

黑猩猩
390 g
0.8%
2.5

海豚
1824 g
1.0%
5.3

人类
1330 g
2.0%
7.0

提升思考能力的工具

思考可能是艰苦的工作，但思想者不必孤军奋战。几百年来，为了让思考变得更容易，哲学家们发明了一系列工具。有些只适用于非常特殊的情形，例如微积分和概率论；另一些适用情形更广泛。

最著名的思考工具可能是"归谬法"，字面意思是"通过归纳展现命题的荒谬"。给出一个主张或假设，以之为出发点推出荒谬或者自相矛盾的结论。比如，顺势疗法宣称，水能"记住"自己溶解过的物质；要揭露其荒谬之处，可以指出自来水中溶解了数百万种不同的物质。归谬法是哲学家丹尼尔·丹尼特推崇的顶级思考工具之一，丹尼特认为归谬法是"理性探究的撬棍"。

"斯特金定律"是丹尼特偏爱的另一种思考工具。这个名称来自科幻作家特德·斯特金，他认为自己擅长的文学类型遭到了批评家不公平的诽谤。"他们说：'这里面90%的作品都是垃圾。'"他抱怨道，"呃，其实他们说得对……但任何东西都有90%是垃圾。"斯特金定律适合用来评价学科、思想流派，或者艺术形式。要是你挑不中那优秀的10%，还是放弃为妙。

丹尼特推荐的另一种思考工具是"奥卡姆剃刀"，它能让我们的思维更敏锐：如果简单的解释说得通，就不必编织复杂的。这只是一个经验法则，但在科学领域却被证明非常有用。有个很好的例子：太阳系日心说模型认为地球和其他行星围绕太阳公转，地心说则用许多小轨道绕大轨道运行的复杂而精巧的系统来解释行星如何绕地球运转，最终前者取代了后者。

除了奥卡姆剃刀，还有奥卡姆扫把。请不要把这两个概念弄混。"奥卡姆扫把"指的是一种不诚实的思维花招，刻意忽略不利于自身论点的事实，希望读者不会注意到。但你需要提防的花招不止这一种，很多谬论的推广者会用这些花招给自身论点营造可信的氛围。"当然"策略就是其中很重要的一种。无论何时，在讨论中遇到"当然"这个词，请停下来想一想。作者通常希望你不假思索地掠过去，仿佛他声称的事毋庸置疑，或者答案不言自明。但事实往往截然相反。你还应该警惕反问句。根据丹尼特的说法，虽然反问句以问号结尾，但并不希望有人回答。反问句泄露此人想走捷径的迫切心情。

发现谬论

哲学家斯蒂芬·劳也发现了几种可能导致我们误信谬论的花招。他警告人们，要小心"打神秘牌"的策略。有的人说不通道理的时候就会举起神秘的大旗。比如，为了维护超自然的信念，他们可能会说："可是，科学和理性解释不了这些事情。"（接下来往往会引用莎士比亚的《哈姆雷特》中的句子："霍拉旭，天地之间有许多事情，是你们的哲学里所没有梦想到的呢。"）听到这样的说法，你就应该敲响警钟。

"走极端"也是一种应该警惕的策略。如果某个人在争论中被逼到了墙角，他可能会转而质疑理性本身。他或许会说："但理性不过是另一种信念。"这种"走极端"的策略会将所有信念——无论是牛奶能让你飞起来，还是乔治·布什实际

上是埃尔维斯·普雷斯利（猫王）假扮的——拉低到同一层面，这样一来，它们似乎要么都是合理的，要么都不合理。劳说，但你可以肯定，离开这间屋子以后，如果可以，这位仁兄还是会用理性来帮助自己，理性仍是他生活的基石：他相信汽车的刹车不会无故失效，生病的时候也会找对症的药来吃。

想要变得更聪明，我们还能做些什么？丹尼特认为，犯错很重要。"错误不仅带来了学习的机会，重要的是，这是学习或者创造真正的新事物的唯一契机。"在《直觉泵和其他思考工具》一书中，丹尼特这样写道。他说，要把犯错变成好事，关键在于不要隐瞒，尤其不要对自己隐瞒。犯错的时候，别急着否认，你应该学会鉴赏自己的错误，把它当成一件艺术品反复把玩，在某种意义上，错误的确是艺术品。面对错误，你的基本反应应该是："嗯，这样的事我不会做第二次！"

思想实验

有的实验无法在现实中进行，但我们可以把它放到脑子里去完成。这样的思想实验是人类思想的能量和范围最令人印象深刻的呈现方式之一，并且历史悠久。其他呈现方式各有缺点。

古希腊人做过一些数学方面的思想实验，现代的思想实验常见于物理学领域。最早的物理学思想实验出自伽利略之手，讨论的是大小不同的石头被丢下去时掉落的速度。

最著名的思想实验是"薛定谔的猫"，它既是死的又是活的，它的命运取决于一个放射性原子的衰变。埃尔温·薛定谔设计这个思想实验是为了展示对量子力学的某种解释有多么不可思议，后来这种解释在现实中得到了实验证明。

16 岁的爱因斯坦提出了另一个著名的思想实验：他想象自己和一束光并肩奔跑。后来他说，这段奇妙的旅程在他心中播下了狭义相对论的种子。

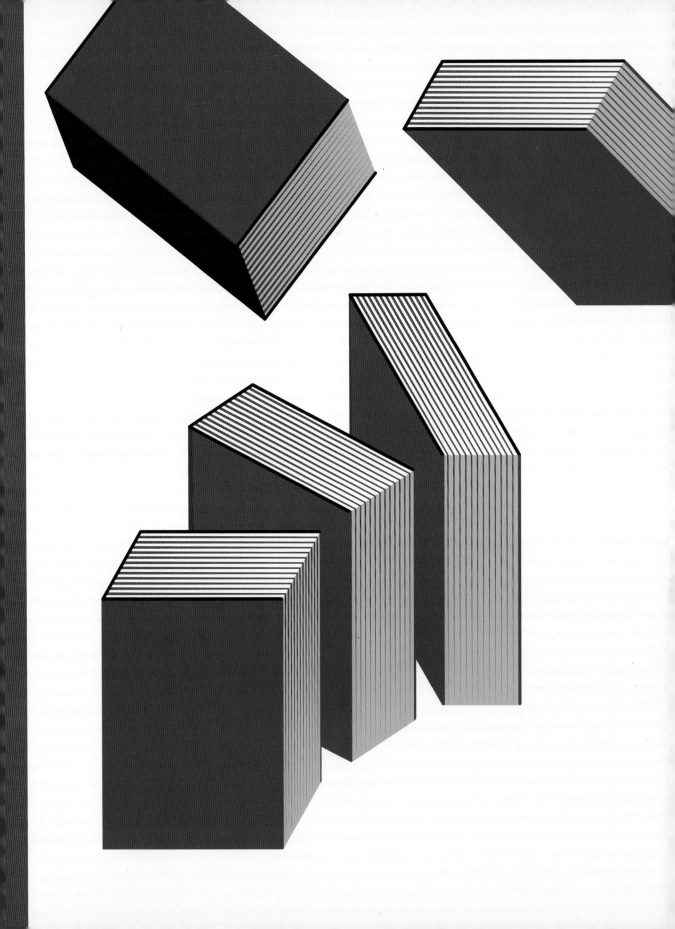

07

记忆和学习

我们如何回忆过去？

如果没有记忆，你无法进行有意义的对话，也做不了简单的饭菜。你将永远被困在当下，无法计划未来。记忆是我们身份与人格的核心。我们看看克莱夫·韦尔林的案例——脑部被感染以后，这位专业的音乐家无法形成记忆。他在日记中记录了无数不连续的碎片，标记着他那被困在无穷"当下"的人生。"我醒着。""我有意识。"他反复写道，常常以为自己刚从昏迷中醒来。

记忆是个谜。它可能意味着很多琐事：昨晚你把牙刷放在了哪里，你母亲的生日是哪天，"湿疹"这个词怎么写，贝多芬四重奏中大提琴的部分该怎么演奏。为什么只有某些事情能进入我们的记忆库？古希腊哲学家柏拉图有一个著名的比喻，他认为记忆就像一块蜡版，初生婴儿的蜡版一片空白，慢慢地，我们一生中经历的事都会在上面留下痕迹。直到过去一百年，研究者才发展出可以从客观的角度研究记忆的技术，从对我们记单词的能力的测试到晚近的脑成像技术，不一而足。

从这些研究可以清楚地看出，不同于柏拉图描述的蜡版，人类记忆由多种不同的元素组成。如果你想知道一段记忆能维持多长时间，那么看起来至少有三种不同的存储机制：感觉记忆、短时记忆和长时记忆。我们也可以根据存储信息本身的类型及其被唤醒的方式对记忆进行分类。

感觉记忆

在一个生命体的一生中，它的眼睛、耳朵和其他感觉器官时时刻刻都在接收信息，并将这些信息传给神经系统进行处理。外部信息被我们的感觉器官捕捉到以后，感觉记忆库会将这些信息保存片刻，形成稍纵即逝的印象。比如，你能挥舞烟花在空中写字，正是因为烟花的运动轨迹会在我们的视觉系统中留下短暂的印象。

怀旧性记忆上涨

在你的记忆里，你生命中哪个阶段最生动？事实证明，随着年龄的增长，我们更可能想起从青春期到刚成年那段时间发生的事，胜过在那之前和之后的任何阶段。这是为什么？这种"怀旧性记忆上涨"现象的存在可能是因为，我们通常会在这个时期遭遇一些情感方面的重要事件，例如与伴侣相遇、结婚生子；除此以外，一些影响我们人生走向的关键事件也发生在这一时期，例如开始工作、大学毕业或者背包环游世界。

感觉记忆被认为以电活动的瞬时模式储存在负责感觉和知觉的脑区。随着电活动消失，这些记忆通常也会消散。但在这些电活动消失之前，它们能提供关于这一完整感觉体验的详细描述，其中某些相关的信息片段可能会进入短时记忆，再由工作记忆进一步处理。

短时记忆和工作记忆

你拨某家餐馆的电话时在脑子里记下了这个号码，这时候你依赖的是自己的短时记忆。这套信息暂存机能将大约7条信息存储15到20秒，但多次复述这些信息可以帮助你延长其保存时间。

短时记忆和工作记忆关系紧密，很多时候这两个术语可以互换，但二者也有区别：短时记忆指的是对刚刚获取的信息的被动存储和唤醒，而工作记忆指的是涉及处理信息的主动过程。比如，短时记忆或许能帮你记住某人刚才说的话，但工作记忆能让你将这句话倒着重复一遍，或者摘出每个单词的第一个字母。

长时记忆

重要的或者有用的信息会被转入大脑的长期储存设施。你的生日、电话号码、车牌号和你母亲的婚前姓都存放在这里。这些记忆可能存续多年，甚至一生，尤其是那些非同寻常、振奋人心或者容易引起强烈情绪的事情。比如，你很难忘记"9·11"事件，或者戴安娜王妃逝世。

我们脑子里的长时记忆似乎是以意义的形式存储的，比如，如果你试图回忆一段时间以前的信息，你可能不记得确切的词句，但能很轻松地想起它的要点。长时记忆可能采取多种形式：语义记忆关乎你对事实的了解，例如巴黎是法国的首都；情景记忆或自传体记忆是你个人体验的集合，例如一次特别的火车旅行；程序记忆是一种无意识记忆，例如，知道怎么做像系鞋带或者骑自行车这样的事。这些不同类型的长时记忆都被织入了脑细胞之间的联结网络。

你一直在同时利用所有这些类型的记忆。和朋友一起沿街散步的时候，你聊起了上周末做的事情；你的大脑产生大量感觉记忆，关乎你体验到的鸟儿叽叽喳喳的叫声和你这个朋友说话的声音。你朋友提到的地名和谈话中的其他细节都会进入你的短时记忆库。不需要任何有意识的努力，程序记忆引导你完成了走路所需的每一个动作，甚至还让你伸手抓了抓自己的鼻子。你可能还从长时记忆中提取了一些细节，例如你想起自己去过正在讨论的这个地方。不过几年以后，这场谈话多半不会留在你的记忆里——除非当时发生了令人震惊的事，比如遭遇抢劫，或者目击了一场车祸。

记忆在大脑里长什么样？

在"哈利·波特"系列图书和电影里，记忆是能用魔杖从头上抽出来的银色的丝絮状东西。电影《头脑特工队》里的记忆则是存放在大脑里的架子上的发光小球。但现实中的记忆是什么样？你的大脑如何从外界获取信息，然后将其储存起来，以备未来取用？要找到这些问题的答案非常困难。

20 世纪 60 年代，研究者利用海蛞蝓做了一些早期的关于记忆的开创性研究。这种生物体长可达 1 英尺，而且拥有和体形相配的巨大的神经元。海蛞蝓神经元的直径可达 1 毫米，是哺乳动物大脑里最大神经元的 50 倍。这样的尺寸让人们得以观察新记忆形成时这些细胞中会发生什么。从本质上说，这个过程始于电脉冲穿过神经元内部，导致化学物质释放，这些化学物质能跨越神经元之间的空隙，或者说突触，这可能会激发第二个神经元。等海蛞蝓学会对某个刺激做出简单反应，它的一部分突触也得到了强化。现在，第一个神经元产生的电脉冲变得更容易激发第二个神经元。研究证明，这个过程是所有拥有神经系统的动物产生记忆的基础。

但我们的问题依然没有得到回答。人类大脑包含了约 860 亿个神经元，其中每一个都和 1000 个左右的同类相连，这给了我们约 86 万亿个突触。在我创造一段记忆的时候，哪些突触会得到强化？现代神经科学领域最悲伤的故事之一让我们在回答这个问题的道路上迈出了一大步。1953 年，为了控制严重的癫痫症状，亨利·莫莱森做了个手术。他癫痫的根源在海马体——位于大脑两侧的一对

结构。医生切除了他的海马体，这对莫莱森影响极大。他无法形成长时记忆，所以下半辈子都需要别人照顾。但他的案例对神经科学的影响同样深远——手术破坏了莫莱森的一部分大脑功能，却保留了另一部分，我们从中学到了很多。

莫莱森似乎保留了手术前的大部分记忆，这意味着，虽然海马体对新记忆的形成至关重要，对记忆存储却影响不大。他的短时记忆也没有受到影响——信息在他脑子里能存留 15 到 30 秒，但不会更久。莫莱森的案例也揭示了长时记忆的一些重要的细分领域：他仍能学习一些身体技能，比如骑自行车，但无法就自己遇到的事情形成新的记忆，也无法学习新知识。

制造记忆

对那些同我们的个人生活和精神生活密切相关的记忆来说，海马体似乎非常重要。但要在大脑中形成一段记忆，我们需要的不仅仅是海马体。大脑皮质——大脑的最外层——掌控着我们复杂的思想和对外部世界的感知，它也在大脑制造记忆的过程中扮演着关键角色。比如，昨天你看到了一朵玫瑰，于是你停下脚步，闻了闻花香。这个事件由位于大脑侧面和后方、负责视觉和嗅觉的皮质的特定部位处理。如果你在今天回想这段体验，大脑的这些区域会被重新激活。同样，脑扫描结果表明，无论受试者是第一次看见一幅图片，还是在之后按照要求回忆这幅图片，他大脑皮质中亮起来的都是同一片区域。

对莫莱森大脑的研究表明，短时记忆——

比如闻一朵玫瑰——和海马体无关。但要是出于某个原因，你创造了一段存续时间超过半分钟的记忆，你大脑皮质的相关区域与海马体之间的联系就会加强。所以，海马体连接着大脑皮质的多个不同区域，帮助我们将同一段记忆的不同方面黏合在一起。这项能力有助于解释记忆的一个特征——当你想起某次经历的一个方面，它的其他方面也会自然而然地蹦进你的脑子。比如，听到广播里的一首歌，你可能会想起自己第一次听到它时的情景。

于是我们看到了这样一幅图景：记忆是一个不连续的物理实体；因为彼此间的连接加强，神经元一同激发，形成了这张庞大的蜘蛛网；它的脉络穿过大脑皮质的不同部位，并深入海马体，而海马体是大脑记忆库的守护者。

为了更深入地探索记忆的形成过程，研究者们利用电极来窥探海马体。他们发现，神经元只有在认出某个特定事物（一个地方、一个人、一件物品，诸如此类）时才会被激发。这一发现因为"詹妮弗·安妮斯顿神经元"而广为人知，因为参与研究的某个患者大脑里的电极恰巧挨着一个神经元，只要看到这位女演员的照片，那个神经元就会被激发。认人本该是视觉皮质的工作，它是怎么激发海马体内的神经元的呢？

辨认

这位演员在不同情况下的模样——侧面、不同发型、灯光下等——由视觉皮质中的不同细胞负责辨认。而另一方面，海马体里的詹妮弗·安妮斯顿神经元不在乎她长什么样，它们的判断是二进制的——她要么在那里，要么不在。即便只听到或者看到她的名字，这些细胞都会被激活。她变成了一个抽象的概念。

这两套系统是这样啮合的：要形成一段在特定场合看到詹妮弗·安妮斯顿的持续性记忆，大脑皮质里的神经元必须激活海马体里的"概念"神经元。如果你在埃菲尔铁塔观光时巧遇了安妮斯顿，那么你海马体里的詹妮弗·安妮斯顿神经元和你海马体里的埃菲尔铁塔神经元将会被同时激活，这会加强二者之间的联系，让这两个概念形成长期关联。

所以我们可以认为，记忆是概念的集合，这也暗示了它们是构建思想的基本模块。毕竟，要是你脑子里没有茶的概念，也没有喝茶、爱茶的记忆，你又怎么会要求别人给你泡一杯茶呢？

似曾相识

大部分人都体会过那种诡异的似曾相识的感觉。那不仅仅是一种"我见过这东西"或者"我做过这件事"的感觉，它令人不安，像是历史重演——尽管你明知这不可能。人们曾经以为，似曾相识的感觉源自大脑中的神经信号不同步，或者时间知觉紊乱。但近期研究表明，这种感觉来自大脑的记忆检查系统，当你真正的经历和你以为的你的经历发生了冲突，似曾相识的感觉就会出现。

记住还没发生的事

说起思维活动，我们很容易将记忆想象成某种精神自传——一本只属于你自己的私密之书。比如，想重温第一天上学时的恐慌，你只需要吹掉封面上的灰尘，翻到相应的页面就行。但这个想法有一个问题。那本书的内容为什么那么靠不住呢？这不只是因为我们总是忘记关键的细节，还因为我们很容易"记住"一些从未真实发生过的事情。如果你相信记忆的目的是记录过去，这些缺陷就让人费解，但要是记忆有着完全不同的目的，这些缺陷就讲得通了。

记忆研究者逐渐意识到：也许人类演化出记忆，目的不仅在于铭记过去，还让我们得以揣测将来可能发生的事？直观来看，这个想法有其道理。比如，假日将至，你想象自己去海边旅行，你会从记忆中提取以往去海边游玩的经历，构建一个熟悉的场景，然后往里面填充细节。这类精神之旅的素材可能就来自你的记忆。

支持这种观点的科学依据不断增加。越来越多的证据表明，回忆过去与想象未来之间存在紧密的联系。比如，失忆者也会失去想象未来的能力。一个名叫 K.C. 的患者让更多人知道了这种观点。1981 年，K.C. 的大脑在一场事故中受到损伤，失去了记忆，他的情景记忆出现了一个很奇怪的问题：他记得很多客观事实，却忘记了自己的所有过去。研究者还发现了另一个问题——他无法思考自己的未来。

研究者开始摸索记忆和预想未来之间的其他联系。另一个名叫 D.B. 的患者遇到了和 K.C. 差不多的问题。他心脏病发作，造成脑部缺氧，之后他的情景记忆被清空。他知道自己在什么地方工作，也知道那是一家什么类型的公司，却不记得工作中经历的任何一件事。他能理解和未来有关的抽象概念，比如，全球变暖必将成为一个严重的问题，却无法想象自己的未来。

预测机

通过观察记忆健全者回忆过去、想象未来时的脑部活动，成像研究帮助我们揭示了这两个过程。出乎意料的是，在大脑层面，这两个过程几乎没有区别。无论受试者是在回忆还是在想象一段普通的经历，例如一场生日宴、一次户外烧烤或者一次迷路，他们产生的脑活动的模式总是十分相似。有趣的是，并没有哪个脑区只在你回忆过去时才被点亮。

这意味着，在你的大脑里，你个人的过去和未来息息相关。预测未来可能不是记忆的主要功能，但是它的基本功能之一。从演化的角度来说，这样的模式自有道理。很难想象个人的记忆本身在演化中有什么用处，但要是能记住去年冬天饥寒交迫的经历，你更容易意识到，在下一个冬天到来之前储存食物大有裨益，或者更愿意将一部分谷物当成种子撒进地里，而不是将它们全部吃掉。和那些无法回望过去、预测未来的人相比，你活下来的概率更高。事实上，我们很难想象，文明怎么能从无法描摹未来的头脑中发展出来。

过去和未来的紧密联系也解开了一部分长久以来困扰我们的记忆之谜。如果我们演化出记忆是为了帮助我们想象和规划未来，那么记忆的

工作机制应该体现这个功能——事实的确如此。我们的记忆并不是关于真实发生的事情的完美回放：你有可能不记得自己前天穿了什么衣服，或者用什么样的杯子喝过咖啡。但是如果有人要求你必须提供细节，那你几乎肯定能想起来一些。

这似乎是情景记忆的一般性工作机制。我们会记得一些零散的体验，然后将它们重新组织成一段关于发生过的事情的看似可信却未必可靠的陈述。如果记忆的主要功能之一是将过去的碎片以新颖的方式重新组合，以预测未来，那么这样的构造就是有意义的。

似乎每次思考可能的未来时，我们都会把自传的书页撕成碎片，再将这些碎片拼贴成新的场景。这个过程是远见和独创性的关键所在，但牺牲了记忆的准确性，因为不断打碎和重组必然磨损记忆。

虚假记忆

我们为什么能够如此轻松地构建一段虚假的记忆？这仍旧是个谜。我们所有人的记忆都是可塑的，容易以某种方式被污染或者增补。记忆的不可靠性在实验室研究中得到了证明。如果你看到一份单词表，上面有"累""床""打瞌睡""枕头"等字眼，你很容易记起表上也有"睡眠"这个词，尽管它并不在上面。要是换个无关的词，例如"黄油"，你就不会犯同样的错。这很好地证明了记忆的建构性。我们记得要点，而不是详尽的细节。

矛盾的是，遗忘症或者阿尔茨海默病患者在这类测试中的表现往往优于记忆健全的人。这听上去令人费解——为什么记忆受损的人在某些记忆测试中表现更好？但如果我们的记忆天生擅长记住事物的大体轮廓，然后随兴发挥，填满剩余的空间，这样的"失误"就容易理解了。虚假记忆根本不是什么缺陷，而是正常、健康的记忆带来的副产品。

不能遗忘会怎样？

生命中的某些事情你最好忘掉。不幸的是，对极少数人来说，遗忘是他们梦寐以求的奢侈。成年后的每一天在他们的记忆中都清晰无比，包括每一个细节。只要你说一个日期，他们就能立刻回到那一天，描述自己身在何方，做了什么事，当天有什么新闻。

这种神奇、罕见的能力也伴随着代价。拥有这种天赋的人被锁在了令人筋疲力尽的记忆循环之中——就像观看一部永不散场的电影。一个名叫 A. J. 的女士清晰地记得自己青春期以来每一天发生的事情。随便说出一个 1980 年以后的日期，她能立即倒转时光，描述自己当时身在何方。就算她想忘，也忘不掉。A. J. 表示，不断的记忆重现耗尽了她的心力，负面记忆在她的脑子里盘桓不去。他们为什么会记得这么多事呢？

这种超常记忆力的根源可能藏在正常记忆的任何一个步骤里。一般来说，记忆的形成分为三个阶段：编码、存储和检索。新记忆起初只是神经元网络中突触的暂时激发。当你唤醒一段记忆，同样的神经通路被重新激活。这种情况发生的次数越多，大脑会认为这段记忆越重要，它越可能转化为长时记忆，具体表现为神经元之间形成永久连接。每当你唤醒这段记忆，神经元之间的连接都会得到强化，让它变得更容易检索。大脑中潜在的突触连接如此之多，从理论上说，它能储存无数长时记忆。那我们为什么不能记住所有事情呢？

通过研究 A. J. 这样拥有超级自传体记忆（Highly Superior Autobiographical Memory，简称

你为什么不记得自己还是个宝宝时的事？

很少有成年人能记得自己三岁生日以前的事情，这种现象被称为"童年失忆症"。你可能以为自己记得这一时期的事，不过这些记忆常常不准确，或者只是基于其他人告诉你的故事的虚假记忆。

但我们的确记得那段时期的很多其他事。事实上，婴儿期是学习的关键时期——比如，我们开始学习运动和交流，探索自己的好恶。那我们最初的自传体记忆为什么没以同样的方式留存下来呢？这得怪你新长出来的脑细胞。对小鼠的研究表明，幼童脑细胞里新生成的神经元太多了，以至干扰了长时记忆的存储。

HSAM）的人的大脑，人们了解到许多有关一般记忆机制的知识。一种理论认为，超级自传体记忆者的记忆形成过程同样分为三个阶段，只是和我们这些普通人相比，他们的效率更高。但还有另一种更有趣的可能性：我们的大脑用一套机制帮助我们忘记那些无须记住的事；超级自传体记忆者之所以拥有超常的记忆力，是因为他们大脑里的这套机制失效了。有一点正变得越来越清晰：拥有正常、健康的记忆不光意味着你能记住重要的事情，更重要的是，你能忘掉其他东西。

为什么？如果一套系统能记录所有细节，而且容许你随时访问其中的信息，那它势必带来巨大的混乱。我们会遗忘是因为大脑发展出了这样的机制来清理无关或过时的信息。有效的遗忘是健康运行的记忆的重要组成部分。

遗忘的益处

事实上，记忆大半关乎遗忘。明天你或许还对今天的一次对话记得很清楚，但一周之内，你就会忘记其中很多信息；一年以后，那次对话可能已经从你的记忆中消失了。我们的大脑会抛弃它接收到的大部分感官数据。这也是一件好事。我们的感觉器官时时刻刻都在接收来自外部世界的信息，要是不丢弃其中绝大部分，重要的想法就会被淹没在无用的背景噪声的海洋中。

遗忘的方式有好几种。有时候我们会抛弃过时的信息，例如旧的电话号码，或者上周吃了什么。由于检索和使用信息会加固信息在记忆中的地位，我们的大脑大胆假设，抛弃检索次数过少的信息是安全的。遗忘的另一种方式是心不在焉，比如，我们不记得自己把钥匙放在了哪里，因为我们的注意力投向了别处。

每种遗忘策略都自有其目的，遗忘帮助我们过滤掉了那些平凡、混乱或者过时的记忆。我们想要记住的是现在的电话号码和今天停车的位置，而不是以前的老号码和上周停车的位置。

为什么有的人比其他人更容易记住一些无关紧要的事情？这可能是一种与生俱来的能力，但更可能和心理习惯有关。研究发现，超级自传体记忆者获取记忆的能力并不比普通人强——他们并非更优秀的学习者，但他们更擅长存储记忆。这种能力或许源自他们对过去发生的事情的习惯性甚至强迫性回顾。2016 年的一项研究发现，超级自传体记忆者常常表现出类似强迫症患者的强迫性行为。如果你将我们用来唤醒记忆的神经通路看作花园里的小路，这个问题就容易理解了。如果不加打理，小路就会杂草丛生，无法通过。但如果你总是习惯性地唤醒记忆，这就像清理小路上的杂草，在未来的日子里，你更容易以更快的速度检索到这些信息。

最主要的是，遗忘对拥有良好记忆极为重要。下次当你因为忘记一个名字、一次约会或者你自己的电话号码而骂自己的坏记性时，别忘了，大脑是在设法帮你。

怎样记住一切？

记忆大师的大脑并不特殊，智商也不比别人高，他们只是善于利用工具来辅助记忆。比如，你可以创造一座"记忆宫殿"，每个房间都装满了唤起记忆的物品。只要能记住你在这座宫殿里的行进路线，你就能记住任意数量的随机信息。

你可以试着用下面这种方法记住 π 的小数点后前 15 位。为了帮助你记住它们，我们为每个数字分配了一位"形象代表"。

1	蜡烛	6	高尔夫球杆
2	天鹅	7	旗帜
3	心	8	墨镜
4	帆船	9	气球
5	钩子		

很简单吧？现在我们列出 π 的小数点后前 15 位：
3.141592653589793。
为了进一步降低难度，我们把这些数字分成五部分，每个部分代表你家里的一块特定区域，里面藏着三个数字：

A	141	厨房台面和水槽
B	592	厨房墙壁和门口
C	653	客厅书架
D	589	客厅餐桌
E	793	客厅电视和沙发

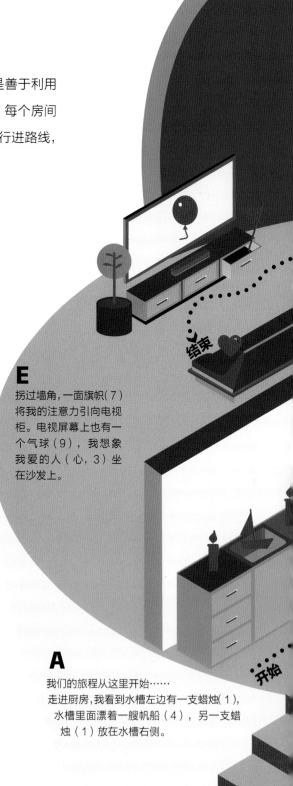

结束

E
拐过墙角，一面旗帜（7）将我的注意力引向电视柜。电视屏幕上也有一个气球（9），我想象我爱的人（心，3）坐在沙发上。

A
我们的旅程从这里开始……
走进厨房，我看到水槽左边有一支蜡烛（1），水槽里面漂着一艘帆船（4），另一支蜡烛（1）放在水槽右侧。

开始

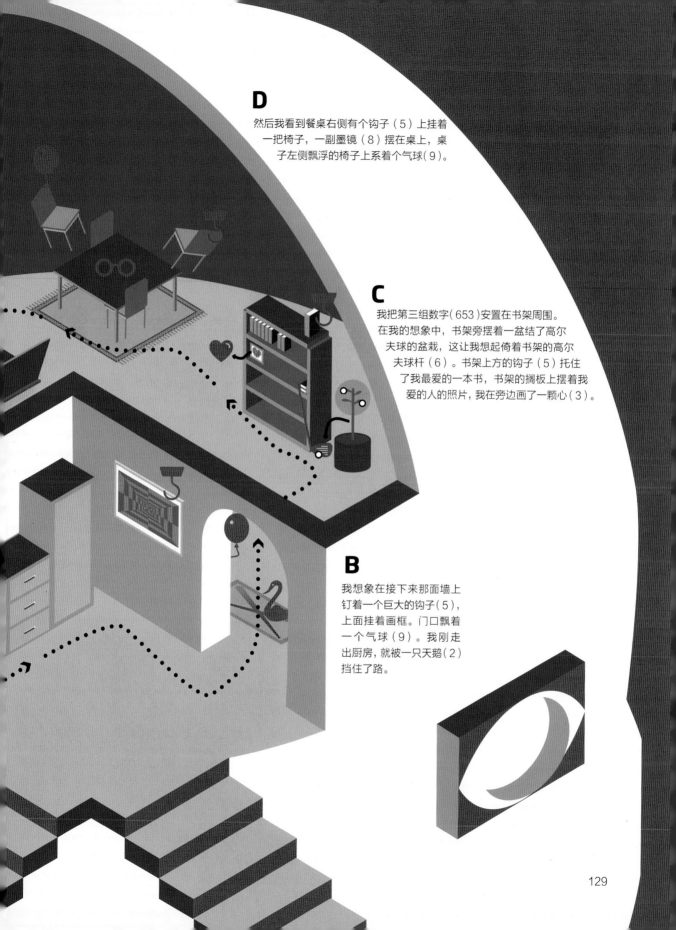

D

然后我看到餐桌右侧有个钩子（5）上挂着一把椅子，一副墨镜（8）摆在桌上，桌子左侧飘浮的椅子上系着个气球（9）。

C

我把第三组数字（653）安置在书架周围。在我的想象中，书架旁摆着一盆结了高尔夫球的盆栽，这让我想起倚着书架的高尔夫球杆（6）。书架上方的钩子（5）托住了我最爱的一本书，书架的搁板上摆着我爱的人的照片，我在旁边画了一颗心（3）。

B

我想象在接下来那面墙上钉着一个巨大的钩子（5），上面挂着画框。门口飘着一个气球（9）。我刚走出厨房，就被一只天鹅（2）挡住了路。

增强你的记忆力

在这个网络搜索引擎丰富易用的年代，无限的信息触手可及，你很容易觉得好记性已经过时了。当然，要是你正在备考或者学习新技能，又或者只是想记住五花八门的密码，那你肯定知道，情况并非如此。事实上，大部分人都想拥有好记性。

那我们该怎么增强自己的记忆力呢？

首先要记住：提升大脑的硬件和软件有很大差别。换句话说，通过某些技巧增强记忆力相对容易，但如果你想改变大脑的硬件连接，那完全是另一回事。以工作记忆为例，这是大脑最重要的基础功能之一。你所知道和记得的一切，无论是事件、技能，还是令人着迷的事实，都必须通过工作记忆开启其存储之旅。那工作记忆能升级吗？

很长一段时间，人们认为，工作记忆能力就像智商一样，基本不会改变，它主要取决于基因和胎儿在孕早期的发育。但 2000 年以后的一些研究发现，这套系统或许并非全无弹性。研究表明，工作记忆背后的神经系统似乎会在训练中成长，例如要求受试者记住一系列的点在网格中的位置。

更重要的是，这些研究还发现，工作记忆训练会引起与该训练并不相关的认知能力的提升。比如，接受过这类脑力训练的儿童在智商测试中的得分跃升了 8%。脑力训练项目因此销量暴涨。但后来的一些研究给这些发现泼了冷水。现在很多研究者质疑，除了提高工作记忆测试的分数，这类训练是否真能带来其他好处。

最重要的是，要可靠地提升关乎记忆的生物硬件是一件相当困难的事情，如果不是完全不可能的话。更糟糕的是，脑损伤、药物滥用和酗酒都能轻而易举地损害我们的记忆。但也有好消息：你可以通过很多途经来最大限度地发挥自己的记忆潜力。

记忆冠军

普通人与记忆冠军之间的区别更多在于方法，而非脑力。对年度世界记忆锦标赛冠军的研究表明，并没有证据可以证明这些人的智商特别高，或者大脑配置和普通人不同。不过在记忆的时候，他们大脑里有三个区域会被激活，这三个区域在运动、导航的相关任务中会亮起来，但在简单的记忆测试中通常不会。这可能是因为他们采取了一种策略：将需要记忆的事物沿一条在脑中可见的路线安置（见第 128 页"记忆宫殿"）。这种"轨迹记忆法"在至少两千年前由古希腊人发明，几乎所有顶级记忆者都采用它。你需要想象一条自己熟悉的路线，比如在家里转一圈，或者走路去上班，然后将需要记住的信息与这条路上的地标相关联。接下来你需要在脑子里重新走一遍这条路，"看看"与每个地标相关的物品，进而检索出原始信息。

记忆冠军还有别的什么窍门吗？ 2005 年 11 月，中国商人吕超创造了一项世界纪录：他背出了圆周率小数点后 67 890 位。他花了一年时间来记住这些数字，单单把它们流利地背一遍都需要 24 小时以上。和大多数杰出的记忆者一样，吕超使用了一系列记忆术。

大部分记忆术基于精简或者细化的原则。

记忆奇迹

有些记忆冠军的确拥有大部分人无法效仿的才能。一个世纪以前，俄罗斯记者所罗门·舍雷舍夫斯基因其记住长串数字和词语的惊人能力被广泛研究。他看起来毫不费力：只需学习 3 分钟，他就能背出 50 个数字的序列，正着背、反着背都行。研究发现，除了记忆术，联觉也帮了舍雷舍夫斯基的大忙，让他可以混淆不同类型的感官信息。对他来说，每个数字都拥有不同的人格——1 是身强体壮的骄傲男性，2 是元气满满的女子，诸如此类，其他单词的发音也伴随着鲜明的颜色和味道，这些都会增强它们在大脑里留下的印象。

顾名思义，精简记忆术减少了需要记忆的信息。为了记住一长串数字，记忆专家或许会给从 0 到 9 每个数字指派一个辅音，通过这种方式将数字串转化为每组 4 个字母的一串组合，然后审慎地在辅音之间添加元音，将这些字母组合转化为单词——这种记忆术被称为"语音系统"。然后，他们可能会给每个单词配一个图案，将它们嵌在一条熟悉的路线上，或者创造一个故事来安放这些记忆。以后你重走这条路线，或者复述这个故事，就能唤醒相应的图像，然后将其解码为对应的数字。类似的方法还能帮你记住一串随机的词语，甚至能让你看一遍就记住一副扑克牌的顺序。

这听起来可能有点复杂，但大多数人都使用过类似的窍门。比如，像"Roy G Biv"这样的首字母缩写帮助孩子们记住了彩虹的颜色，完整的句子是"约克的理查德开战了，但这是白费力气"（Richard of York gave battle in vain）。此外还有字钩法。你可以为数字分配一个易于记忆的、押韵的词：1 是衣，2 是儿，3 是伞，诸如此类。接下来你可以给每个词分配一个容易记住的图案，想记住一串数字，你只需要记住这些图案组成的序列。

增强记忆力的方法还有很多，例如积极地详细阐述或复述信息，以新的方式组织信息，或者试着向别人解释你正在学习的东西。不过请不要过度沉迷。这些技巧或许能帮助你记住特定信息，却无法提高你在日常生活中的记忆力。记忆冠军在比赛中的表现的确让人惊艳，但他们在日常生活中可能和我们这些普通人一样健忘。

测测你的记忆力

下面这套题能测试五种不同的记忆技巧。请准备一只秒表和一张白纸，每次只做一道题。请在规定时间内读完题目，合上书页，在纸上写下你记得的东西。不要作弊哟！

---

1 语言

请花 4 分钟时间学习下面右栏的 10 个巴斯克语单词，然后合上书页，在纸上写下这些巴斯克语单词及其对应的中文含义。每写对一个词得一分。

中文	巴斯克语
白色	zuri
今天	gaur
七	zazpi
腿	hanka
奶酪	gazta
你好	kaixo
房子	etxea
床	ohe
冷	hotza
苹果	sagar

2 名字

从 1797 年 3 月到 1865 年 4 月，美国先后出现了 15 位总统。你有 5 分钟时间来记住他们任职的顺序，每记住一个名字及其位置得 1 分。

1　约翰·亚当斯
2　托马斯·杰斐逊
3　詹姆斯·麦迪逊
4　詹姆斯·门罗
5　约翰·昆西·亚当斯
6　安德鲁·杰克逊
7　马丁·范布伦
8　威廉·亨利·哈里森
9　约翰·泰勒
10　詹姆斯·波尔克
11　扎卡里·泰勒
12　米勒德·菲尔莫尔
13　富兰克林·皮尔斯
14　詹姆斯·布坎南
15　亚伯拉罕·林肯

---

3 标志

你有 2 分钟时间学习对应下列字母的埃及象形文字。每答对一个符号得一分。

4 数字

给你 3 分钟时间，学习下面这串由 20 个数字组成的序列，然后请尽量以正确的顺序写下你记得的数字。每写对 1 个数得 1 分，直到你犯错为止。

7	3	6	6	1	0	7	2	4	8
2	0	6	5	1	8	4	7	0	2

看看你得了多少分，答案参见第 276 页

你有 2 分钟时间记忆下面这 9 张扑克牌和它们所在的位置。每记住 1 张扑克牌的花色、数字和位置得 1 分。

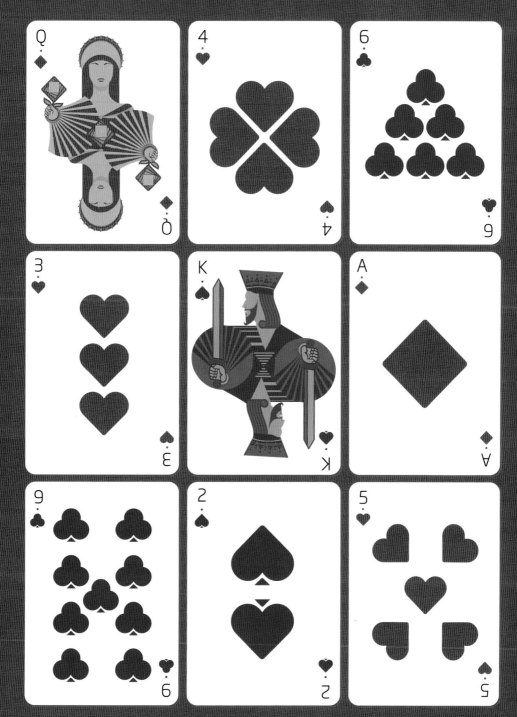

我们如何学习？

你的大脑天生就会学习。事实上，从你出生前几个月开始，只要你醒着，你的大脑就在学习。你在子宫中学会了辨认气味和音乐，以及母语的发音和你母亲的嗓音。

学习是你获取和存储有用（和无用）信息和技能的过程。不过，在这个过程中，我们大脑内部实际上发生了什么？

在大脑处理信息的过程中，新的连接不断形成，旧的连接被打破；连接相邻神经元的突触一部分得到成长和加强，另一部分则萎缩了。这就像在热门目的地之间修建新的铁路，同时拆掉旅客稀少的废弃旧路。在我们学习新事物的过程中，创造新连接比打破旧连接更重要。对大鼠的研究表明，这种"重新连线"的过程可能很快——大鼠只需要几个小时就能学会一项技能，例如钻过一个洞来获取食物奖励。在这个学习过程中，大脑的某些区域，尤其是海马体，会长出新的脑细胞。

不过，要想巩固新形成的神经回路，你得反复使用它。这个过程很大程度上可以归结为"髓鞘化"——某条神经回路受刺激的次数足够多，就会长出一层脂肪膜。这层膜能加速信息传导，提高神经回路的工作效率。

那么，学习和记忆的最佳方法是什么？上过学的人应该都比较熟悉这个答案：集中注意力，调动工作记忆，然后积极回忆学过的知识。这些训练能强化你大脑里的新连接。有意识地将新信息和你已知的东西联系起来，会让大脑里的连接更加稳定，降低它因使用次数不足而萎缩的概率。

终身学习

学习这事会伴随我们一生，但成年人要学点新事物为什么就那么难？好消息是，这种衰退看起来和生理因素无关。主要的原因似乎在于，我们用来学习新事物的时间少了；而且，我们学习时的热情和专注程度也比不上普通的孩子。这个问题如果无关生理因素，也许可以部分地归结为完美主义。学习某项运动技能时，例如打高尔夫球，成年人更容易关注动作细节。但孩子们通常不那么注重细节，他们会在实践中学习如何让球飞往自己想要的位置。当成年人像孩子那样学习，他们学起技能来会快得多。

同样的情形似乎也适用于信息获取。作为成年人，我们的脑子里已经形成了大量"捷径"，让我们可以跳过细节。我们时时刻刻都在"猜想"，很多情况下——例如在一个不熟悉的车站买火车票，我们都会无意识地利用过往的经验，快速推测接下来可能发生的事情。但我们依然保有像孩子那样学习新事物的能力，这意味着，如果能抵抗走捷径的诱惑，我们有可能学到比现在多很多的东西。

但我们与生俱来的学习欲来自何方？它的目的又是什么？掌握了基本的生存技能，例如走路、说话等，我们为什么还想学习更多东西？当你可以无所事事地做白日梦，为什么还要阅读这本书？

为了解释为什么人类可以从学习新知中获得

什么时候才算晚？

就算你的学生时代已经完全过去，只要肯付出一点努力，你的记忆力依然可以表现很好。一位在科学报告中被称为 JB 的退休高中老师就取得了非凡的成就，他从 58 岁开始训练自己的记忆力，现在他能准确背诵约翰·弥尔顿的《失乐园》，这部史诗一共有 60 000 个单词。

在此之前，JB 并未表现出任何记忆方面的超常素质，他甚至没有借助记忆术。他能背下整部《失乐园》，全靠意志力和超过 3000 小时的日常练习。只要付出足够的时间和努力，其他很多人也能达到类似的成就。正如人们所说，学习永远不嫌晚。

极大乐趣，神经科学家引入了"食讯动物"这个术语。有人认为，我们用于了解世界的神经通路连接的大脑中的快感网络，与海洛因之类的药物激发的快感网络是同一套。信息如何让你觉得飘飘欲仙？关键可能在于一种名叫"μ–阿片受体"的化学受体，它存在于某些脑细胞的表层。和其他阿片受体一样，μ–阿片受体能被海洛因、吗啡或者天然的内啡肽激发，它存在于负责调解痛苦和快感的脑区。人们还在负责处理感觉信息和记忆的脑区发现了 μ–阿片受体。这些区域的神经通路的初级部分负责处理颜色之类的基本信息，高级部分则涉及有意识的认知；越往后走，聚集在神经通路附近的 μ–阿片受体越多。

当大脑试图诠释它收到的信息，无论是物品的图像、纸上的词句，还是鸟的啼鸣，这些区域会被激活。在这种情况下，刺激 μ–阿片受体的内啡肽会被释放出来，为你带来愉悦。除此以外，由于 μ–阿片受体的数量沿着神经处理通路增长，勾起最多回忆、蕴含最多意义的信息会带来最大的愉悦感。为了获得这样的奖励，你孜孜不倦地浏览新的信息。

获取信息带来的愉悦会减弱吗？会，如果是重复的信息。重读一本书带来的刺激小于第一次阅读，除非你第一次根本没读懂。就在你"灵光一闪"的瞬间，内啡肽被释放出来；在此之前，你会很乐意回到同一个主题。和成年人相比，儿童需要更多时间才能找到"灵光"，所以他们有那么大的热情去一遍又一遍地听同样的睡前故事。

驾驭知识的力量

知识超越了记忆，构成了你对所在世界的丰富理解。吸收信息碎片并在它们之间建立联系是大脑最有用的功能之一。但知识到底是什么？事实如何被储存、组织，以及在需要时调取？

知识不仅仅是信息。就连我们已知的大脑最小的物种之一秀丽隐杆线虫都会尽最大努力搜寻有关周围环境的信息，从而最大化自己生存繁衍的机会。不过，据我们所知，秀丽隐杆线虫，或者说除人类以外的任何物种，都不会思考宇宙的起源。按照我们的理解，要获取知识，就得对信息进行提炼，形成一套在不同时间和背景下都行得通的解释。知识使我们能以创造性的方式应对全新的情况。

阅读这篇文章——权衡其真实性、观点和理由——无法给你带来一顿美餐，也不能增加你对潜在性伴侣的吸引力（也许只能产生间接的效果）。不过，脑成像研究表明，我们在回答一些琐碎的问题时，与我们对食物和性的反应有关的脑区会亮起来，这意味着，对我们来说，知识是与之类似的基本奖励。

人类最初是怎么爱上知识的？确切的细节我们可能永远无从得知。但不难看出，对知识的热爱如何推动我们作为个体和物种获得成功，赐予我们生存和繁荣发展所需的工具——通常是字面意义上的，比如刀片和火。所以，在某种意义上，我们沉迷于知识是因为它曾为我们带来莫大的好处。直到今天，从日常生活到技术进步的前沿，知识仍滋养着我们。

知识与其说关乎你存储的信息，不如说关乎你如何将这些信息组织起来，形成关于外部世界的丰富而详细的认知，这种认知将你知道的各种事物联系起来。显然，这个过程依赖于记忆，尤其是存储关于物体、地点、事实和人的一般信息的记忆类型，我们称之为"语义记忆"。比如，知道巴黎是法国的首都属于语义记忆，但关于周末你去巴黎度假的记忆却不在此列。例如，看到一条狗，你脑子里关于狗的其他信息碎片会自动激活：它们的模样、气味、声音和动作，狗是由狼驯化而来的事实，以及你对狗的感觉。

标签系统

关于大脑如何完成分类储存这一壮举，我们知之甚少。有人提出，大脑里有一个"枢纽"，它会给我们知道和遇到的每一件事物分门别类地贴上标签，使我们可以将相关事物联系起来。这个枢纽可能位于大脑的前颞叶。语义性痴呆患者的前颞叶受到了严重影响，他们会逐渐忘记与词义和物品有关的知识，但他们的技能和自传体记忆会保留下来。实验表明，如果利用电磁脉冲暂时麻痹受试者的前颞叶，受试者会叫不出物品的名字，无法理解词语的含义。

没有这套系统，我们花费大量时间也弄不清楚事物之间的关系。比如，你正在制作一幅拼贴画，发现胶带用完了，你怎么会想到可以用胶棒来代替呢？胶带和胶棒的形状、颜色和用法并无相似之处。你需要一个陈述来指明类别的相似性。

所以，我们关于这个世界的知识来自大脑中那个庞大的信息库，以及与之配套的标签系统，

用来检索和链接信息。但这个信息库会不会过载？这是一个常见的说法：知识目录不断增长，会超过单个大脑的承载能力。

知识的上限

好消息是，我们的大脑能储存的知识似乎是无限的。据我们所知，还没有人用光过自己脑子里的存储空间。不过，在当今世界，我们面对的原始信息数量无疑远远超过任何个体的处理能力。人类大脑里大约有 860 亿个神经元，借助大约 86 万亿个突触勾连成一张迷宫般的网络。这意味着大脑能储存的信息量在 1000 万亿（1 拍）字节左右，相当于 1 台内存为 1 万亿（1 太）字节的顶级笔记本存储容量的 1000 倍。这样的类比当然很容易。创造知识远远不止吸收数据那么简单，你的大脑也不是容量为 1 拍的空的记忆棒。如果是，你肯定会退货，因为上传数据的速度慢到令人失望。

要弄清人类个体的大脑能储存多少知识，有个障碍：我们从未填满过任何一个大脑。在大脑的处理能力达到上限之前，我们总会先遇到时间限制。以精通多种语言的亚历山大·阿圭列斯为例。他已经能熟练使用 50 多种语言，他说："如果能让我完全自由地分配时间……我想我能学会 100 种语言。"但这是以牺牲他生命中其他所有事情为代价的。

我们不应该因大脑可怜的带宽而感到沮丧。随着时间的流逝，人类知识的数量和复杂度都增加了，而我们获取知识的手段也在进步，从口头语言到书面语言，再到印刷术和如今的互联网。面对大量的信息，阻碍我们进步的不是大脑能够储存的知识数量，而是其质量。

你会不会知道得太多？

这是生活中一个永恒的谜团：为什么你越来越不容易想起刚被介绍给你的人的名字？年龄越大，我们的认知能力衰退得越厉害，这是个显而易见的事实，对吗？研究结果似乎也支持这个判断：随着年龄的增长，我们在认知能力测试中的得分在下滑。

但有些专家并不认同这个结论。他们认为，导致测试分数下滑的罪魁祸首其实是我们一生中积累的知识。根据他们的说法，我们的认知效率会随着年龄增长而变差，并不是因为大脑日渐萎缩，而是因为它被填得太满了。年纪越大，你脑子里积累的"心理词典"就越厚，检索需要的时间也就越长。学习增加了大脑必须处理的信息量，这必然会影响我们在认知测试中的表现。

动物会遗忘吗？

每天早晨你都会去公园里散步，顺便带点面包喂鸽子。日子一天天过去，你渐渐将那些鸟儿当成鲜活的个体，甚至开始给它们起名。但鸽子会记得你什么？晚上睡觉之前，它们是否会亲切地想起你？又或者在它们的小脑瓜里，你的脸一片空白，和在公园里溜达的其他人并无区别？这些问题看似异想天开，但要想了解其他生物的内心世界，知道它们的记忆很关键。

如果将记忆定义为存储和回应过去发生的事件的能力，那么就连最简单的生命体都满足这个标准。比如，在物体表面缓慢爬行的黏菌团似乎会留意气候变化的时机，预测干旱期即将来临后，它们会减缓移动的速度——哪怕干旱并未如期而至。

驱动力

大约5亿年前，伴随着最早的神经元的出现，记忆变得更加复杂；因为信息能以电连接的形式储存在神经系统之中。接下来的几亿年里，不同的力量驱使各种生物的大脑进行演化，发展出越来越高级的记忆技能，动物王国因此涌现出了五花八门的记忆大师。

比如，年轻的黑猩猩在涉及记数字的任务中可以击败成年人类。数字 1 ~ 9 出现在触摸屏上的随机位置，受试者被要求记住每个数字及其对应的位置。靠着照相机式的记忆力，年轻的黑猩猩能比人类受试者更准确地记住数字的位置（但成年黑猩猩的表现没有这么好）。

在深水里过完冬天以后，迁徙的天竺鲷仍能

迷失在当下

黛安娜·范德伦是世界顶级的超长距离跑者之一。在一次比赛中，她花了 22 天跑了超过 1500 千米。其中有几天她跑步的时间长达 20 小时。范德伦从小就擅长运动，但她令人难以置信的耐力似乎部分源于她糟糕的短时记忆。为了治疗癫痫，她接受过脑部手术，导致短时记忆受损。

范德伦经常记不住自己跑了多久，有时估计的时长会比实际时长少 8 小时。记不住自己跑了多久，这似乎让她免受困扰其他跑步者的疲惫感的影响。也许，当其他人被路上的各种细节干扰，诸如你经过了哪里，要去哪里，范德伦却进入了一种类似禅宗的境界，这让她可以跑得更久，却不会感觉那么累。

记住自己在繁殖季产卵的地方，它们会游回原来的位置，误差不超过半米。很多动物都能学会走迷宫，比如蜥蜴、蜜蜂和章鱼。鸽子拥有优秀的视觉识别能力，能学会辨认一千多种不同的图像。它们甚至能学会认人，哪怕你换了衣服，它们也不会弄混。

心理时间之旅

这类技能让人印象深刻，但不符合我们关于情景记忆的经验，情景记忆能让我们沉浸在特定事件中。鸽子也许能学会将你的脸和食物联系在一起，但它大概不会记得上一次和你见面的情景，而你却可能回忆起你上次去公园的种种细节。这个区别非常重要，因为人们认为，情景记忆让我们得以想象和规划未来。长久以来，人们一直认为心理时间之旅这种能力专属于人类；但是现在，某些迹象表明，少数其他动物可能也拥有"逃离现在"的能力。

其中最具说服力的证据来自西丛鸦。这种鸟能根据过往的经验学会预判其他鸟类的行动。如前所述，如果西丛鸦发现有其他鸟看到它在埋藏食物，它之后会折返回来把食物换个地方藏，以免被别人偷走。但只有被偷过食物的西丛鸦才会有这样的举动，这意味着它们借鉴了过往的记忆。类似研究表明，倭黑猩猩和红毛猩猩也拥有心理时间之旅的能力。

我们再来看看桑蒂诺。瑞典菲吕维克动物园的这只黑猩猩会搜集、藏匿石块，用来砸游客。这样的行为离不开预谋，而预谋依赖于情景记忆。

考虑到能够想象未来会带来生存方面的诸多益处，其他生物表现出这种初级的心理时间之旅的能力也不足为奇。

关于动物记忆的另一些线索来自大鼠，它们会将外部世界的地图储存在海马体中。研究表明，不同的地点由大鼠海马体内不同的神经元小组处理，大鼠在迷宫里奔跑的时候，这些神经元小组会依次激发。接下来，完成对环境的探索以后，大鼠在睡觉时，它们的大脑会重播之前激发的序列，仿佛梦见了自己跑过的路线。这个过程被认为能巩固记忆，延长其存储期；不久前人们首次在人类大脑里检测到了类似过程。扫描研究还表明，大鼠睡觉的时候，它的脑子会重播可怕的记忆。

但这并不意味着动物的记忆能和我们的匹敌。情景记忆取决于许多不同的因素，尽管某些动物可能会表现出一定的预见性，比如在面对食物的时候，但只有人类展示了足够的能力和灵活性，让我们得以想象未来的各种可能。桑蒂诺或许能谋划怎么藏石头去砸游客，但没有能力谋划一场成功的"越狱"。

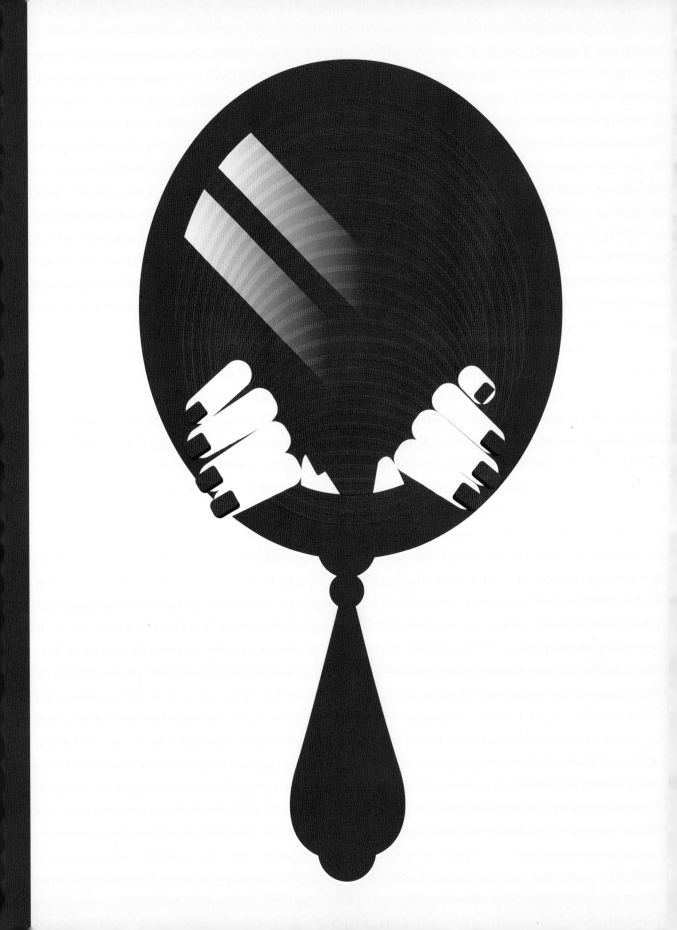

08

自我

你是谁?

当你醒来,它就在那里;当你入睡,它便悄然隐退,或许会在梦中重新出现。你感觉自己被拴在一具身体里,只能从内部拥有、控制、感知这个世界。这种对人格同一性的感受会随着时间的流逝而延伸,从最初的记忆开始,经由此时此地,延伸到想象中的未来。所有这些被连缀成一个连贯的整体。这便是我们的自我感。

这种直觉式的自我感是一种毫不费力的、基本的人类体验。几千年来,人类一直在思考自我的本质。真的存在一个自我吗?或者那只是一种错觉?如果自我真实存在,那它是什么?我们在哪儿能找到它?关于这些问题,不同的哲学传统给出了截然不同的答案。一种极端是佛教的"无我"概念:你不过是思想和感觉的短暂集合。另一种极端观点则认为,自我作为一个独立的"场",能和大脑互动,甚至控制大脑。如果非要说的话,现代科学更倾向于佛教的观点。我们的自我感并不是独立的实体,而是来自大脑中目的各异的流程。

身体和精神

一些基本要素撑起了我们的自我认知。其中一个要素是,我们拥有一个身体自我——我们栖居在一具身体里,它是我们主观意识的居所。我们可以在镜子或照片里认出自己。第二个要素关乎精神自我,包含了我们的个人特质、记忆,以及我们对世界的独特看法。自主感,或者说对自身行为的意识,在你的身体自我和精神自我之间架起了桥梁。它将身体自我的动作归因于精神自

假如自我是一种错觉?

几乎没有比自我感更难让人放手的东西了。每个人都是控制自身命运的个体,这样的观念支撑着我们的大部分存在,从个人的生活方式到国家的法律。我们对待他人的方式在很大程度上也取决于这样的假设:他们拥有和我们一样的自我感。

发现这条深植于我们心底的真理可能是至高秩序的烟雾和投影无疑令人震惊,不过让我们客观地想一想。关于我们内在的生活,有很多被我们视为天经地义的东西——从视觉感知到记忆——都只是大脑的精心构建,自我也不过是这种错觉的另一个组成部分。而且,就算自我是一种错觉,它似乎也很好地满足了我们的需求。

我，让我们知道我们的思想控制着我们的行动。现在，神经科学家已经能准确定位这些要素背后的一部分大脑活动。比如，身体自我感似乎集中于大脑的颞顶叶皮质。它整合来自各个感觉器官的信息，创造出一种具身感，即感觉自己处于特定地点的特定身体之中。

不过，要是视野更广一些，我们就能清楚地看到：自我感不是由大脑中的某一特定区域创造出来的。事实上，如果你将形成自我感所需的东西列个清单，你会发现几乎每个脑区都参与了。所以，自我感是大脑的绝大部分区域共同创造出来的。

无处不在和无处可寻

有一个模型认为，自我是一种"包含型等级系统"。这意味着自我更高级的功能，例如自我意识，依赖其低级功能，比如对环境的基本认知。所以，大脑最新演化出来的负责高级功能的区域——大脑皮质，离不开"爬行动物脑"提供的更原始、更直觉、更情绪化的功能。在大脑中，自我似乎无处不在，却又无处可寻。

仔细审视的话，关于自我的很多常识性的信念都会开始瓦解。其中一个基本信念是，自我是不变和连续的。这并不是说我们一直保持不变，而是说，今天的"我"和十年前的"我"以及未来的"我"是同一个人。但在生存过程中，我们的信念、态度和情绪都会经历极大的变化。今天你可能大发雷霆，明天你又心满意足，体验这两种状态的是同一个自我。

事实上，我们用来定义自身的很多东西，例如说中文、爱吃巧克力、生性乐观，甚至拥有意识，都是可变的状态，它们的消失并不会影响自我的本质。但接下来，情形变得令人困惑：为什么这样一个"最小的自我"应该占据我们在人生中赋予它的核心地位？

自我障碍

各种精神障碍让我们清晰地看到，看似坚不可摧的自我感也可能遭到侵扰。比如，精神分裂症患者有时候会产生错觉：自己的一些体验和想法是别人或者别的东西植入他们大脑里的。在某种意义上，这是一种自我障碍，因为他们在做一些事情，却不觉得这些事是自己做的。

就连我们关于自身经历的叙述——儿童长大成人，然后变老——也是从自传体记忆的库存中提取信息，精心构建的，很容易出错。研究表明，我们每次回忆自己过去的一段经历，都会以不同的方式描述那些细节，进而改变我们的"自我"。

所以，看似坚固恒定的自我一直在改变。我们持有相反信念的唯一原因是，大脑成功地蒙住了我们的眼睛。有的思想者甚至走得更远，他们宣称，所谓的自我根本不存在，那只是一种错觉。

意识真的牢牢地附着于身体?

闭上眼睛问自己:我在哪里?不是地理意义上的,而是存在意义上的。大多数时候,你会回答,我在自己的身体里。归根结底,我们透过自己的眼睛以独特的第一人称视角凝视这个世界——而且认为这天经地义。

如果你知道这种栖居在身体里的感觉是大脑不断营造出来的,也许你就不会这么乐观了。虽然你的确栖居在自己的身体里,但这并不意味着你的自我感必须以身体为边界。通过一些操纵感觉的实验,我们可以探索大脑如何为自我的栖居之所划定或更改边界。观察这种情形最简单的办法之一是借助一个实验。这个实验如今已经成了神经科学领域的一个传说,即橡胶手错觉。

橡胶手的诡计

实验设计十分简单:用一块板子挡住受试者的一只手,并在他们面前的桌子上放一只橡胶手。接下来,轻轻抚摸受试者藏起来的那只手,同时让他们看见橡胶手正在被抚摸。这会让受试者感觉那只橡胶手就是他们的手。

为什么会这样?大脑整合各种感觉,创造出我们身体自我的不同面向。在橡胶手错觉实验中,大脑需要同时处理触觉、视觉和本体感觉——对身体各部位的相对位置的内在感觉。为了解释接收到的相互冲突的信息,大脑将橡胶手当成身体的一部分。这意味着,大脑为自我勾勒的边界可以轻松拓展,以容纳异物。而且,自我在身体以外的漫游不会止步于此。

交换身体

一群瑞典研究者设计了一个实验,让你离开自己的身体,进入一具真人大小的人体模型。他们在模型的眼睛那儿安装了摄像机,将它"看到"的画面传到受试者佩戴的头戴式显示器上。模型的视线对着自己的腹部。当研究者同时抚摸模型和受试者的腹部时,很多人会将模型的身体当成自己的。受试者的脑部扫描显示,他们额叶和顶叶的某些区域被激活了,这意味着他们对自己身体所有权的意识发生了变化。

这是怎么回事?对猕猴的研究告诉我们,这些脑区有整合视觉、触觉和本体感觉的神经元。人们认为,只有当触觉和视觉信号同时出现在身体周围的空间中,人类大脑里的这类神经元才会被激活,这意味着它们参与构建了我们对身体所有权的意识。想要篡改这种感觉,你只需要篡改大脑收到的信息。虽然这项实验操纵了我们对身体所有权的意识,但藏在人体模型"里面"的人依然拥有第一人称视角——他们的自我仍栖息在一具身体里,尽管这具身体并不属于他们自己。那么,自我有没有可能彻底抛弃身体,四处游荡?

灵魂出窍

借助某些手段,你的自我甚至可以离开身体,悬浮在半空中。在一项研究中,受试者被要求平躺下来,通过头戴式设备观看一个和自己长得差不多的人被抚摸背部的视频。与此同时,安装在床上的机械臂会以同样的方式抚摸受试者的背部。

受试者描述的体验，比起仅仅观看另一个人的身体被抚摸的视频，浸入感要强烈得多。受试者感觉自己悬浮在自己的身体上方，还有几个人体验到了一种非常奇怪的效应。尽管实际上所有受试者都是脸朝上平躺着，但有一部分人感觉自己脸朝下悬浮着。另一部分人反馈说，他们正在俯瞰自己的身体。

之后研究者利用磁共振成像扫描仪重复这个实验，结果表明，当受试者说自己正悬浮于体外的时候，他们大脑里一个叫颞顶联合区的区域会出现异常反应。这让人联想到之前对一些脑损伤患者的研究，这些人都曾体验过灵魂出窍的感觉，他们的症状也和颞顶联合区有关。大脑中这个区域和其他研究者认为与身体错觉有关的区域有一个共同的特征：帮助我们将视觉、触觉和本体感觉与来自内耳的信号整合起来，这些信号赋予了我们平衡感和空间方位感。这进一步证明，大脑整合各种感觉刺激的能力在定位自我这项任务中起了关键作用。

理解大脑如何玩这个花招，是理解大脑如何整合自传体自我的第一步。自传体自我是一种认为作为实体的我们，从有记忆的过去到想象中的未来，始终不变的感觉。

感觉自己拥有一具身体并栖居其中或许是自我意识最基本的一个方面，它为自我那些更复杂的方面提供了基础。似乎是身体催生了自我。

独一无二的我

请回想你最早的记忆，然后再想象一下你临死那天。你刚刚审视的也许可以被称为你的"自我跨度"，或者你称之为"自我"的实体存在的时间。对你来说，这之前和这之后都是虚无。

这有点令人不安。物质和能量的简单的排列组合是如何创造出主观的自我感的？自我感必定是你大脑里所有神经元的集体财产，在你一生中的大部分时间里，它都与你同在，等到你去世，它就会彻底消散。但一团神经元为什么会产生自我感？这种主观的感觉能不能移植到另一团神经元里？这些问题可能永远都是个谜。

你有精神病吗？

你担心过自己可能患有精神病吗？你可以利用下面的题目测试自己的精神状态，它们的设计者是牛津大学的心理学家凯文·达顿。注意，这不是医学诊断！请记住，如果你担心自己可能患有精神病，你很可能没有。

阅读下面的句子，按照你赞同 / 不赞同的程度做出回答。"非常赞同"得 3 分，"赞同"得 2 分，"不赞同"得 1 分，"非常不赞同"得 0 分。然后算出总分，查阅说明，看看你在精神病谱系中大致处于何种位置。

		0	1	2	3
1	我很少提前做计划，我是个随性的人。	○	○	○	○
2	只要不被抓住，就可以欺骗同伴。	○	○	○	○
3	如果有更好的选择，取消长期存在的约定也没关系。	○	○	○	○
4	看到动物受伤或者受苦，丝毫不会让我感到困扰。	○	○	○	○
5	开快车、坐过山车和跳伞都很吸引我。	○	○	○	○
6	我不介意把别人当垫脚石来得到自己想要的东西。	○	○	○	○
7	我很有说服力。我总能说服别人按照我的心意行事。	○	○	○	○
8	我擅长完成危险的任务，因为我能快速做出决策。	○	○	○	○
9	我能轻松应对别人无法承受的压力。	○	○	○	○
10	如果我能骗到谁，那是被骗的人有问题。他们活该。	○	○	○	○
11	大多数时候，如果事情出了纰漏，那都是别人的错，不是我的。	○	○	○	○

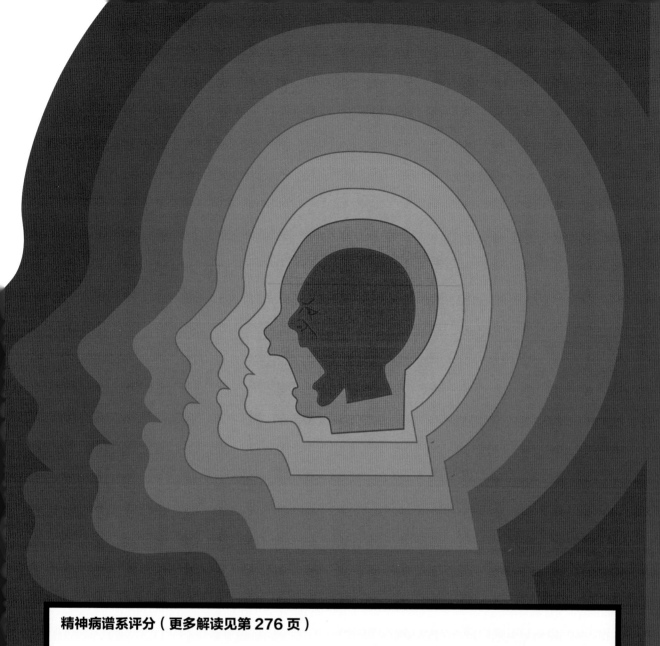

精神病谱系评分（更多解读见第 276 页）

0–17

低。你是一个温暖、有同情心的人，具有强烈的社会责任感和道德感。

18–22

一般。你既不羞怯也不鲁莽。你能做到换位思考，但并不容易受人影响。

23–29

高。你果断、自信、为达目的不择手段。对你来说，只要能办成事，对错并不重要。

30+

很高。你应该担心吗？不一定。说起精神病患者，很多人会立即想到汉尼拔·莱克特。但患有精神病并不意味着你是个连环杀手——你甚至不会犯法。

是什么让你成为你？

你是派对动物，还是更爱待在家里读书？你是会为养老金储蓄而焦虑，还是一发薪水就花个精光？面对生活中大大小小的事件，每个人都会有自己独特的反应。这些区别源自何处？

人格是个很容易理解却很难度量的概念。多年来，心理学家尝试了各种体系，现在最常使用"大五"模型来捕捉个人思想和行为一般模式的主要维度。这个模型概括出五种人格特质：开放性、尽责性、外向性、宜人性和神经质（或情绪稳定性）。为了评估这些，调查者给出了一系列陈述，让受试者回答自己对这些陈述的赞同程度，比如说"我是派对动物"（评估外向性）或者"我忧心某些事情"（评估神经质）。

你在人格特质测试中的得分体现了你在特定情况下的行为倾向。比如，神经质衡量的是一个人的负面情绪及其控制负面情绪的能力，在这一项得分低的人，面对危险时往往更镇定。在开放性上得分高的人往往更具想象力，较少受到现实的束缚。

你跟别人打交道的态度会表现在宜人性得分上：你是值得信赖的、谦虚的人，还是自负的、爱输出观点的人？尽责性衡量的则是，你是惯于自律、遵守规则，还是惯于先动手再动脑子。

每种人格特质都各有利弊。宜人性能让你更受欢迎，但可能无法给你带来商业上的成功。外向者往往有更多性伴侣，也更可能获得职业上的成功，但也更容易进医院和离婚。

尽管大五模型已经得到了普遍的认可，仍有人对它抱有疑虑。首先，受试者的得分并不能很好地预测他们在现实压力下的行为以及这些行为将带来的后果。更重要的是，我们逐渐意识到，人类的人格特质远不止五种。这个模型漏掉了很多特质——所有在社交中不受欢迎的那些，例如攻击性、疏离感、残忍和操控欲。要衡量一个人的权谋倾向，我们需要引入第六种人格特质：诚实－谦卑。

另一个大问题是，这些人格特质是否容易改变。大部分人认为，人格是构成我们的不可或缺且不会改变的一部分——也许是我们称之为"自我"的那个东西的本质。1887年，心理学家威廉·詹姆斯甚至提出，到了三十岁，我们的人格已固定成形，"就像石膏一样"。他的想法很有市场。但事实真是这样吗？

儿时的气质

毫无疑问，人格有一部分来自遗传。但要问先天的遗传与后天的培养各自对人格有多大影响，我们就没那么确定了。新生儿尚不具备这样的人格，但他们的确有自己独特的行为和反应方式，心理学家称之为"气质"，包括了他们在面对挫折时的毅力，以及所谓的"反应性"。反应性太强或太敏感的婴儿天性害羞，会想要避开不熟悉的情境。气质常常被视为人格的生物学基础，但你很难说新生儿的气质到底取决于基因还是环境，因为甚至在婴儿出生之前，这两种因素已经开始相互作用，共同塑造其气质。有证据表明，孕期压力较大的母亲更容易生出焦虑的孩子。

童年经历也会塑造我们的人格。如果周围的

孩子生性外向、学习努力，年幼的孩子很容易受到影响。父母的行为也会影响孩子。如果家长鼓励敏感的孩子友善而勇敢，他们长大后会不那么羞涩和胆怯。这或许有助于解释，一个人幼时的气质为什么无法准确预测他长大后在人格特质测试中的得分。比如，幼时爱笑的孩子长大后不见得依旧外向。过于敏感的孩子长到 15 岁的时候，只有 25% 会表现得特别害羞、焦虑、胆怯、小心

翼翼。

成年之后，基因对五大人格特质中每一种的影响可能占到 40% 左右——这是就一般人群的水平而言，不一定适用于个体。但如果你认为基因和环境对人格的影响是各自独立进行的，那你就错了。它们从来不会独立行动。人们从未确认过某个基因与五大人格特质中的某一种明确相关。换句话说，基因和环境复杂的相互作用共同塑造了我们的人格。但有什么证据表明，我们长到 30 岁以后，这个塑造过程就停止了呢？呃，确实没有。事实上，只要心理学家克服了这种观点直觉的吸引力，他们就会看到很多与之矛盾的证据。

暴露人格

请谨慎点"赞"，因为你正在推开一扇通往自己灵魂的小窗。2015 年，有人设计出一套算法，仅仅通过你在社交媒体 Facebook 上点的"赞"就能推测你的人格类型。研究者利用 86 000 份回收的问卷数据，分析了答题者的五大人格特质，然后将分析结果与他们在脸书上点的"赞"关联起来。只需要 100~150 个"赞"，算法就能洞悉你的人格特质，判断的准确度超过你的朋友和家人，直逼你的配偶。

人格的改变

主要挑战来自针对成年人的长期跟踪研究，结果表明，我们的人格会随着年龄而改变。比如，随着年龄的增长，我们的宜人性、尽责性和情绪稳定性往往会有明显提升。一项涉及近 4000 名 20~80 岁受试者的研究发现，成年早期和 60 岁以上人群的人格最不稳定。如果环境变化会影响人格，那就好理解了，因为刚刚进入成年期和老年期的人更有可能经历生活的重大变化。

在我们的一生中，环境因素对人格的影响十分可观。研究者比较了同一批受试者在 14 岁和 77 岁时的人格测试结果，找不到任何证据支持个体人格特征的稳定性。关于人格——尤其是进入成年期以后——有多强的可塑性，心理学家尚无定论；但毫无疑问，人格可以也确实在改变。

新身体，旧大脑

在你的一生中，自我感始终和身体密不可分，但这具身体里到底有多少东西能够陪你一生？少得惊人。比如，要是你能活到 75 岁，那你身体的大部分构造都比你年轻。但大脑是个例外，它将伴你终生，不过大脑里有几个零散的区域也会经历更新。

旧大脑的好消息

掌管学习和记忆的海马体一直都在生成新的神经元。人们曾经认为，中年以后，这种被称为"神经发生"的能力会急剧衰退。新研究发现，情况并非如此。研究者分析了 28 名刚刚去世的人的海马体，他们的年龄介于 14 岁到 79 岁之间，结果发现，尽管年龄不同，这些人脑组织样本中的新神经元的数量都差不多。在他们去世的时候，每个人的大脑每天大约会生成 700 个新的神经元。关键问题在于，环境因素能否影响新神经元的生成，延缓大脑的老化进程。

味蕾
每 1 ~ 3 周
更新一次

表皮细胞
每 1 ~ 3 周
更新一次

肺细胞
肺泡细胞的平均寿命是
8 天

骨细胞
你的骨骼每年会更新约
10%

脂肪细胞
脂肪细胞的平均寿命
是 8 年

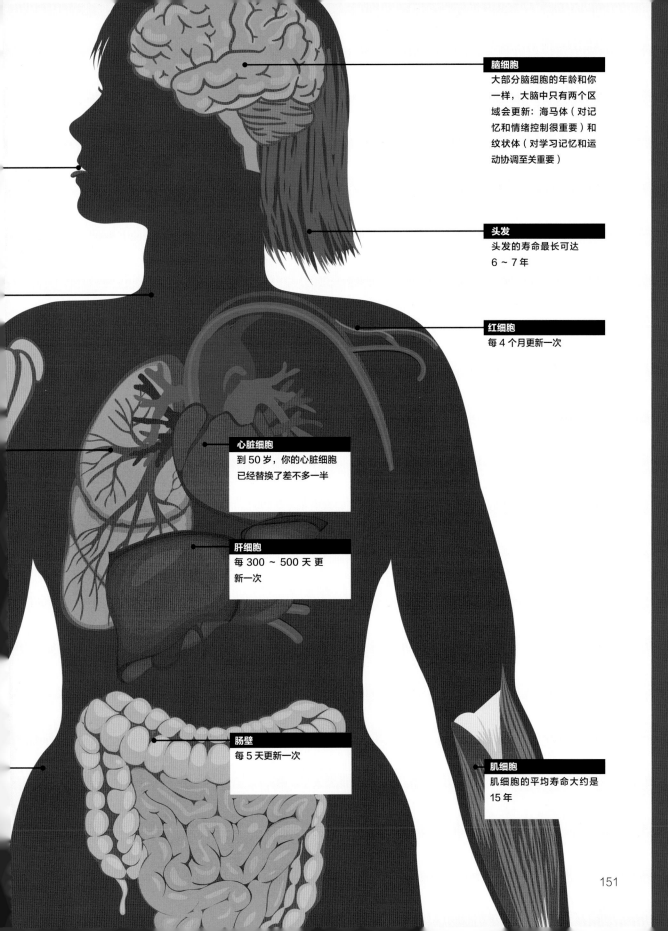

脑细胞
大部分脑细胞的年龄和你一样，大脑中只有两个区域会更新：海马体（对记忆和情绪控制很重要）和纹状体（对学习记忆和运动协调至关重要）

头发
头发的寿命最长可达6～7年

红细胞
每4个月更新一次

心脏细胞
到50岁，你的心脏细胞已经替换了差不多一半

肝细胞
每300～500天更新一次

肠壁
每5天更新一次

肌细胞
肌细胞的平均寿命大约是15年

151

真我的本质

20 世纪 80 年代，福音派基督徒马克·皮尔庞特在世界各地奔走，向大众宣扬同性恋是一种罪，并倡导用某些方法来压制对同性的欲望。这是一种极为个人的追求。他想帮助别人摆脱的这种欲望也让他自己深受折磨——他公开承认了自己内心的这种矛盾。

那么问题来了：皮尔庞特的哪种态度反映了他真正的自我？四处宣扬同性恋之罪，对他内心深处那个恋慕同性的自我来说，算不算一种背叛？

大部分人相信，我们表面的态度和行为之下隐藏着一个"真我"。这可能是一种错觉，却反映了我们如何看待包括自己在内的人类。组成自我的最本质的元素是什么？多少世纪以来，这个问题一直困扰着哲学家。到了 17 世纪，约翰·洛克将记忆推到了舞台中央；他认为，意识体验的连续性是自我的根基。只要你有能将你的所有体验编织成连贯叙事的记忆，你就拥有了持久的自我。

这个观点很吸引人，但现代科学给了我们质疑它的理由。比如，逆行性遗忘症患者会失去事故或疾病发生前的记忆，与此同时，他们仍保有生成新记忆的能力。但患者本人和照顾他们的人都不认为他们因此失去了自我。

但直觉告诉我们，洛克的观点——自我的本质是某种不会随时间而改变的东西——有一定的道理。不然的话，你可能需要面对一系列转瞬即逝的自我，哪个都不完全是你。有迹象表明，事情没有那么简单。不过，从这个角度出发，连续的自我感最可能源自人格，但你又发现，人格本身会随时间而改变。如果记忆和人格都不是自我的本质，那什么才是呢？

心理学家和富有实验精神的哲学家没有继续空想自我的本质，他们采取了新的策略：直接问人。他们向受试者展示某人发生变化的各种情形，然后要求受试者根据直觉判断这个人偏离真我的程度；他们希望通过这种方法弄清人们心目中真正的自我到底是什么。

人格探索

研究者会拿一个假想的案例去问受试者：吉姆遭遇了一场严重的车祸，保命的唯一选择是把他的大脑移植到新的身体上。接下来的故事有不同版本。接受移植后的吉姆心理上没有变化，又或者选择性地丧失了通过视觉辨认物体的能力（视觉失认症）或自传体记忆（遗忘症）。

如果大脑移植导致了视觉失认症，受试者会认为吉姆的变化最小。但受试者普遍认为，遗忘症对自我同一性的影响要大得多——符合洛克的理论。不过对吉姆的自我改变最大的是第三种情况：脑损伤导致他丧失了道德良知，无法区分对错，别人的苦难再也不能触动他。

在真实世界中，情况似乎也是如此。有一项研究调查了三种神经退行性疾病——肌萎缩侧索硬化（ALS）、阿尔茨海默病和额颞叶痴呆（FTD）——患者的家人。斯蒂芬·霍金就是一位肌萎缩侧索硬化患者，这种疾病会让你的肌肉逐渐萎缩，但不会影响你的思维能力；阿尔茨海默病会慢慢抹除你的记忆；而额颞叶痴呆会改变

患者的社交和道德行为。询问这些家属是否觉得自己的亲人像是变了个人：肌萎缩侧索硬化患者的家属感觉到的变化小于阿尔茨海默病患者的家属，觉得亲人变化最大的是额颞叶痴呆患者的家属。

未来的陌生人

十年后，你还是你，对吧？这取决于你问的是谁，以及问的时机。比如，现在的你对答案就不太确定。有几项研究清楚地表明，我们常常像看待陌生人一样看待未来的自己。

在其中一项研究中，受试者被要求做出决定：面对一杯令人作呕的鸡尾酒，他们想让某人喝下多少。这个"某人"可能是受试者自己，可能是下一个受试者，也可能是两周后的受试者自己。如果喝酒的人是自己，受试者会选择最少的量；但要是替别人——或者两周后的自己——做选择，他们不在乎选多一些的量。

脑成像的结果也有相同的趋向：想到现在的自己和想到未来的自己时激活的是不同的脑区；而想到陌生人时激活的脑区和你想到未来的自己时是一样的。

道德自我

结论是，说到对别人的观感，我们认为道德自我才是真我。对我们这样的社会性物种来说，这很合理。我们在意他人的道德品质，因为我们想知道他们作为合作伙伴时会是什么样。有人甚至提出，我们认为人首先得有所谓的"真我"，是因为我们非常重视记录个人的社会性行为。

但这又引出了一条有趣的支线。在我们眼里，每个人的真我似乎不但关乎道德，而且在道德上是善的，这个"善"的定义来自我们自己的道德观。在一些研究中，受试者被告知那位矛盾的传教者马克·皮尔庞特的故事，以及类似的案例，然后研究者询问他们的看法，结果发现了一个清晰的模式：秉持自由主义价值观的人倾向于认为有同性恋倾向的自我才是皮尔庞特的真我，保守派人士的意见则截然相反。

更笼统地说，如果某人的行为在我们看来是善的，符合我们自己的价值观，我们就会觉得这是他的真我的表现。不符合我们价值观的行为则被认为属于不那么本质的、"表层的自我"。所以，我们似乎至少能够很好地理解"别人眼中的我们"的真我——尽管他们与我们内心对道德上的善的理解不尽相同。

关于同性倾向是不是马克·皮尔庞特的真我，你的回答可能取决于你当下的道德观，但归根结底，皮尔庞特有他自己的答案。他放弃了反同性恋的传教事业，最终承认了自己的同性倾向。用莎士比亚的话来说，忠于自己。

为什么你的自我感实际上和你无关？

婴儿长到两个月左右会露出第一个微笑，对父母来说，这是个令人激动的美好时刻。这可能是他们所有的付出和爱第一次换来肯定的回应。对婴儿自己来说，这个微笑也意义重大，标志着他们在通往自我认同和自我觉知的长路上迈出了第一步。

自我认同常常被视为记忆的产物，因为我们会试着利用生命中的许多体验去构建一套叙事。不过现在，人们越来越认识到，自我感可能衍生自我们与他人的关系。我们渴望与他人互动，这种根深蒂固的欲望有助于我们发现自己是谁。这个过程的起点不是幼儿第一段记忆的形成，而是他们第一次学着模仿父母的笑容和对他人做出移情反应的时刻。

由关系驱动

自我感驱动着我们与他人的关系，反之亦然，这种观点在直觉上说得通。首先，如果没有自我，你根本无法和别人建立关系。为了和你互动，我必须对你有所了解，而我了解你的唯一办法是以我为镜。

如今有证据表明，大脑正是这样工作的。自闭症患者为我们提供了一部分线索。虽然这种疾病最常见的特征是难以理解他人的非语言性社交暗示，但除此以外，它似乎还会带来一些自我认知方面的问题：在成长过程中，自闭症患者认出镜子里的自己的时间往往比一般人要晚一些，他们大脑里形成的和个人体验有关的记忆也较少。在尝试执行这类任务时，他们大脑里前额皮质区

只是一束感觉

几千年来，哲学家和神学家一直在思考自我的本质——是什么让你成为你？18世纪，苏格兰哲学家大卫·休谟反观自身后提出，他没有找到恒久不变的同一性，那只是"一束感觉"而已。休谟意识到，大部分人都相信自己拥有坚固的、持久不变的同一性。但他声称，人类"不过是多种知觉的集合，这些知觉永不停歇地变化移动，以快得不可思议的速度彼此更替"。

休谟的分析暗示了我们关于持续而连贯的自我感是一种错觉。我们天生倾向于认为真正的自己不同于我们实际呈现的模样。当今许多神经科学家对此表示赞同。

的活动比一般人少；而他们在试图理解他人行为时也同样如此。我们可以认为，在他们的大脑里，这两种技能基于同样的机制。

神经科学家安东尼奥·达马西奥的研究为这一观点提供了进一步的支持。达马西奥发现，对他人行为的关注可能引发钦佩、怜悯之类的社交情绪，这往往会激发我们的后内侧皮质。这些脑区也被认为对构建自我感很重要。

社会"我"

结果人们发现，你所谓的"自我"和你自己关系不大，它主要关乎你周围的事物以及你和他人的关系，威廉·詹姆斯称之为"社会我"。

这个结论影响深远。如果自我认同的主要功能是帮助我们构建关系，那么可以推导出，自我的本质应取决于孕育它的社会环境。研究者调查了人们的自传体记忆，发现中国人的记忆更注重具有社会或历史意义的时刻，而欧美人的记忆更注重个人的兴趣和成就。

与此同时，其他一些关于自我认同的研究表明，日本人更倾向于根据当下的情况调整他们对自己的描述，这意味着他们的自我感可塑性更强，不像西方人那么固化；西方人对自己的描述则不易受到环境影响。

这样的区别可能在我们很小的时候出现。人类学报告指出，在不那么注重个人自主性的文化中，"可怕的 2 岁"—— 一般认为是幼儿发展出独立意志的时间——没有那么引人注目，这似乎表明，文化从生命之初就开始塑造我们的自我感。

上述这些思维方式和观念上的区别意味着我们的自我认同——"我是什么"——是由文化决定的。你的性别、职业、年龄、有没有结婚、有没有孩子——所有这些我们用来定义自己的东西，其实都是文化的产物。

如果自我感源自我们与他人的关系，那么对和自我感密不可分的意识来说，这意味着什么？对这个问题，有人提出了一种社交论来解释意识的诞生。他们认为，意识伴随着大脑处理功能的其他进步而出现，这使我们能够与别人交流内心的想法，从演化角度看是极大的优势。要实现这一目标，我们首先必须形成个人化的"自我"概念，并赋予其意识和对身体行动的控制感。

因此，意识和自我感让我们得以和他人交换想法和观念，从而获得演化优势。这样的交流拓展了个体对世界的认知。虽然你感觉你的自我非常私人，但它可能真的和你没什么关系。

自我破碎的时候

你以为完整的自我感是天经地义的存在。你安安稳稳地待在感觉属于自己的身体里，观看、聆听、触摸、嗅闻。无论是快乐还是忧郁，这些感觉显然属于你。你既能控制自己的身体动作，无论是端咖啡还是打网球，又能在时间中自由穿梭，回想生命中的珍贵事件，或者展望未来。你可以在任何时刻毫不费力地将自我看成一个整体，但并不是每个人都能感受到完整的自我，某些罕见的疾病会导致自我关键部分的缺失。

肢体完整性认同障碍

想象一下，你总觉得你哪条腿或者胳膊不属于你。肢体完整性认同障碍（BIID）患者只能面对这样的窘境。这种感觉如此强烈，有些人最终不得不选择切除 "不属于自己"的肢体。对他们来说，截肢也比有着不属于自己的肢体要好。

第一例关于肢体完整性认同障碍的报告出现在 18 世纪，一个英国人用枪指着一个法国外科医生，要求医生截掉自己的一条腿。医生被迫给他做了手术。后来，这个英国人付了医生一大笔报酬，还附了一封信，感谢他截除了 "一条严重阻碍我获得幸福的肢体"。

我们可以认为，肢体完整性认同障碍源自大脑记录的身体构造图与实际情况之间的不匹配。神经成像研究表明，肢体完整性认同障碍患者脑子里负责创造身体自我感的区域的神经网络和常人不一样。

人格解体障碍

一些人短暂地体验过魂不守舍的感觉。严重的时差或宿醉都可能带来这种不真实的恍惚感。不过对另一些人来说， "人格解体"是日常生活的一部分。《精神障碍诊断与统计手册》（第 4 版）——精神病学领域心理健康方面的《圣经》——将其定义为 "感觉自己脱离或者疏远了自身……患者可能觉得自己像个机器人，或者像是生活在梦境或电影中。他或她可能感觉自己是一个旁观者，从外部观察自己的心理过程、身体或者身体的某些部分"。有证据表明，这种状态源自身体情绪系统的失效。

一名患有人格解体障碍的女性这样描述：感觉自己就像被扔进了这具身体。理智上，她知道自己真实存在，她的记忆是真的，她说话的声音也是自己的，但总感觉这些东西就像是不属于自己。

石化的自我

自传体记忆是自我的一个重要组成部分，它让我们得以回忆过去、展望将来，视自我为可以跨越时间的坚固实体。其关键在于我们生命中的事件形成记忆的过程。阿尔茨海默病首先损害的一批认知能力中就有自传体记忆的形成。由于缺乏新记忆，同时保留了旧记忆，患有这种疾病的人会有过时的自我感，或者说 "石化的自我"，常见于患病早期。可能出于同样的原因，阿尔茨海默病患者往往意识不到自己得了这种病。

科塔尔综合征

在所有关于自我的精神障碍中，科塔尔综合征是最神秘也最让人毛骨悚然的一种。这种极为罕见的精神障碍的症状包括：宣称自己的血液或内脏丢失，否认自己整个身体的存在，相信自己已经死亡或者不复存在。有这类幻觉的人——往往患有严重的抑郁或其他精神疾病——会计划自己的葬礼，有的甚至会把自己活活饿死，因为他们觉得自己不需要进食。

这一切意味着什么？

这些精神障碍让我们清晰地看到，自我感如何根植于我们的身体、感觉以及大脑中描绘身体和感觉的"地图"。不同输入信号的不匹配或者地图构建错误可能会让大脑苦苦寻求正确答案。大脑努力解释相互矛盾的内部和外部信号，结果造出一些"病态的自我"。

有时候大脑的挣扎会带来奇怪的感觉，比如，觉得部分肢体不属于自己，甚至身体和自我是分离的。精神分裂症患者可能缺乏主导感，觉得身体的行为并非出自他们自己。作为补偿，大脑会尝试以一个更外部的视角来判断这些行为的主导者，这可能迫使他们从自身之外进行感觉。

这些障碍牵涉多个脑区，但有一个潜在的主题：大脑持续地将自我体验为一个能感知的实体，前岛叶皮质（AIC）在这个过程中扮演了关键角色。前岛叶皮质激活不足可能导致人格解体，前岛叶皮质过度活跃则会让你体验到与他人建立联系的狂喜。如果挖得够深，你会发现，看似坚不可摧的完整自我是一个令人不安的流动结构。

沉入迷幻世界

要想改变一个人的自我感，最可靠且可逆的方法之一是服用致幻剂，例如麦角酸二乙基酰胺或裸盖菇素，后者是所谓神奇蘑菇里的有效成分。除了幻视之类的感觉扭曲，致幻剂带来的另一种常见体验是，自我与世界之间的界限正在消失。研究者找到了背后的原因：裸盖菇素会抑制大脑前扣带回皮质的活动，这个脑区被认为与整合知觉和自我感有关。过去人们认为，致幻剂起作用靠的是增强大脑活动，事实却似乎正好相反。

如果你没有自由意志呢？

你是自己命运的主人吗？你是自己选择了今天早上吃什么或翻开这本书吗？我们的日常生活基于一个看似不容置疑的假设：我们拥有自由意志——我们能够有意识地控制自己的行动和决策。但是，我们对意识体验和大脑之间的微妙关系了解得越多，这个假设就显得越不可靠。

意志测试

围绕自由意志的争论由来已久。但 20 世纪 80 年代，心理学家本杰明·利贝在实验室里做的自由意志测试真正挑起了风波。他要求受试者静坐片刻，然后根据自己的意志移动一根手指。他从受试者的大脑活动记录中发现，早在受试者意识到自己想移动手指之前，他们的大脑里就已经出现了一个信号，科学家称之为"准备电位"。看似自由的简单决策来自先前的大脑活动。真正下达行动指令的是我们的大脑，意识只是顺从了大脑的决定。

这个实验已被重复过很多次，但这个结论肯定是瞎扯。你心里十分清楚，你能控制自己的行动，尤其是移动手指这么简单的事。可事实并非如此。有充分的证据表明，你对自身行动的控制感只是这个问题的冰山一角。我们身体的很多动作都是由大脑的"自动驾驶模式"完成的——为什么不是全部呢？

利贝的实验给哲学家和神学家带来了一个大

物理学能拯救自由意志吗？

神经科学似乎给自由意志的概念泼了冷水，那物理学又是怎么说的呢？有一种观点是，整个宇宙都是完全确定的，包括你大脑的所有组成部分。此刻的宇宙状态决定了它在一毫秒、一个月或一百万年以后的状态。出于这个原因，自由意志不可能存在。

也有不同的观点。量子物理学提供了一条可能的出路，这套基础理论旨在解释构建宇宙的基本粒子的行为。该理论认为，粒子——包括组成我们的粒子——的特性和运动都具有一定程度的随机性和不确定性。推而广之，宇宙中发生的事情不可能是完全确定的。但这还是没有解决自由意志的问题。如果宇宙——包括你的大脑——在根本上是随机的，那你怎么能说自己有选择做某事的自由呢？

问题。如果我们不能有意识地控制身体，这意味着我们的一举一动都是由大脑中的遗传构造和具象化的环境史预先决定的。于是我们不得不面对这个结论：任何人——包括最恶毒的罪犯——都不必对自己的行为负责？如果是这样，道德的基础何在？

如果人们不再相信自由意志，那将深刻影响我们关于道德责任的看法，甚至影响我们的行为。很多研究表明，被引导否认自由意志的受试者更容易骗人，也更不受惩罚的困扰。

就算自由意志是一种错觉，我们也很难摆脱它。尽管有相反的证据，这种"错觉"依然根深蒂固。感觉就像看到了一张高明的视错觉图片，你知道图中的线条是直的，你甚至拿尺子量过，但它们看起来就是弯的。你无论如何都无法改变这种感觉。与此类似，我们每个人都强烈地感觉到，我们的一举一动都出于自己的意志。

根深蒂固的信念

如果有朝一日，神经科学家能根据脑扫描的结果预测我们的一举一动，人们会因此抛弃关于自由意志的信念吗？研究者通过一个巧妙的实验测试了这种设想：他们告诉受试者，有一种非常先进的神经成像技术，给你戴上一顶特殊的无边便帽后它便可以把你的脑部活动记录下来，然后根据这些数据完美预测你将做出的决策。受试者还被告知，有个叫吉尔的女人会戴一个月这种帽子，科学家将百分百准确地预测她的一举一动，包括她在即将到来的选举中会把票投给谁。出人意料的是，92% 的受试者表示，吉尔做出的投票决策出于她的自由意志。在这个故事的另一个版本中，科学家不仅预测了吉尔会把票投给谁，还通过帽子左右了她的选择。在这种情况下，大部分受试者表示，吉尔的行动并非出于她的自由意志。

人们很容易看出被操纵这件事否认了吉尔的自由意志；但即便她的行为完全可以被预测，人们依然认为，她的行为出于自身有意识的思考，所以她应该对自己的行为负责。这表明，在涉及自由意志的时候，我们的感觉和体验会否决神经科学家可能向我们抛出的任何事实。

深感不安

自由意志也许不存在，这种可能性让我们深感不安。我们有能力选择去做出某种举动，而不是另一种，这种信念是生而为人必不可少的一部分。

但自由意志可能没有你想的那么重要。即便没有自由意志，我们的行动和感觉也不会有什么不同。面对相反的证据，我们的信念会动摇，不过那只是暂时的。就算是那些否认自由意志存在的人，他们的行为也像是拥有自由意志一样。也许我们没有能力选择，但我们选择认为自己有这种能力。

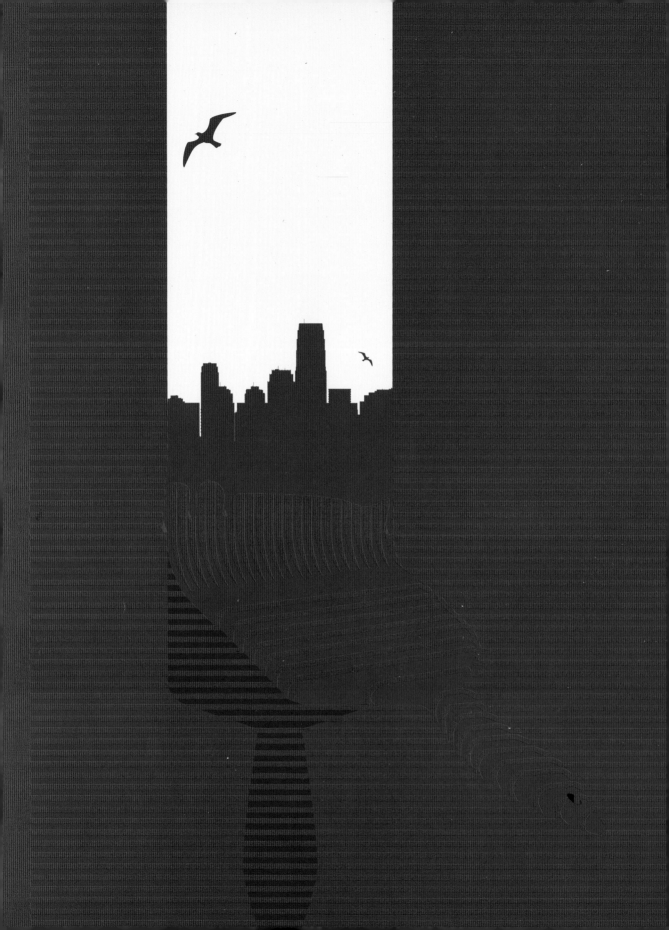

09

创造力

你的创造性思维

有很多事情人类做不到。我们不能像猎豹一样奔跑，不能像鹰一样飞翔，也不能像蝙蝠一样借助回声定位。但有一点我们比其他物种都做得好，就是产生想法。我们随时随地都会产生许多想法。无论好坏，这些巧妙的想法让我们这个物种成了地球的主人。

我们常常觉得那些充满想象力的时刻没什么了不起，但创造性思维不仅仅被用来解决常规问题。它需要你能以不同的形式来想象熟悉的事物，比如将云想象成某种图案；或者用新的形式来展现自己的见闻，比如在泥土上画一张脸。我们不知道其他生物是否也会以这种方式看世界，但它们肯定不会花很多时间用艺术来表现自己的内心世界。人类想象不存在事物的能力堪称独一无二：我们可以将已知的东西融合进想象的新事物，或者想出新颖的方法来解决问题。

远古的创造

人类远祖的创造才能在距今 330 万年前初露端倪，那时候他们发明了最早的石质工具。不过直到 300 多万年以后，才出现了最早的具有象征意义的物品，这是早期人类拥有抽象创造才能的可靠证据。大约 10 万年前，古代人类在南非布隆伯斯洞穴的一块赭石上刻下了一种由交叉平行线组成的图案。大约 9 万年前，用赭石涂色的贝珠在以色列的卡夫泽洞穴里被制作出来。然后，从大约 5 万年前开始，人类的创造力迎来了真正的爆发。早期人类创造了骨笛、法国肖维岩洞里令人屏息的壁画和富有想象力的个人装饰品，例

其他动物也有想象力吗？

人类可能是唯一富有想象力的物种。但研究者在猿类和其他能制造工具的动物（例如乌鸦和西丛鸦）身上也发现了想象力的痕迹。制作复杂工具时，这些动物似乎会提前制订计划，并且无须反复试错就能解决新出现的问题。

不过有人认为，动物的这些行为并不代表它们拥有活跃的想象力。黑猩猩和其他一些动物或许能构想某些它们看不见的东西，但如果有两种可能的解决问题的方案，很难说它们是否会在脑子里衡量二者的优劣。我们不知道它们能否接受像独角兽这样的超现实概念，或者设想一个充满了虚拟朋友的想象的世界。

如雕成贝壳形状的象牙珠子和刻有几何图案的小雕像。其中最出色的是来自德国施瓦本汝拉山的狮子人雕像和肖维岩洞壁画里半女人半野牛的形象，充满了想象力。

要将三维的物品在二维的表面上重现，或者从象牙中"看出"某种形状，需要一种完全不同的想象世界的方式。要让这样的思维方式成为可能，必须有几个关键的演化意义上的改变，直立行走可能就是其中之一。这种行走方式使盆骨变窄，婴儿不得不提前出生，彼时其大脑尚未发育完全。出生后很长一段时间，婴儿离不开成年人的照料，延长的童年给了孩子们更多时间进行充满想象力的游戏。其他演化压力迫使我们的大脑走向专门化，发展出专门的心理模块来处理各种类型的思想，并让我们结合不同类型的知识或思维方式，创造新的思想。

心智理论

社会群体规模的扩大也有助于创造力的发展。为了应对复杂的社交生活，人类发展出了"心智理论"：理解他人拥有不同于我们自己的想法和信念。我们发展出这项技能可能是为了融入群体，但它也让我们可以进行"思想实验"，推测他人的想法和举动，衡量不同的行动方案可能带来的后果，后者可以算是一种副作用。语言的演化将事情推到了另一个层面，使我们能够和群体里的其他成员分享自己的想法，并借助集体的智慧来完善它们。文字的出现为我们提供了新的推动力；现在我们可以将自己的想法记录下来，以

便继续钻研和改进。大约 1 万年前，人类的生活方式逐渐由游牧式的狩猎和采集向定居式的农耕生活转变；更多人聚集在一起，多余的食物意味着我们的先祖不必再花那么多时间觅食，有更多时间用来思考和创造。

这些变化加在一起，共同将人类大脑铸造成一台想法生成器。但还有一个关键的谜团摆在我们面前：这些想法从何而来？因为创造性思想似乎总是不期而至，这份荣耀曾被归于神祇和灵魂，最近，潜意识又成了新的功臣。

天才时刻

另一种观点认为，所谓创造力并非真的创造了什么新东西，而是发现已存在于这个世界的事物的能力：当某个想法大放异彩，那是因为它揭示了某个对人人都有意义的关于这个世界的基本事实。比如，《蒙娜丽莎》广受尊崇是因为列奥纳多·达·芬奇捕捉到了某种人性的真实；质能方程 $E=mc^2$ 被视为天才之作是因为它一直存在，只是等着被那个对的大脑发现。或者用爱因斯坦自己的话来说："想象力……让你得以预览生命中即将到来的精彩。"

我们希望理解这些天才时刻是如何出现的，以及如何提高它们出现的概率，麻烦在于，直到灵光乍现，那个天才的想法进入意识层面的那一刻，我们才会察觉其存在。在此之前发生的一切仍笼罩在迷雾中。不过现在，借助脑成像技术和其他的一些新方法，我们开始摸到了一点门路。

形成新想法时，你脑子里发生了什么？

想法显然来自你大脑里的某个地方，除非你相信神会介入。问题在于，想法的形成过程在意识雷达的探测范围之外，所以哪怕最伟大的天才也不知道它们来自何方。为了窥探想法的形成过程，科学家们想出了一些巧妙的办法。

创意过程

对创意过程的最早研究之一是利用贴在头皮上的一系列电极，记录受试者在编故事时的脑波模式。结果表明，创意过程分为两个阶段：灵感和细化。每个阶段各有独特的脑波模式，这表明二者的思维状态大不相同。构思故事的时候，受试者的大脑安静得让人惊讶，α 波占据主导，这意味着极低的唤醒水平。这是一种很放松的状态，有意识的思维非常安静，与此同时，大脑忙着在幕后建立联系。同样的脑活动可见于睡眠、做梦或者休息的某些阶段，这或许可以解释为什么睡眠和休息有助于发挥创意。

不过，当受试者被要求加工他们的故事时，α 波的活动性就会下降，大脑变得更加忙碌，有条理的思考增加了。从灵感阶段到细化阶段，脑活动变化最大的受试者能想出最有创意的故事情节，这意味着，能够产生新想法并加以实施，也许可以归结为大脑能够自如地在两种状态之间切换。

更好的连接

大脑产生创意的过程中，脑活动似乎会从眉毛后面的额叶区向大脑深处更加分散的网络转移。额叶区负责处理偏向逻辑和理性的想法，它

左脑，右脑

流行心理学喜欢说，人分为左脑型和右脑型——后者更有创意，更倾向于听从直觉。尽量往好了说，这也过于简化了，但这种观点有一点道理。

研究者利用脑电图追踪受试者的脑活动，结果发现，与逻辑型的人相比，依直觉解决问题的人，其大脑右半球在休息状态时活动水平更高。除此以外，对大脑左半球——我们大部分语言处理过程发生在这个区域——受损者开展的研究表明，左脑损伤似乎激发了他们的创造力。这可能是因为语言和创意会争夺大脑的处理能力，当大脑左半球的语言中心遭到破坏，创意更可能取得突破。

似乎还会遏制我们那些最天马行空的思绪。实验表明，如果用脑刺激的方式干扰前额皮质，人们能想出更有创意的方案来解决心理问题。

除此以外，近期针对大脑白质——你大脑中的"线缆"——开展的研究发现，最有创意的人，其前额皮质和其他脑区之间绝缘性好的神经通路的数量少于常人。良好的绝缘性能有助于提高电信号在大脑中的传播速度，这种神经通路比较少意味着电信号传播速度慢，大脑运行的整体速度也可能因此而放缓，来不及阻挡那些天马行空的想法。

但这并不意味着我们不需要那些更注重逻辑的脑区。如果要求受试者尽可能地列出某件物品的用途，他们大脑里的额叶明显变得活跃起来。额叶似乎在和大脑中负责监控矛盾和冲突——或者说行不通的想法——的前扣带回皮质协同工作。这两个区域共同负责过滤许多没用的想法，帮助我们忽略那些糟糕的主意，转而思考可能的替代方案，直到我们想出一个行得通的创意。

化学助力

从化学角度来说，富有创造力的大脑和普通大脑似乎也有区别。大脑里传递信号的化学物质去甲肾上腺素控制着神经元彼此"交谈"的难度。低去甲肾上腺素水平似乎会促进更大范围的神经元进行交流，如果这种激素的水平升高，交流就会被限制在更小、更紧凑的神经网络之内。

研究发现，过多的去甲肾上腺素会抑制人们猜字谜的能力，阻断这种激素的药物则能帮助受试者在猜字谜上表现更好。当大脑处于有利于创造的低活动状态，比如睡眠和抑郁时，去甲肾上腺素也会处于低水平。

但这并不意味着一个人的创造力完全取决于大脑的硬件配置和化学条件。我们可以学着更有效地利用现有的条件。除了与生俱来的脑资源，技能、形势和社会环境也会极大地影响我们的创造力。最有创造力的人也会利用工作日、周末和假日的不同节奏来帮助自己转移注意力，切换大脑状态。在书桌前工作了两个小时以后，他们可能会出去散个步，因为他们知道这种模式适合自己。

人类最伟大的发明

自诞生以来，人类已从身无长物的直立猿发展成建造了世界的物种，这个世界充满了超出大部分人的理解力的技术。下面是我们的祖先留下的 13 个绝妙的想法，它们相继改变了这个世界。

无人驾驶汽车

过去 10 年

人工智能的进步意味着我们不再需要真人司机。

奇点

未来学家雷·库日韦尔提出，回顾发明的历史，你会发现技术变革的速度呈指数式增长。他认为，几十年内，机器智能将超越人类，导致奇点出现——技术变革的速度如此之快，反映了"人类历史结构的断裂"。生物和非生物智能将融合，我们可以把自己的意识上传到计算机里，由此获得永生。

农业

公元前 11000 年

农业让我们的祖先得以定居。稳定的食物供给带来了更多的自由时间，让他们可以完成新的任务。

轮子

公元前 3500 年

轮子的原理似乎一望即知，这项技术的发明时间却晚得让人惊讶。把你的财产装上车子，你就能征服世界（和你的敌人）。

文字

公元前 3000 年

文字的发明代表我们祖先分享信息的方式彻底改变。

光学透镜

公元前 750 年

光学透镜改变了我们的视野，让我们比以往任何时候都看得更远、更细致。

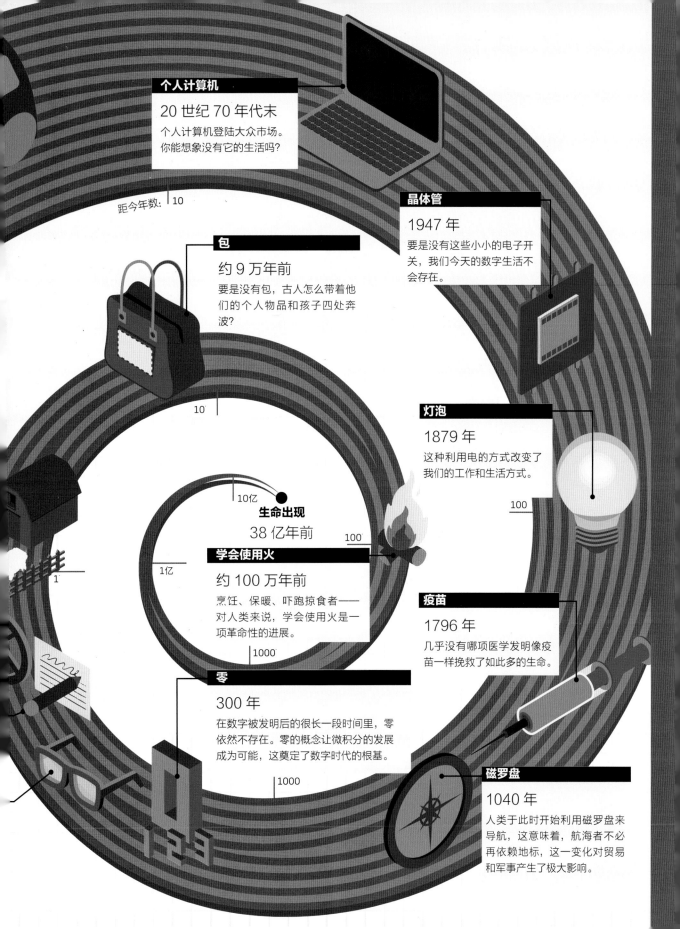

个人计算机

20 世纪 70 年代末

个人计算机登陆大众市场。
你能想象没有它的生活吗?

晶体管

1947 年

要是没有这些小小的电子开
关,我们今天的数字生活不
会存在。

包

约 9 万年前

要是没有包,古人怎么带着他
们的个人物品和孩子四处奔
波?

距今年数: 10

10

10亿

生命出现

38 亿年前

学会使用火

约 100 万年前

烹饪、保暖、吓跑掠食者——
对人类来说,学会使用火是一
项革命性的进展。

1亿

1

100

灯泡

1879 年

这种利用电的方式改变了
我们的工作和生活方式。

100

1000

疫苗

1796 年

几乎没有哪项医学发明像疫
苗一样挽救了如此多的生命。

零

300 年

在数字被发明后的很长一段时间里,零
依然不存在。零的概念让微积分的发展
成为可能,这奠定了数字时代的根基。

1000

磁罗盘

1040 年

人类于此时开始利用磁罗盘来
导航,这意味着,航海者不必
再依赖地标,这一变化对贸易
和军事产生了极大影响。

想象"如果"的能力

弗雷德住在休息室一张蓬松的地毯里，劳拉和劳拉克成天调皮捣蛋，查利·拉维奥利总是很忙，没空跟创造他的小女孩玩耍。孩子们在想象中创造出来的朋友似乎不受任何限制。

成年人同样会在创造出来的世界里花费大量时间。虽然我们中的大多数已经抛弃了童年的虚拟朋友，但我们会沉溺于书本、电影和白日梦，造访那些只存在于自己大脑里的地方，发明并探索虚构的场景。这种习惯曾被视为无关紧要的认知涂鸦，不过现在人们认识到，它是人类思维的一个关键组成部分。但我们为什么要花那么多时间来做一件看似无意义又浪费脑力的事情呢？

看孩子们玩耍的时候，我们很容易忘记他们是在做正经事。玩假扮类游戏可以帮助我们提前练习一些技能，想在今后的生活中建立健康的关系、做出正确的决策，这些技能不可或缺。我们可以在游戏中尝试不同的行动方案，想象不同行为可能造成的后果，而不必真正付出代价。这种游戏似乎从一开始就给我们带来了实际的好处。

心理学家发现，假扮游戏玩得多的孩子更擅长从正反两面看问题，想象情境变化可能带来的结果。这类游戏提供了理想的实验台，孩子们可以测试各种决策可能引发的反应。举个例子，孩子可能会说："现在我们假装自己是猫咪，你想住进我家……"通过和朋友反复演练，他们可以探索故事中各角色的不同动机，模拟这些角色在面对不同结果时的反应。这个家的主人是会收留猫咪，还是会把它扔到寒冷的室外？如果她把两只猫都赶了出去，会发生什么？花园里的鳄鱼会把它们吃掉吗？故事情节有多离奇不重要，它们都有助于培养创造力。

人们过去认为，想象中的朋友标志着孤独的孩子缺乏社交技能，但现在它的作用似乎和假扮

科学创造力

美国物理学家路易斯·阿尔瓦雷茨被公认为 20 世纪最杰出、最有创造力的人之一，这尤其是因为他对物理学以外的学科的影响。在职业生涯早期，他就解决了天文学界关于宇宙射线性质的长期争论：宇宙射线是高能光子还是带电粒子？

阿尔瓦雷茨发明的宇宙射线望远镜解决了这个难题，这种望远镜能探测粒子的方向。利用另一台类似的望远镜，他证明了埃及吉萨的哈夫拉金字塔内没有隐藏的密室。他还证明了在距今 6500 万年前的白垩纪和第三纪过渡时期沉积的黏土层中蕴含的铱必然来自地球以外，最有可能来自小行星的撞击。

阿尔瓦雷茨的确非常出色，但他取得的丰硕成果肯定不是来自随机瞎撞。恰恰相反，他将相对有限的几种技术运用到广泛的科学领域——这正是他非凡的科学创造力的秘密所在。

游戏类似，只是更侧重于情绪和社交技能的发展。现在人们认为，凭空想象出一个朋友绝不是社交无能者的专属技能，它或许有助于儿童心智理论的发展：理解他人看待世界的角度和自己不同，进而换位思考的能力。除此以外，想象中的朋友可能还为容易受伤的孩子提供了一根急需的情感救生索。

针对问题家庭的孩子开展的一项长期研究发现，无论是在学校里还是在以后的生活中，拥有想象中的朋友的孩子比没有这种朋友的孩子过得好得多，他们成年后的心理健康程度也优于后者。有些孩子在感到孤独的时候会把想象中的朋友当作自己真正的朋友和家人的替身。和普遍的印象相反，大部分孩子都清楚，想象中的朋友并不真实存在。

某些人甚至会在成年后继续保留自己想象中的朋友，尽管很少有人承认。阿加莎·克里斯蒂到了70岁还会和自己想象中的朋友聊天。虽然漫长的童年是我们沉迷想象的最佳时段，但长大以后，我们还是可以在安静的时候放任自己的思绪天马行空。

漫游的思绪

做白日梦是找回童年感的绝佳方式。当我们过于专注时，大脑会认为某些信息片段之间毫无瓜葛；但在我们做白日梦时，大脑却会将这些片段联系起来。研究证实，后者对提升创造力和解决问题非常重要。感觉就像回到了童年，漫游的思绪让我们得以超越当下，在精神上游荡到别的地点和时间，或者进入别人的思想。请想象"如果……会怎样"。

仔细想想，你就会发现这种思维方式对我们日常生活的益处。想象一下这样的情景：为了争取一份新工作，你参加了一场面试，但你刚刚听说自己被淘汰了。你仔细回想面试过程中发生的所有事情，想着怎样能使结果有所不同。为什么你没想到他会问这个问题？你怎么会忘了提你事先准备的那个很棒的主意？换句话说，你会设想一种不曾发生的现实。我们通过这种方式从错误中学习，调整自己的行为，这被视为想象力最重要的功能之一。

与此类似，我们每天都会在脑子里演练各种情景，以使我们能够做出最好的选择。我是应该今晚继续工作，还是现在休息，明天一早做完？这件事我是不是应该打电话跟妹妹说一声？有时候这样的演练会变成纯粹的幻想，比如畅想未来的假期，或者憧憬一段新恋情。

这种头脑中的想象之旅是我们决策过程的重要组成部分。它让我们得以探索自己在面对不同结果时的情绪反应，而不必真的去一一体验。想象力在设计和创新中也发挥着作用。你视野里的每一件人造物品在被造出来之前都存在于发明者的想象中。

无穷的想象力让我们得以设想最复杂的社会结构，从宗教组织到民间组织，再到货币、法律，甚至科学。

创造力和精神疾病有关吗？

"伟大的天才总有几分疯狂。"大约两千年前，罗马哲学家塞涅卡这样写道。人们常说，精神疾病是某些人为富有创造力的头脑付出的代价，很多有创造力的天才被知晓或者被怀疑深受精神疾病的困扰。

数学家约翰·纳什一边与精神分裂症做斗争，一边发展那个后来为他赢得诺贝尔奖的理论；文森特·凡·高、艾萨克·牛顿和弗吉尼亚·伍尔夫都被后来的人诊断患有双相障碍。但创造力和精神疾病密不可分这种观点也有问题。严重的精神病或抑郁症肯定无助于发挥创造力，那么这二者是怎么联系在一起的？

精神病专家将人的精神健康程度视作类似光谱的东西，严重的精神疾病位于一端，"正常"位于另一端。有一种可能：轻微的精神疾病有助于提升创造力，这样的优势足以使携带精神疾病的基因在基因库中持续流动。这可以解释全世界精神分裂症的患病率为什么稳定在 1% 左右，尽管患有这种疾病的人子女数量相对较少。

这个观点得到不少证据的支持。精神分裂症的某些症状十分常见，包括幻视、幻听、思维混乱、相信魔法等。它们本身并不是精神疾病的征兆。拥有这类特质的人在创造性思维测试中往往能拿到高分。

分裂型人格障碍（STPD）的症状类似精神分裂症，但通常没有后者那么严重；这种患者在创造力标准测试中表现也很好。脑成像研究表明，他们大脑里的神经元的连接方式可能异于常人。和精神分裂症患者或未患这两种精神疾病的受试者相比，患有分裂型人格障碍的受试者能激活前额皮质中更广的区域，思考和其他比较高级的认知过程都由这个脑区负责。他们大脑两个半球之间的联系更紧密，两边的脑活动也更均匀。

可能正是因为大脑两个半球之间的交流更密切，分裂型人格障碍患者在收集想法时能把网撒得更广；与此同时，强于平均水平的前额皮质又让他们免受严重的精神疾病困扰。我们已经知道，前额皮质能抑制情感和情绪，还能帮助筛选大脑产生的各种创造性想法，最终剩下的才会进入我们的意识。

在这个过程中，一种叫神经调节蛋白 1（NRG1）的基因似乎扮演了重要角色；这种基因能抑制前额皮质的活动，削弱它与大脑其他部分的联系。神经调节蛋白 1 基因发生突变与其携带者罹患分裂型人格障碍和精神分裂症的风险提高有关联。有两个变异神经调节蛋白 1 基因的受试者在创造力测试中的得分高于只有一个的受试者，后者的得分又高于没有这种变异基因的人。

太多信息

感官过载是与创造力有关的精神疾病的另一个特征。我们的感官源源不断地向大脑输送大量信息，为了避免感官过载，大脑会屏蔽或忽略其中大部分信息。有些心理学家相信，屏蔽感官信息相对较少的人可能天生更有创造力，前提是他们的工作记忆足够强大，能够同时处理多个信息源，并从噪声中提取有用的东西。

拥有更强大脑配置的人能更好地应对涌入的

换个窗户看世界

　　每个人都透过自己那扇独特的窗户观察世界，不过，那些富有创造力的人可能拥有比大部分人更大的窗户。在实验中，受试者被要求用一只眼睛看一幅红色的图，用另一只眼睛看一幅绿色的图，持续 2 分钟。一般来说，我们的大脑一次只能感知一幅图，所以大部分人说他们看到图案在红色和绿色之间快速翻转。但在人格测试中"开放性"——和创造力有关的特质——这一项得分较高的人更可能看到两幅图融合成一幅红绿交错的图。这意味着，富有创造力的人会提出一些看似疯狂的想法，可能是因为他们确实看到了其他人看不见的可能性。

　　信息洪流，获得从环境中汲取更丰富信息的益处，并将其转化为出色的想法。但要是没有足够强的大脑，过多的信息会让人不堪重负，容易患上精神疾病。

　　长期以来，双相障碍被认为和创造力有关，这可能提供了通往天才的另一条道路。双相障碍患者在抑郁和躁狂之间摇摆，陷入躁狂的时候，他们会显得精力充沛、情绪高涨、十分自信。

　　虽然抑郁状态无助于输出创意，但躁狂状态常常伴随清晰敏捷的思维，可能为双相障碍患者带来丰硕成果。再者，症状不那么严重的双相障碍患者，以及那些严重患者的近亲，展现出了最强的创造力。

　　还有一些证据表明，双相障碍可能是拥有天生超速运转的大脑不利的一面。一项对 70 万名学生开展的长期研究表明，那些成绩最好的学生在以后的生活中患双相障碍的概率是表现平平的学生的 3 ~ 4 倍。音乐、文学等更强调创意的科目的优等生患病的概率又高于化学、物理和数学等建立在事实基础上的科目的优等生。

　　天才和疯子是不是硬币的两面？有朝一日，类似上面的研究将解决有关这个问题的争议。

测测你的创意火花

我们很难客观地衡量创造力。尽管如此,心理学家还是设计了一系列问题,这些问题依赖于灵感的闪现,或者能测试你灵活思考的能力——这是创造性思维的两个重要方面。

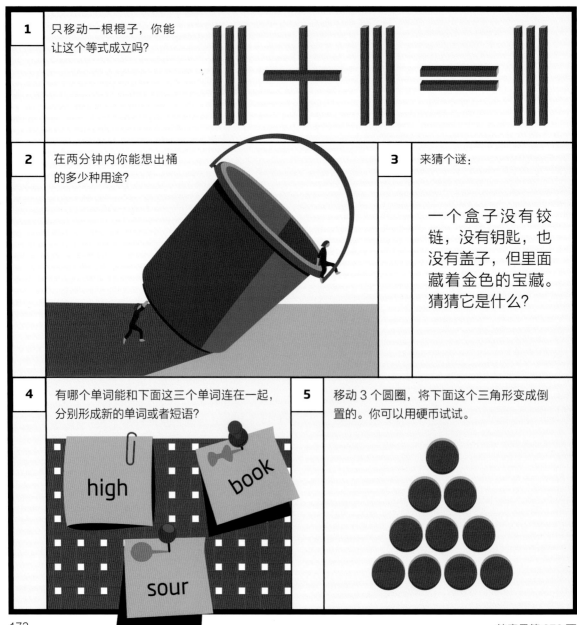

1 只移动一根棍子,你能让这个等式成立吗?

2 在两分钟内你能想出桶的多少种用途?

3 来猜个谜:

一个盒子没有铰链,没有钥匙,也没有盖子,但里面藏着金色的宝藏。猜猜它是什么?

4 有哪个单词能和下面这三个单词连在一起,分别形成新的单词或者短语?

high

book

sour

5 移动 3 个圆圈,将下面这个三角形变成倒置的。你可以用硬币试试。

答案见第 276 页

快速绘图

如果给你 5 分钟, 让你利用下列图形创造尽可能多的有意义的图案,
你能想到哪些?

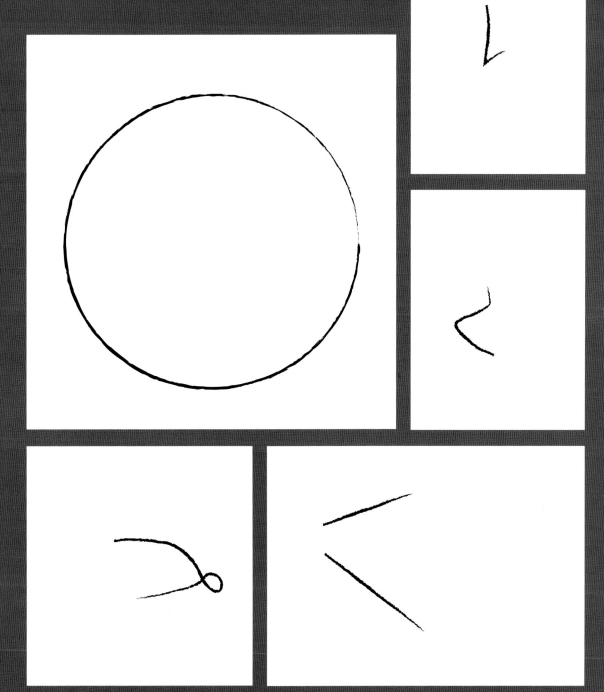

如何激发你的创意火花?

J.K. 罗琳说过,《哈利·波特》的灵感跃入她的脑海的时候,她正被困在一列延误的火车上。我们都曾体验过类似的"顿悟"时刻——尽管可能没那么值钱,灵感的火花突然蹦了出来。那有没有办法可以控制灵感的生成呢?

脑成像实验告诉我们,不是每个人都能靠写作成为百万富翁,因为有些人的大脑配置就是比其他人更适合创造性工作。当受试者的思绪随意飘荡时,对其进行脑电图检测,结果表明,自然状态下,右半球颞叶活动水平高的人更倾向于依靠直觉而非逻辑解决问题。

到目前为止,我们尚不确认这样的倾向是天生的还是后天形成的,但有大量证据表明,如果能明智地运用自己与生俱来的能力,每个人都能做得更好。过去几年,针对创造力开展的研究蓬勃发展,如果你非常需要,这里有一些经过科学检验的进入这一领域的技巧。

没有捷径

好消息是,虽然好主意像是凭空冒出来的,但它们实际上来源于存储在你记忆中的知识和信息。所以,想要以激动人心的新方式组织信息,你得先把这些信息存进大脑。

无趣的是,这意味着,任何富有创造力的冒险,第一步都是打好地基以积累信息,如此一来,无意识才有信息可处理。不幸的是,这个过程没有捷径。有人以为,你不需要付出任何有意识的努力,知识就会流进你的脑子,但针对潜意识学习的研究给这种观点泼了冷水,所以你得密切关注问题

无聊成就卓越

一些心理学家认为,我们的大脑有一套内置的"创造力设置"。要激活这套设置,你只需要把手机揣进兜里,让自己感到无聊。

实验表明,当受试者因为抄写了 15 分钟电话簿而感到无聊时;关于一次性塑料杯能拿来干什么,他们想出的主意比直接回答问题的对照组更多。哪怕只是让他们看上 15 分钟电话簿,也有助于提升创造力。所以,如果你有需要解决的问题,请抵御住减轻无聊的诱惑,这或许能让你的思绪四处游荡,碰撞出天才的灵感。

的每一个细节，直至所有事实被安全地存入记忆。在这个阶段，任何有助于集中注意力的东西都有用，例如咖啡因。

处理完这些，你就该培养一种更积极、更放松的情绪，为大脑利用新知识营造合适的环境。你可以选择休息一会儿，干点别的事情，比如看几段有趣的猫咪视频。在一些研究中，受试者被要求先观看喜剧电影或惊悚电影，然后想新主意；结果表明，放松快乐的情绪明显比紧张焦虑的情绪更有益于产生新想法。

由此建立了一个良性循环：积极的情绪带来更多创意，富有创造性的想法又能改善情绪——毕竟，没有什么能比解决问题更令人心满意足。另一方面，时间压力、财务忧虑和辛苦挣得的奖金机制似乎都不能激发人们在工作中的创造力。研究表明，最佳的工作表现来自内在的驱动，而非外界的强迫。

散漫柔和的聚光灯

一般来说，当大脑中的聚光灯呈现散漫柔和的状态时，灵感往往不期而至；所以，任何能调暗注意力"变光开关"的做法都有助于催生创意。

也许最简单的办法是挑大脑累得无法集中注意力的时候来搜寻灵感。2011年的一项研究表明，晨型人产生最有创意的想法往往是在深夜，而夜猫子型的人最容易在清晨爆发灵感。饮酒能起到类似的作用，酒精会降低前额皮质的活动水平，不但削弱了我们脑子里对社会禁忌的约束力，而且避免了我们过早枪毙那些还未完全成型的天马行空的主意。

想调暗大脑里的聚光灯还有另外的办法。如果你难以摆脱眼前的问题，不妨试试感觉剥夺。大脑总是闲不住，那么，中断外部信号输入，它将别无选择，只能闲逛，或许利用这段空闲整理记忆，诠释那天遇到的事。这似乎有助于我们想出新主意，或许也能解释最好的主意为什么总是出现在我们洗澡时或昏昏欲睡时。

在一些实验里，受试者被要求闻一种肉桂味的安慰剂，然后被告知，这是一种有助于提升创造力的灵药，结果他们在创造性任务中的表现真的有改善。研究者认为，这是因为安慰剂增强了受试者的信心，让他们变得敢于冒险，同时消除了他们对自己的主意可能不够好的顾虑。另一些研究表明，只是告诉人们"你可以更有创意"，就能提升他们的创造力；这意味着，可能只需要多一点自信，我们每个人都能变得更有创造力。

当一个重要的截止日期正在逼近，你可能根本无法放松心情，更谈不上什么自信，但有朝一日，我们或许会找到更简单的解决方案。研究者做了一些脑刺激实验，他们增强了受试者大脑右半球颞叶的活动，同时抑制左半球颞叶的活动，结果发现，受试者解决问题的速度提高了40%。也许在未来，压力过大的创意工作者可以选择戴上一顶"思考帽"，然后放飞思绪，释放创意。

10

决策

决策，决策……

如果我打算请你去巴哈马群岛免费玩一趟，或者送你一幢新房子，你会挑哪样？

做出大大小小的决策是大脑的关键功能之一。这项工作既困难又危险。每天我们要面对2500～10 000个决策，小到喝什么咖啡，大到该跟谁结婚。但我们是怎样做出这些决策的？你可能以为自己会依靠信息、逻辑和理性思维做出决定，不过情绪、直觉反应和内在的偏见才更有可能是主导因素。有时候，这些因素会促使你快速做出准确的决策，但偶尔也会让你做出奇怪又愚蠢的决策。

科学家为我们的决策过程提供了一种优雅的解释，他们称之为"决策理论"。我们则被称为"理性的优化者"。按照这一理论，面对选择时，我们会衡量各个选项，考虑它们的价值和发生的可能性，从中挑出期望效用最大的一个。但你可能已经注意到了该理论的一些缺陷。第一个就是它基于如下前提：人都是理性的，每个人都有能力计算各个选项发生的可能性，哪怕我们毫无准备。但在现实中，我们既不是全知的存在，也不是逻辑计算机。我们只是一群在这个混乱世界里蒙混求生的聪明猿猴而已。

直觉

事实上，我们做出的大部分决策完全不需要任何有意识的努力——它们来自混沌未知的潜意识深处。但驱动这些直觉的又是什么呢？一种观点认为，我们大脑里自有一套经验法则，使我们能以最小的努力快速做出决策。比如，信息不足的时候，我们可能会直奔熟悉的选项；假如拖延决策太久不符合我们的利益，我们可能会选择能达到我们期待的第一个选项。研究发现，选择恋爱对象的时候，第二种方法相对可靠；而在面临多种选择的时候，挑熟悉的选项则是最理想的策略。

情绪是潜意识决策的另一个基本驱动力。情绪远非理性的对立面，它实际上是演化留下的导航系统，引领我们做出有利于生存的选择。比如，愤怒驱使我们惩罚犯规者，这有助于保持群体的凝聚力；与此同时，厌恶使我们变得挑剔和注重道德规范，这能帮助我们预防疾病，避开不守规矩的人。恐惧可能会激发过度反应，考虑到史前人类面临的危险，这套机制也算合理。如果灌木丛里的沙沙声真的来自一头掠食动物，没那么神经质的人类祖先将会付出最高昂的代价，他们遇事泰然的基因也将失去传递给下一代的机会。

替代选项

我们做出的大部分决策对大脑来说都过于复杂，它无法将所有必要的信息都纳入运算。于是我们把这件事简化了。比如，你走进本地一家咖啡店，他们新推出的拿铁售价4.6英镑。在判断这个价钱是否太贵时，你可能会记起，之前自己喝过六次价钱更低的拿铁，价钱比这更高的只有两次，所以你把这家店的拿铁归入"昂贵"之列，转身走掉了。

这种方法简化了选项，但是用于给各选项排名的有限信息不够准确，也可能导致糟糕的决

糟糕的决策

很多思维障碍会导致我们做出糟糕的决策。不幸的是，我们习惯于根据随机的联系进行决策。比如，在拍卖中，一组受试者被要求写下一个较高的数值，另一组则写下较低的数值，此后在面对价值不明的拍卖品时，第一组受试者出价往往高于第二组。

如果某些信息证实了我们已然相信的东西，我们很容易过分强调其重要程度。还有"损失厌恶"：失去某样东西比获得同等价值的收益感觉更糟糕，这使得我们倾向于保护自己已有的东西，而不是抓住机会获得收益。当选择是否要继续冒险时，我们会不合理地考虑已经付出的投资，这就是"沉没成本谬误"。我们还偏爱即时的奖励，这意味着，比起需要等待的回报，我们通常会选择马上就能拿到的奖励，哪怕回报小一些。

策。举个例子，如果你晚上常跟爱喝酒的朋友一起出去，你可能觉得自己的饮酒量在喝酒的人里只能排到前20%，但实际上，这样的饮酒量让你挤进了前1%。于是你更有可能决定忽略这一问题。

幸运的是，作为一种聪明的生物，我们可以从过往的错误和成功经验中学到东西。但有些障碍你还是得多加小心，比如，内在状态的变化可能影响我们的判断力。饥饿、干渴，甚至性冲动，都可能极大地影响我们的决策过程。

当个跟风者

有时候我们会放弃决策，选择随大流。大部分情况下，我们没有能力判断怎么做才是最好的，不过我们十分擅长识别值得跟随的人。虽然这有时会导致我们复制不道德的行为，但跟风往往能带来不错的结果。它使我们能够适应新工作，或者买到划算的商品，而不必花精力研究其他选项。

深入理解我们的决策过程能帮助每个人做出更好的选择。跟风者可能被说服养成保护环境的习惯，仅仅因为其他人这样做了。希望我们为退休养老做储蓄的政府需要理解大众为什么不擅长做长期决策。所有人都应该对影响自身行为的偏差提高警惕。人们还发现了"决策疲劳"，法官在上午批准保释的概率是下午的4倍；有鉴于此，当面对一系列棘手的决策时，你可能会考虑多休息一会儿。在你面对的所有选择中，决定努力做出更明智的决策无疑是最容易的一个。

聪明人为什么会做出蠢决策？

你有多聪明？说到做出明智的决策，智商并不重要，因为哪怕最聪明的人也可能做出荒谬的事。聪明人会做出愚蠢的举动，是因为智力并不等于理性思考能力——后者对于做出好决策至关重要。

智商测试旨在衡量一般智力，它主要反映受试者特定的认知能力，例如逻辑和抽象推理能力。但智商测试不能用来衡量那些对在现实生活中做出明智判断至关重要的能力，因为它无法测量诸如权衡信息、克服直觉性的认知偏见的能力。理解聪明人为什么会做出蠢决策能帮助我们理解人类社会中一些最大的灾难。更有趣的是，我们或许能得到一些启示，避开可能让我们做出愚蠢决策的因素。

直觉反应

思考一下这个问题：假设 5 台机器每 5 分钟能做出 5 个零件，那么 100 台机器做出 100 个零件需要多长时间？大部分人会本能地脱口而出看似正确的答案——100 分钟，虽然他们之后会改口给出正确答案：5 分钟。研究者向几千名大学生——包括哈佛大学和普林斯顿大学的学生——提出这个问题和另外两个类似的反直觉问题，三道题全都答对的人只占 17%，有 1/3 的学生连一道题都答不对。

再来一个：杰克正看着安妮，安妮却看着乔治。杰克已婚，乔治未婚。在我描述的这个场景中，有一个已婚者正看着一个未婚者吗？你有三个选项："有""没有"以及"无法确定"。大部分人会选择"无法确定"，因为这是第一个跃入他们脑海的答案，但仔细想想，你会发现正确答案是"有"（我们不知道安妮的婚姻状况，可不管她已婚还是未婚，"一个已婚者正看着一个未婚者"的陈述都成立）。

我们每天都会遇到类似问题的各种变体。无论智商如何，我们都会经常犯错。为什么？或许是因为我们的大脑使用两套系统处理信息。其中一套审慎而理性，另一套则完全听命于直觉和本能（见第 100 页"龟型和兔型思考系统"）。我们的默认机制是依靠直觉。通常情况下，这套系统运转得很好，比如选择潜在的合作伙伴，或者处理你熟悉的情况。但它也可能带来麻烦，比如，当我们的直觉反应受到认知偏见的影响，包括刻板印象或者过度依赖能证实我们既有观点的信息。在特定情况下，这些偏见也许能帮助我们思考，但要是不加批判地依赖它们，我们的判断也会脱离正轨。所以，蠢决策的根源在于无法识别或抗拒自己的认知偏见。

理性思考

要真正理解人为什么会犯蠢，你需要分别测试人们对偏见的敏感程度。选项之一是理性商数（RQ）测试，用以评估我们避开认知偏见、估算事件发生概率的能力。

什么决定了你是否天生具有高理性商数？这主要取决于元认知——一种评估自身知识可靠程度的能力。理性商数高的人发展出了一套策略来提升这种自我意识（见第 188 页"如何做出更明

智的决策？"）。

但哪怕最理性的人也可能被超出自己控制的情况绊倒。情绪干扰是最大的影响因素。悲伤、焦虑之类的情绪会塞满你的工作记忆，减少你拥有的可用于评估周围世界的资源。面对这样的窘境，你可能会发现自己只能依靠直觉。

集体犯蠢

归根结底，谁也逃不开偏见，所以我们难免会做出愚蠢的决策。对智商和教育的崇拜意味着我们很容易信赖自己在学历、资历方面的荣誉，认为自己当然不蠢，但在个人层面，这样的信念是有害的：比如，无论智商高低，在理性测试中得分低的人更容易陷入债务。大规模犯蠢的破坏力更是惊人。商业文化无意中鼓励了这种倾向，2008 年的经济危机与此不无关系。这场危机后果如此严重，可能恰恰是因为银行假设聪明人会依照逻辑行事，与此同时，他们设计的规则倾向于奖励基于直觉而非审慎思考的鲁莽行为。

大部分研究者认为，总的来说，智力和成功决策之间的联系十分薄弱。除非人们被警告，否则他们可能很容易受到偏见的影响；在这种情况下，高智商的人往往表现更好。这是因为，虽然聪明人并不总是比其他人更理性，但当他们理性思考时，会比其他人做得更好。这意味着，我们都应该尝试多了解自己是如何做决策的，因为你很可能比自己想的更蠢。

怎么才能少犯蠢？

● 清除杂念。你通常会依据大脑中刚刚流过的信息做判断，哪怕这信息无关紧要。比如，当参加拍卖的受试者被要求仔细考虑这间屋子里最高的人有多高时，他们往往会对拍品出价更高。

● 别被言辞迷惑。我们的思路很容易被措辞影响。比如，给你一笔钱，告诉你这是奖金，你可能很快就会把它花掉；但要是告诉你这是退款，你花掉它的概率就会降低。

● 不要让情绪妨碍你。情绪会干扰我们对风险的评估。比如，投资失败的话，你会天然地抵触止损的决策，因为你觉得它可能还会涨。

● 相信事实。别让个人意见干扰自己的分析。

● 透过表象看本质。

● 不要轻易接受脑子里冒出的第一个念头。

避开那些让你误入歧途的偏见

做出正确的决策是一件困难而危险的事情，尤其因为你的大脑中有很多固有的偏见，它们会引导你做出不合逻辑、违背理智的错误行为。下面我们将介绍几种最常见的偏见，看看你在一天中能发现几种（请注意，具有这些偏见可能会让你看不见它们）。

邓宁 – 克鲁格效应

虚假优势偏见：能力不足的人倾向于错误地高估自己的能力。

邓宁 – 克鲁格效应和优于常人效应是一对表亲。后者描述的是大部分人觉得自己的能力优于平均值的现象，尽管这在统计学上是不可能的。

邓宁 – 克鲁格效应的反面是冒充者综合征，即有能力的人反倒觉得自己是个冒名顶替的骗子，担心会被揭穿。

禀赋效应

仅仅因为拥有某件事物就倾向于高估其价值。

"我从折扣商店的柜台上拿起一个烟灰缸，付了钱，然后把它放进我的口袋——从此以后，它就成了一个独一无二的烟灰缸，不同于地球上其他任何一个，因为它属于我。"安·兰德在她的小说《源泉》中这样写道。

这种感觉十分常见，它会引导我们做出不理性的决策，比如拒绝用自己的一件物品去交换另一件价值更高的物品。

你打算卖掉自己的旧车，但意向客户的出价总是低于你的预期，原因之一就是禀赋效应。

双曲线贴现

强烈倾向于现在获得某物，为此宁可放弃未来更高的价值。

如果让你选择今天拿 50 英镑或者明天拿 100 英镑，你显然应该选择后者。但要是拉长中间的等待时间，答案可能就没这么明确了。你愿意为 100 英镑等待一年吗？间隔的时间越长，你就越偏爱马上能到手的奖励。

双曲线贴现能够解释为什么有那么多人的退休基金余额是零。但随着退休年龄的逼近，"未来"突然变得不再遥远，这些人便遭到了双曲线贴现的反噬。

现状偏见

倾向于维持现状，觉得任何改变都会带来损失。

这种偏见与我们对熟悉感的渴望有关。根据观察，如果坏的结果来自新举措而非不作为，你会更加懊悔。哪怕盲测结果表明其实你更爱喝竞争品牌的可乐，你也还是会继续买可口可乐，这种偏见就是原因之一。

盲点偏见

能发现别人的决策中隐藏的偏见，却看不见自己的。

被盲点偏见困扰的人不止你一个（肯定有你）。每个人都觉得自己的偏见比别人少。这与"自我提升偏见"有关，这是一种从积极的角度看待自己的倾向。盲点的存在意味着你很难调整自己的行为，即使你判断上的错误出现在他人那里时显而易见。

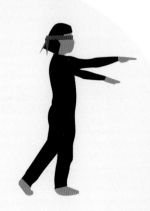

赌徒谬误

错误地相信，如果某件事发生的频率高于常态，未来它发生的频率就会降低。

又称"蒙特卡罗谬误"，源自1913年发生在某家赌场轮盘赌桌上的一起著名事件。轮盘一连转出了26次黑色，赌徒们因此输了好几百万。实际上小球落在红色和黑色区域的概率是五五开，但很多人坚信下次肯定出红色。生了四个儿子以后，你相信下次肯定生女儿，这种情况就可以用赌徒谬误来解释。

微妙的力量如何左右你的选择？

你听说过"小便池里的苍蝇"吗？它们掀起了一场革命。1999 年，阿姆斯特丹斯希普霍尔机场的管理机构想压缩开支，而整个机场花钱最多的工作之一是清洁男厕所。最简单的解决方案是在厕所里张贴告示，提醒人们不要把小便撒在地板上，但斯希普霍尔机场尝试了一个不太一样的方案：他们在每个小便池里刻了一只"苍蝇"。据说他们的清洁开支因此降低了 80%。

从那以后，阿姆斯特丹小便池里的苍蝇成了最著名的"助推"案例，或者说，基于对现实中人的科学认识而改变大众行为的策略。在这个案例中，给男人一个瞄准的目标，他们就会尿得更准。在世界各地，政府越来越多地采用助推策略引导公民养成更健康、更负责任的生活习惯。或许你也被助推了，但你可能没意识到。

完全非理性

20 世纪 80 年代，经济学家热衷于"理性选择理论"，他们认为，人们在做决定的时候几乎是完全理性的。不幸的是，这种理论有严重缺陷。

想象一下，有人给你 100 英镑，告诉你，只要分一部分给陌生人，剩下的就可以归你。但要是对方拒绝接受，你们俩都拿不到钱。陌生人完全理解这个游戏的规则。如果我们都是纯粹理性的个体，我们会选择分一点点给别人，而对方也会接受——白得一小笔钱总比一无所获好。但实际上，受试者非常慷慨，而陌生人经常会拒绝看起来不公平的分配方案。

真实的人类不是冷酷的理性人。虽然大家都想要钱，但社会规范和公平概念同样会左右我们的选择。这样的见解催生出一条新思路，人们称之为"行为经济学"。这条思路最重要的观点之一是，每个人都拥有两套思考系统：系统 1 速度快、情绪化、全自动，系统 2 速度慢、消耗大、逻辑性强。快思考系统就像我们内在的霍默·辛普森[1]，有条不紊的慢思考系统则是斯波克先生。说到决策，系统 2 输出的结果一般比系统 1 更好。但注意力和推理能力都是有限的资源，我们只能把大部分脑力任务交给系统 1，这使得我们很容易出错。

鱼和薯条

请回答下面这个问题：鱼和薯条的价格加起来是 2.9 英镑，其中鱼比薯条贵 2 英镑，请问薯条多少钱？系统 1 立即回答：90 便士。你得仔细想想才能给出正确答案：45 便士。

干扰我们决策的偏见和缺陷还有很多。我们常常会随大流，而不是根据自己的具体情况做出选择；我们倾向于选择阻力最小的路径；比起长远的成功，我们更看重眼前的快乐。但事情在这里发生了巧妙的变化：虽然人类的行为是非理性的，却可以预测。正是这种可预测性让经济学家相信，改变人们的行为是有可能的，"助推"的概念由此诞生。其主要工具仅仅是调整每个选项

---

[1] 霍默·辛普森是美国动画片《辛普森一家》中的角色，时常犯蠢，智商不高；下文的斯波克则是美国电影《星际迷航》中的角色，其父系血统极其强调逻辑教育。

的展示方式。超市是这方面的行家。他们用现烤面包的香味欢迎你的到来，把利润最高的品牌放在与视线齐平的位置，这都是为了诱惑你买下原本不打算买的东西。

轻轻一推

公共机构已经意识到了"助推"的力量，开始用类似的方式说服人们做正确的事情。"正确的事情"是一个价值判断，不过通常被定义为"人们在不受偏见影响时会做出的选择"。

在实践中，"助推"可能以各种面目出现。很多调整仅仅是撤销了默认选项，比如自动将公民登记为器官捐献者。你可以退出这个选项，但大部分人不会费神去改。与此类似，政府也可以借助社会压力促使人们提高公共意识。在英国，欠税的人会收到一封信，告诉他们：你的大部分邻居都及时缴纳了税赋（这是真的）。这种策略让完税率从 68% 上升到了 83%。

重要的是，"助推"不需要借助罚款或奖金等传统的经济激励手段。比如，提高酒的售价也许能减少饮酒，但这不是"助推"。"助推"是鼓励酒吧除了卖小杯啤酒，也贩售按品脱①装的啤酒；这背后的逻辑是，如果消费者只能买到大杯啤酒，他们很可能会把它喝光，哪怕他们本来并不想喝那么多。"助推"必须允许人们自由地做出错误的选择。只要你愿意，你还是可以喝一品脱啤酒，没有人会阻止你。

这些举措能营造出一个更好的社会吗？拥护者坚信，科学站在他们这边。但某些调整可能会适得其反。比如，有证据表明，如果给食物贴上"低脂"标签，消费者就会觉得吃多点也没关系。"助推"革命的真正障碍或许在于公众的接受度。虽然这些举措的本意是在提供帮助的同时保留自由，但很多人却觉得它们背后暗藏阴谋。所以，问题不在于"你想被'助推'吗？"，而在于"你信任谁来做这件事？"。

---

① 1 英制品脱约合 568.26 毫升。

成功的"轻推"

开慢一点 芝加哥的湖滨大道蜿蜒曲折，当局在靠近急转弯的地方画上白色条纹，由此减少了交通事故。白色条纹之间的间隔越来越窄，让人产生自己正在加速的错觉。

多吃蔬菜 新墨西哥州的研究者将一家超市的购物篮分成两格，在其中一格里标了"蔬果区"，结果这家超市的蔬果销量增加了一倍。

节约能源 你可以发放传单，告诉人们他们的邻居采取了哪些节能措施，这种方法可以鼓励他们节约用电。

我们如何判断对错?

你会跟从超市买回来的鸡发生性关系吗?和大部分人一样,你可能觉得这样做不道德,尽管不一定能说清楚原因。

近年来,科学家一直在探究我们的道德思维和行为——在这个过程中,他们发现了我们或许可以用何种方式操控人们的道德观念,以解决当今世界最棘手的一些问题。人类的道德观念经历了数万年的演化。早期人类被迫集体狩猎或觅食,否则只能饿死。这促进了集体生活所需的认知能力的发展,包括分担责任、分享目标和奖励的能力。

时至今日,我们如何做出道德判断?一种理论认为,驱动道德判断的不是理性思维和反思性思考,而是直觉。情绪反应为这个过程增添了助力。和死鸡发生性关系的想法会引起大部分人的反感,单凭这一点就足以让你谴责这种行为。等到理智介入,它所做的往往是在事后合理化直觉做出的判断。

当然,由此并不能推导出,我们应该做直觉促使我们去做的事情。在人类历史的早期,遵从直觉也许能提高我们存活和繁衍的可能性,现在却未必如此;尽管直觉仍在起作用,但它不一定就是对的。直觉反应可能会引导我们的判断,不过我们也可以停下来想一想,尝试做出更明智的决策。

默认设置

我们出于本能的道德情感有点像数码相机的自动模式,理性思考则类似于手动模式。自动模式效率高但不够灵活;手动模式灵活性高,但需要花时间来调整设置。很多人在使用数码相机时依赖自动模式,因为这样更简单;与此类似,我们倾向于听从直觉,快速做出道德判断。这种反应很适合解决小问题,却不适合诸如气候变化、贫困之类的全球性问题。

以同理心为例。我们自动模式的这个方面的工作机制类似聚光灯,人的困境被暴露在光圈中,促使我们采取行动。你可能觉得这是一种向善的力量,但你错了。同理心照亮了个体的苦难,而非千百万人的命运;而且比起将来,它更注重眼下。因为有同理心,我们更关注眼下的事件,比如被困在井里的小女孩,而非将遭受气候变化影响的数十亿人。这听起来可能有点让人沮丧,但仍有希望:我们可以塑造自己的道德直觉。

道德药片

在近期的一项研究中,研究者询问人们,有各种帮助绝症病人解脱的方法,包括给他一片毒药、让他窒息,或者朝他脸上开一枪,你对这些方法有什么感觉。你可能觉得,人们对每一种方法的抵触程度可以根据它给病人带来的痛苦程度加以预测,但实际上,更可靠的预测因素是人们对实施某一方法的反感程度。这意味着,我们出于直觉的道德判断依据的不仅仅是痛苦引发的情绪反应,还有这些行为给我们带来的感觉。从这个角度出发,我们或许可以做些改变。

一种方法是故意寻求特定体验。比如,你立志做一名素食主义者。如果你觉得自己无法抵御培根三明治的诱惑,你可以看一看记录动物如何被虐待的视频。下次看到肉的时候,你可能会觉

狗肉晚餐和其他道德问题

尝试用以下道德困境来探究你的是非观：

● 一家人养的狗被车撞死了。听说狗肉很好吃，于是他们用这条狗的肉做了一顿晚餐。这是错的吗？为什么？

● 我做了点新鲜橙汁，然后把一只杀过菌的蟑螂放进去蘸了蘸。这只蟑螂是从实验室买来的，饲养环境也很干净。为了安全起见，我还是给它消了毒，以免带来病菌。你愿意喝这杯果汁吗？

得恶心，而不是胃口大开。同样的策略或许可用来说服人们少做会增加碳排放量或加剧贫困人口困境的事情。

然后是耻辱的力量。以"银行监察组织"（BankTrack）为例，这个非政府组织网络致力于曝光参与危害环境和人权的项目的银行。它编撰了一份顶级"环境杀手"名录，希望这种指名道姓的羞辱能迫使各大银行争相清理自己的投资，停止资助那些破坏环境的项目。

也许有朝一日，我们可以利用生物医学手段来提升人类大脑，进而帮助解决一些全球性的难题。比如，治疗抑郁症的药物西酞普兰，会让人对伤害他人的可能性更加敏感。一项研究表明，为了使陌生人免遭电击，服用了西酞普兰的受试者愿意比对照组多花一倍的钱。与此类似，通过头皮施加电信号——刺激与调节社交情绪有关的脑区——能削弱受试者对其他社群成员的刻板印象。

这些效果或许很微妙，但的确有可能——这一事实提高了人们将来采用这些手段的可能性，可也带来了一些道德问题。这些生物医学手段可以给谁用？什么时候可以用？具体怎么用？能否在供水系统中添加药物？是否应该往孩子的麦片里添加"道德增强剂"？你会怎样做？

如何做出更明智的决策？

决策，决策！生活中充满决策。我们尽力守护自己的选择权，这是自由意志的核心所在。但有时候，我们会做出令自己痛苦或懊悔的错误决策。科学能帮助我们吗？这里有一份决策指南。

别担心结果

这个周末是去巴黎玩还是去滑雪？我们做出的几乎每个决策都需要预测未来。无论怎样选择，我们都会想象其结果会给我们带来何种感受。

显而易见，我们常常会选择那个看起来能给我们带来最多快乐的选项。唯一的问题在于，我们并不那么擅长做判断。人们通常会高估决策的影响，无论好坏。我们往往认为中彩票会给我们带来极大的快乐，但真的中了奖反而没那么高兴。在我们的想象中，要是双腿再也走不了路，那天都要塌了。不过在现实生活中，这种事给我们带来的冲击往往没有那么强烈，持续的时间也更短。

导致我们做出错误预测的一个主要因素是"损失厌恶"——我们总觉得损失带来的痛苦大于等价的收获带来的快乐。事实上，我们非常善于面对损失，并找到看待世界的新方式，从而让它成为我们眼中更好的栖居之所。

那么，我们该如何避免做出糟糕的预测呢？与其想象某种结果可能给你带来何种感受，不如找到曾做出同样选择的人，看看他们现在的感受。还有，别忘了，不管未来是好是坏，预测结果带来的影响很可能没有你想象中那么大。

被自己的偏见左右

你面前摆着 4 张卡片，每张都是一面是数字，另一面是字母。现在你看到这 4 张卡片上分别写着 D、A、2 和 5。你的任务是翻某几张卡片，判断这条陈述的真伪："如果一张卡片的字母面是 D，那它的数字面就是 5。"

通常大部分人会选择翻 D 和 5，他们觉得，如果这两张卡片的反面分别是 5 和 D，那么题中的陈述就成立。请好好想一想。虽然题目要求你证明，如果字母面是 D，则对应的数字面是 5，但它完全没提数字面 5 的反面应该是什么字母，所以写着 5 的那张卡片和题目无关。要确认题中陈述是否成立，正确的方法是试着证伪。要证明陈述不成立，你应该翻 D（如果背面不是 5，那么陈述不成立）和 2（如果背面是 D，陈述同样不成立）。

考虑你的情绪

你可能认为情绪是决策的敌人，但实际上情绪对决策来说不可或缺。人类演化出最基本的情绪，让我们在生命遭遇威胁的时候能够飞快地、无意识地做出选择。

决策过程必然激活你的边缘系统，即大脑的情绪中心。情绪脑区受损的人往往会变得优柔寡断，甚至无法做出最基本的选择，比如吃什么或穿什么。这可能是因为我们的大脑会储存关于过去选择的情绪记忆，为当下的决策提供参考。

情绪是否总是会让我们做出正确的决定是另一回事。以愤怒为例：研究者让一组受试者写一篇短文，回忆一段让他们生气的经历，以此激发他们的愤怒，然后让他们做出选择——要么现在拿 15 美元的报酬，要么赌后面可以拿到更多，但最后可能什么都拿不到。

研究者发现，愤怒的男人更倾向于选择赌一把，女人则不是。在另一个实验中，愤怒的人会表现得更加吝啬，更可能选择出现在眼前的第一个选项，而非仔细考虑其他选项。

所有情绪——厌恶，快乐，内疚——都会影响我们思考，所以最好不要在情绪激动的时候做出重要决策。不过奇怪的是，有一种情绪似乎能帮助我们做出正确的选择：悲伤的人在做决策的时候愿意花时间考虑各种可能的选项，从中挑出最好的。

扮演魔鬼的辩护人

你有没有跟谁讨论过诸如移民或死刑这样让人伤脑筋的问题，并且因为对方只采纳那些支持自身观点的论据、自动忽略反面证据而感到沮丧？这样的证实偏见几乎无处不在。这种情况发生在别人身上让你恼火，但你自己也难免会犯同样的错误。要是你对这一点有所怀疑，不妨做一做前一页蓝框里那道著名的测试题。要让自己远离证实偏见，唯一的办法是寻找可以证明自己观点错误的证据。这个痛苦的过程需要强大的自律。不过，要想做出明智的决策，你不能只挑那些能印证自身观点的事实。

集中精力

我们的决策很容易被随机的事实和数据影响。一项经典的研究让我们看到了所谓的"锚定效应"：受试者被要求转动标着数字 0 ~ 100 的"幸运轮盘"，然后估计非洲国家在联合国会员国中所占的比例。受试者不知道的是，幸运轮盘被动了手脚，他们只能转出 10 或 65 这两个数字。尽管这和随后的问题毫无关系，但效果十分明显。平均而言，转到 10 的受试者估计的比例是 25%，而转到 65 的受试者则给出了 45% 的估计。转轮盘的结果悄无声息地影响了他们的回答。

每当我们需要基于有限的信息做出决策，锚定效应就会乘虚而入。由于手头信息太少，我们很容易接受无关的暗示，让它们左右我们的判断。

什么时候应该跟着直觉走？

要做出明智的决策，你需要花时间来系统地衡量所有利弊。这种想法似乎很有道理。但有时候，快速的判断或本能的选择是做决策的最佳基础，尤其是在信息过载的时候。

在一项研究中，受试者被要求从 4 辆虚构的汽车中选择 1 辆。某些受试者拿到的资料里只有 4 个参数，包括里程和腿部空间，而另一些受试者拿到的资料里则有 12 个参数。接下来，一部分受试者得到几分钟的时间思考要选择哪辆车，与此同时，其他受试者则在玩字谜游戏。

结果呢？当面对简单的选择时，仔细考虑过的受试者能选出更好的车。但面对复杂的决策，他们被搞得头昏脑涨，做出最佳选择的反而是那些不曾有意识地分析过所有选项的人。研究者发现，在具有复杂选项的现实世界中，情况也是如此。

抵御策略之一是打造一个反向的"锚"，让二者互相抵消，但这很难。

别为洒掉的牛奶哭泣

这句话听起来是不是很耳熟？你去了一家昂贵的餐馆，那里的食物很棒，但你已经吃得很撑，开始感到有点反胃。你知道你应该放弃甜点，却舍不得不吃，尽管恶心感在增加。或者，你衣柜深处藏着件不合身的衣服，你一直下不了决心把它扔掉，因为那是你花了大价钱买回来的。

这两个糟糕的决策背后的驱动力被称为"沉没成本谬误"。我们在某件事上投入越多，就越感觉有义务维护它。要想避免沉没成本对你决策的影响，请时时提醒自己，过去的已经过去，花费的也已收不回。在思考是否应该放弃某个项目的时候，如果你意识到，要是有的选，现在你根本不会考虑启动它，那么选择继续或许就不是个好主意。

换个角度看

想想看：你的家乡即将暴发一场疫病，如果什么都不做，会有 600 人丧生。为了抵御疫病，你有两个选择：A 计划能救 200 人，B 计划有 1/3 的概率能救 600 人，但有 2/3 的概率一个人都救不了。你会选择哪个计划？

现在我们换个角度来看。疫病的基本情况和致死人数不变，但这一次，A 计划必然导致 400 人死亡，B 计划有 1/3 的概率一个人都不死，还有 2/3 的概率会死 600 人。

两种描述反映的情况完全相同，后果发生的概率也一致。但如果听到的是第一种描述，大部分人会凭直觉选择 A 计划；如果听到的是第二种描述，他们会选择 B 计划。这是"框架效应"的一个经典案例，替代选项的呈现方式会影响我们，让我们做出不理性的选择。特别是，我们会强烈倾向于选择那些看似能带来收益的选项，厌恶可能造成损失的选项。所以，推广健康零食的时候往往会宣传"脱脂 90%"，而不是"含脂肪 10%"。

我们能避开框架效应吗？答案是肯定的，你只需多从几个角度考察你的选项。

警惕社会压力

你可能觉得自己是个自主的人，完全不会受到其他人的影响，但谁也无法对社会压力免疫。在一项名为"米尔格拉姆实验"的经典研究中，研究者说服受试者对另一间屋子里的人施以电击。这是一种实验设置，但受试者并不知情；在研究者的坚持下，很多受试者持续提高电压，直到"被电击者"看上去不省人事。

很多研究表明，由志趣相投者组成的群体倾向于把自身推向极端。与个体相比，由同等年龄或地位的人组成的群体更可能做出冒险的选择。

我们该如何避免社会压力带来的有害影响？首先，如果你怀疑你如此选择是为了满足老板的期望，请再想想。其次，如果你是集体的一员，不要假设集体的智慧肯定高于你个人的。试着做

个唱反调的人。

最后，如果你感觉自己在某件事中几乎不承担什么责任，请提高警惕——在这种情况下，你很容易做出不负责任的选择。

减少选项

你可能觉得选择越多越好——星巴克当然是这样，但请你看看下面这些发现。如果人们得到了太多投资退休生活的选项，他们投资的可能性反而会降低；从五种巧克力里挑一种比从三十种里挑一种更让人快乐。

问题在于，更多的选择通常需要付出代价。选择越多，对你信息处理技能的要求就越高；还可能让你头昏脑涨，耗费太多心力，甚至自暴自弃：你花了太多时间来权衡得失，最后可能什么都没干。除此之外，更多的选择也会增加你犯错的概率，最后无论选什么你可能都会觉得不满意，因为你担心自己错过了更好的机会。

为了克服这种效应，你可以试着选择第一个满足你预设的最低要求的选项。这种"够用就行"的策略能减轻很多压力，降低选择的难度。虽然客观来说，"够用"不是最好的选择，但它可能是最让你开心的。

所以，与其费尽心思在网站上寻找你理想的数码相机或烧烤架，不如问问朋友，他们对自己的设备是否满意。如果回答是肯定的，那很可能也是你要找的东西。

三种决策机制

大大小小的决策占据了我们大部分的清醒时间。难怪神经科学家迫切地想要弄清决策过程背后的大脑机制。

一种理论认为，影响我们行为的控制系统有三种。我们的决策结果取决于当下占据主导地位的是哪个控制系统，而决策的质量又取决于大脑能否给每个任务分配最合适的控制系统。有些精神障碍可能源于任务与控制系统之间的错配，例如强迫症或暴食症。

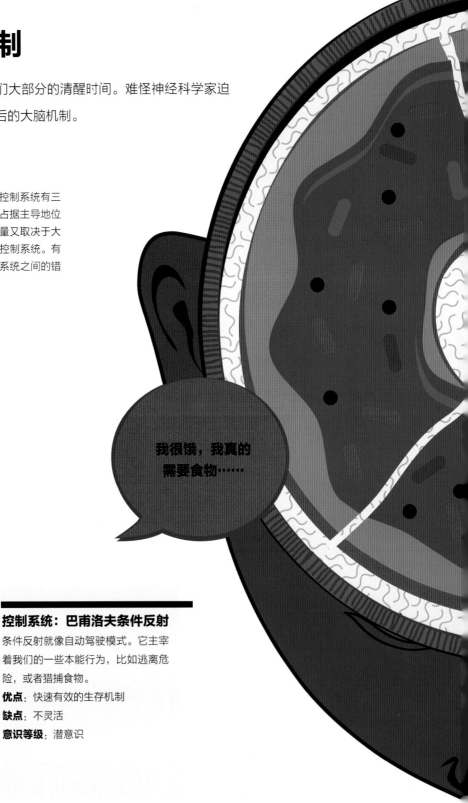

我很饿，我真的
需要食物……

控制系统：巴甫洛夫条件反射

条件反射就像自动驾驶模式。它主宰着我们的一些本能行为，比如逃离危险，或者猎捕食物。

优点：快速有效的生存机制

缺点：不灵活

意识等级：潜意识

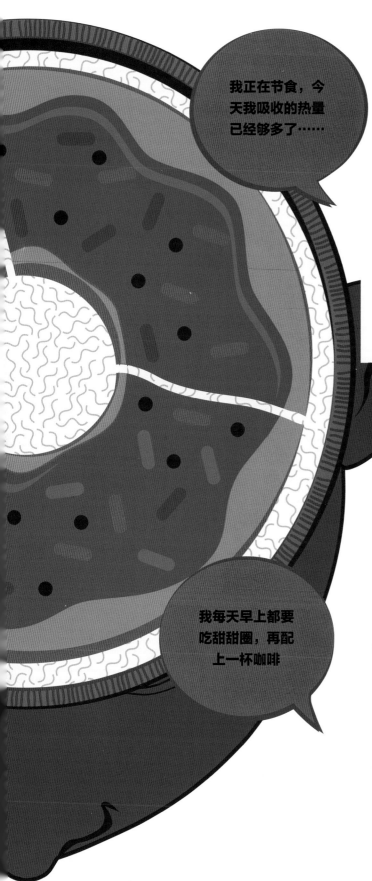

控制系统：目标导向

这个控制系统是理性思考的大师，会利用手头的所有信息权衡所有选项。

优点：审慎而理性

缺点：速度慢，需要高质量的信息

意识等级：意识

控制系统：习惯

这个控制系统负责处理我们熟悉到不用思考的习得行为，例如开车或打字。

优点：速度快，允许分心

缺点：不灵活

意识等级：潜意识

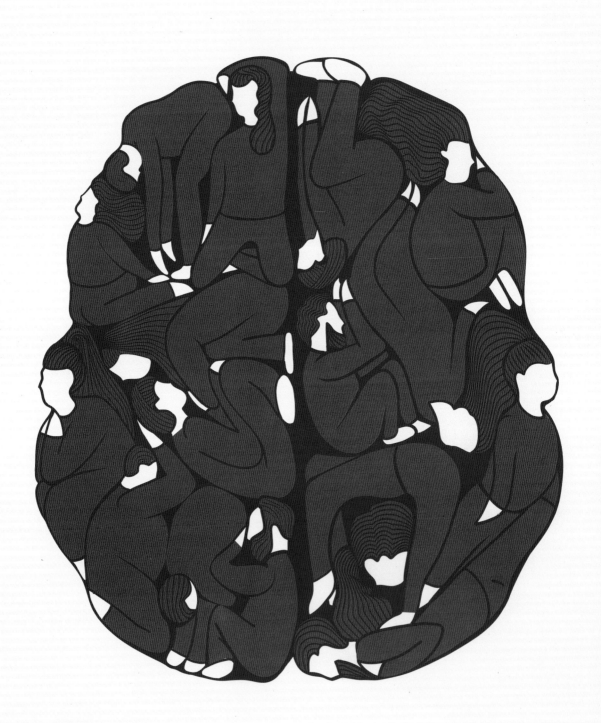

11

社会脑

读懂人心

这是一个工作日的晚上,萨莉和安妮是同事,她们一起去了酒吧喝酒。萨莉去洗手间的时候,安妮决定再去买一轮酒,但她注意到,萨莉把手机留在桌上了。安全起见,安妮把手机放进了萨莉的外套口袋里,然后走向吧台。等到萨莉回来,她会去哪儿找她的手机?答案明摆着。萨莉显然会先看桌子,因为她不知道安妮动过她的手机。虽然你知道,但你也知道萨莉不知道。

这种将自己置于他人大脑中的能力被称为"心智理论",大部分人能够不假思索地做到这一点。

由于心智理论来得如此自然,我们很容易视之为天经地义。但除了人类,其他动物的换位思考能力都达不到这种程度:暂时摈弃自身的看法和信念,完全从他人的角度看世界。这个过程又叫"心智化",不仅让我们可以从他人的角度看世界并预测他人的行为,还让我们可以撒谎和识别他人的谎言。在真正的心灵感应术诞生之前,心智理论是我们所拥有的最接近读心术的东西。

你的大脑时时刻刻都在做这件事。比如,早上穿衣服的时候,你会揣测别人对你的打扮将做何反应。开车、骑车或者走路去上班的时候,你会不断预测其他道路使用者对你的意图了解多少,反之亦然。工作、社交和家庭生活都要求我们时刻关注他人的心理状态:谁知道谁的什么事,谁对谁有什么看法,他们可能因此做些什么。想象一下,你必须在盟友、对手和亲人组成的复杂地形中小心前行,却完全无法猜测他们知道什么、在想什么……

甚至在休息的时候,你也常常忙于这件事。

理解电视、电影和小说都离不开这种能力。扣人心弦的戏剧通常取决于观众不断跟进谁知道谁的什么事,或者至少他们以为自己知道。甚至有人提出,莎士比亚的天才之处就在于,他能将观众的读心能力推到极限,让他们同时进入多个角色的大脑。

群体规模越大,大脑越大?

理清复杂社会关系的需求可能是人类大脑演化的一个关键的驱动因素。在猴子和猿类中间,生活在较大规模的群体中的个体有更大的前额皮质,大脑最外层的这个区域负责较高级的思维。这个规律也适用于人类。狩猎－采集群落的成员数量通常在 150 人上下,这是灵长类动物所能组成的最大规模的群体——我们也拥有与之匹配的大脑。在个人层面,一个人大脑皮质的尺寸同样与他所在的社会网络的规模以及他通过心智理论测试的能力有关。

缺乏心智理论

如果你想知道完全没有心智理论的人是什么样子，可以尝试观察一个 3 岁左右的孩子。孩子心智化技能的匮乏在"萨莉－安妮测试"中可以得到很好的体现，不过你需要改一改故事的设定：把两个人换成两个玩偶，再把手机换成球。如果你问孩子："等到萨莉回来，她会去哪儿找球？"大部分 3 岁的孩子会告诉你，她会去新的位置找球，也就是安妮将它移动后的位置。孩子知道球现在在哪儿，但他们无法想象萨莉不知道这件事。不过，等到 4 岁左右，孩子的认知能力会有巨大飞跃。大部分四五岁的孩子能够意识到，萨莉会以为球还放在原来的地方。

尽管心智理论在人际关系中发挥着重要作用，但不是每个人的心智化技能都能发展到同等水平。年龄是一个关键因素。这种技能在儿童期突然出现后，会随着年龄的增长而发展，直到我们 20 岁左右才趋于成熟。哪怕到了这个阶段，心智理论依然不是一种"要么全有要么全无"的能力。有的人更擅长处理社交状况，他们仿佛有心灵感应，很容易就能理解别人的想法、需求和意图。

要理解这种差异，简单的萨莉－安妮测试就不够用了，因为几乎每个 5 岁以上的人都能不费吹灰之力通过测试。这种情况代表的是最简单的层级，我们称之为二阶心智理论。不过想象一下，我们给这个场景引入第三个角色——一个想要偷东西的人，他看着安妮把手机放进了萨莉的衣兜。

大部分人能够轻松读懂他的想法——他想偷走手机，但同时他也明白，他必须赶在萨莉和安妮回来之前下手。这就是三阶心智理论。

四阶心智理论对几乎所有人来说依旧简单：我们再添加一位便装警察，他目睹了整个事件。我们能够换到他的角度，理解他所知道的信息和对其他三人的意图有何了解，进而猜测他可能会做什么，这很容易。

不过，再往前一步，有的人就会开始犯迷糊了。现在我们引入第五个角色——一个喜欢搞恶作剧的人，他看到萨莉在找手机，便跟她说他看到小偷拿走了电话。现在故事里每个人的想法分别是什么？还有其他的复杂情形：我们将视线转回萨莉身上，她正在找手机，想象一下，当她发现手机不在桌子上时，她最有可能去哪儿找？如果她将自己的心智理论用在认真负责的同事安妮身上，她可能会猜测，自己的手机正躺在安妮的衣兜里。

大约有 20% 的人无法超越四阶心智理论，五阶心智理论又会拦住 20% 左右的人，只有前 20% 的人能达到六阶的高度。不过，就算挤不进第一梯队，你也可以通过练习提高自己这方面的能力。最好的方法之一是阅读文学小说，观看角色众多、情节复杂的肥皂剧其实也有帮助。所以，不要以为看电视就是虚度光阴，这也是一种严肃的脑力训练。

我以为你以为我以为……

几乎所有人都能理解他人的心理状态和隐藏的动机。具有这样的"心智理论"是人类区别于其他动物的特征之一。

意向性的层级

心理学家罗宾·邓巴将我们理解他人隐藏的动机和想法的过程称为"意向性",并将我们的意向技能分成不同层级。最底层是计算机和植物之类的生命体,它们对自己知道什么没有意识。大部分哺乳动物处于第一层级:它们知道自己知道一些事,比如它们的食物装在盒子里。四五岁的孩子和猿类拥有二阶意向性:能够意识到其他人有自己的思想和信念体系。他们能理解"我相信你认为事情是这样的(尽管我知道事实并非如此)"。

成年人在其日常社交生活中常常需要用到四阶意向性。出色的故事至少需要这个层级的心智理论。不过,根据邓巴的观点,文学作品在五阶意向性的层面展开时会格外有魅力,例如莎士比亚讲述欺骗的名作《奥赛罗》。下面描述的场景出自《奥赛罗》,它包含了五个层级:伊阿古想让奥赛罗相信,苔丝狄蒙娜爱着卡西奥,而且卡西奥也爱着她。

大部分人的意向性只能达到这个层级。邓巴提出,莎士比亚要写出达到第五层级的故事,他本人应该达到第六层级。比如:"我希望观众相信,伊阿古想让奥赛罗相信,他的妻子苔丝狄蒙娜爱着卡西奥,而且卡西奥也爱着她。"这就是莎士比亚如此天才的原因。

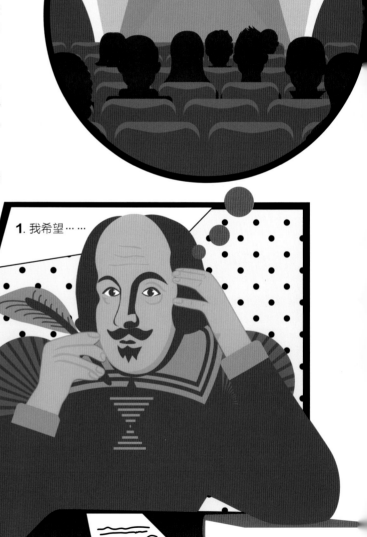

2. 观众相信……

1. 我希望……

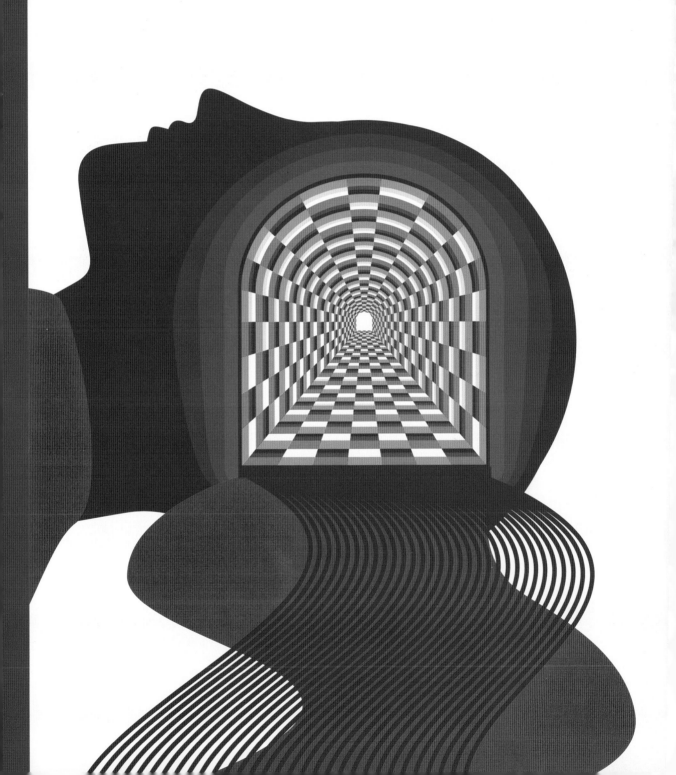

我们为什么天生擅长说服别人？

如果你认为事实和证据在政治中很重要，2016 年英国举行的脱欧公投就是一场令人沮丧的闹剧。

两边都在撒谎——脱欧派获胜，经济会立刻变得很糟糕；7600 万土耳其人将成为欧盟公民；脱欧每周能为英国国家医疗服务制度挪出 3.5 亿英镑。这些谎言屡屡被拆穿，但活动家们仍在不断重复，他们确信，真相的说服力比不上一个好故事。

政治人物为了选票而歪曲事实，这不是第一次，也不会是最后一次。但对人类这样以理性思维为傲的物种来说，显而易见的谎言为何能左右那么多人，这真是个谜。

情绪当然是答案的一部分：比起由干巴巴的技术官僚组成的留欧派，脱欧派更擅长编织鼓舞人心的故事。

即便如此，如果你认为人类发展出智力是为了运用严密的逻辑解决复杂的问题，那很难解释我们天生的非理性部分。不过，要是换个角度来理解我们演化出脑力的目的，就完全说得通了：我们演化出推理能力不是为了寻找真相，而是为了说服他人接受我们的观点，即使它是错的。

随大流

这种新的人类理性概念根源于对群体生活的严酷性的深入探究。人们早就认识到，作为社会性物种必定要面对许多智力挑战。

我们的祖先不得不设法结盟并维护同盟关系，及时了解谁欠了谁什么，并提防被群体中其他成员误导。如果这还不够难，他们还要面对一些只有依靠集体行动才能解决的问题，这意味着他们必须做出集体决策。如果不清楚正确的方向，你该听谁的？选项一是自负但善于说服的领袖，选项二是民主审议。无论选择哪一个，令人信服的辩论能力都将为我们的祖先带来最大的利益。

从演化的角度来看，这很有道理。做出明智的集体决策的群体将获得更好的生存机会。因此这种观点认为，我们逐步发展出说服别人的能力，并能熟练提出令人信服的论点，但不一定基于强有力的证据。

这能解释关于人类境况的很多问题。想想"证实偏见"—— 一种普遍的倾向，相信并利用支持自己既有立场的证据，而忽略与之矛盾的证据。如果演化的目的是解决问题，证实偏见就是个漏洞：只考虑一方的论点，不可能得出最佳的解决方案。

但如果我们演化的目的是维护自己的立场或利益，证实偏见将发挥更大的作用。你不会浪费时间寻找不支持自己的证据，而是专注于收集支持自己的证据。

吸引效应

对另一种偏见——"吸引效应"——我们也有类似的解释。面对不同的选项，无关的信息可能会影响我们的判断，让我们做出不理性的选择。

在一系列智能手机中做选择的情况也许最能体现这种偏见：有人本来打算选择最便宜的款式，但如果在展示的样机中添加一款看起来更贵更华

丽的，可能会促使这个人下决心选一款高端一点的。你会改主意似乎是因为这个奢侈的选项给你提供了一个简单的借口——你可以宣称自己选了一款物美价廉的手机。

特别是当你告诉人们，无论选了什么，他们都必须公开捍卫自己的选择，吸引效应会表现得最为明显。另外还有框架效应：选项的呈现方式会干扰我们，让我们做出不理性的选择。

也许是因为这些偏见的存在，集体决策往往更明智。面对一项高难度的逻辑任务，五六个人组成的小团体的表现通常优于个人。

内部争论较多、允许每个人发表意见的群体最可能获得成功，也更容易避开群体思维的陷阱。考虑到人类思维的演化方向为群体性，而非个体性，这样的结果可能正好符合你的预期。两个脑子确实比一个好使。

魅力因子

纳尔逊·曼德拉和史蒂夫·乔布斯都有这种东西，昂山素季也自有一种安静的魅力。有的人天生就有影响他人的能力，我们称之为魅力。这是我们最珍贵的个人特质之一，对凝聚群体至关重要。

虽然魅力一望即知，但细究起来，这个概念很难把握。古希腊人视之为一种"精神气质"，意思是有说服力的吸引力。在字典里，这个词具有神秘的含义——"神所赋予的力量或才能"，它使个人能够影响、启迪他人。心理学领域对此有自己的答案。基于数十年的研究，心理学家罗纳德·瑞吉欧确定了六种他认为至关重要的特质或者说技能——情绪表达、热情、口才、自信、远见和对他人的响应能力。瑞吉欧说，要成为他人眼中有魅力的人，关键是在这六种因子之间取得平衡。比如，过度的情绪表达可能会损害你的个人魅力——想想金·凯瑞扮演的喜剧角色。

模仿的益处

西尔维娅是个好厨子，她按照家传食谱做的烤火腿特别美味。这份食谱的第一个步骤是切掉火腿的两头。有一天，西尔维娅正在准备火腿，恰好被一名朋友看见了。"你为什么要这样做呢？"他问。"因为我妈妈就是这样做的。"西尔维娅回答。但这让她开始思考——为什么要这样做？

几天后，西尔维娅去看望她妈妈。"你做火腿的时候为什么要先把两头切掉？"她问。"因为我妈妈就是这么教我的。"她妈妈回答。于是西尔维娅抓起电话打给了外婆，问了她同样的问题。老太太想了一会儿。"我想是因为我的烤盘不够大。"最后她答道。

西尔维娅家传秘方的故事让我们看到了人类学习方式的奇怪之处。我们常常不假思索地模仿他人的行为，尤其是在我们年幼的时候。乍一看，这种不加思考的模仿显得傻气，因为你做的事可能毫无意义。但实际上，这被证明是通往成功的良方。我们的大脑特别适合模仿，这种像是弱点的特征是我们最大的优点之一。

无意义的模仿

如果你想看无意义模仿的实例，可以尝试这个实验。找一个孩子——最好是一两岁的幼儿——和一支手电筒，向幼儿演示如何用你的鼻子开关手电筒。一周后，再给他看手电筒。幼儿可能会试着用鼻子打开它，尽管用手更简单。20世纪80年代，研究者正式做过这个实验，不过他们用的是灯箱和额头，而非手电筒和鼻子。14月龄的幼儿中有2/3选择了用更难的方式打开灯箱。

其他基于更复杂任务的实验表明，幼儿会模仿演示者示范的每个步骤，包括那些明显无关紧要的步骤。如果可以找一只黑猩猩来做这个实验，你会看到很不一样的情形。通过观察一些在野外活动的灵长类动物，研究者发现，它们不会忠实地模仿——步骤和目的都模仿，而是专注于目的。它们会观察演示者的行为所带来的结果，比如砸开一枚坚果，然后自己想办法达成它。

乍看之下，黑猩猩的办法似乎更有效，比如它们肯定不会盲目地切掉火腿的两头。但这也有不利的一面。作为个体的黑猩猩实质上不得不自行探索破开坚果的技巧，而不能将有用的知识传递给同类，便于后来者改进和提高。人类逐渐改进技术，最终登上月球，而黑猩猩仍旧坐在地上用石头砸坚果，正如数百万年来它们一直在做的那样。

天生擅长模仿

不过，忠实的模仿也有缺陷。你可能发现自己做的事毫无意义。你真正需要的是有人教你如何完成一项任务，而不是单纯让你旁观他们做事的过程。所以，人类的大脑不仅天生擅长模仿，也擅长主动传递知识和技能。这种模仿和演示的结合叫作教育，据我们所知，只有人类拥有这种能力。

有的动物的确表现出了基本的教导行为，比如，成年猫鼬会拔掉蝎子的毒刺，让自己的幼崽安全地学习如何杀死这种猎物，但只有人类能够系统性地教导复杂的行为。

教育的本能是双向的。婴儿天生被鼓励从成年人身上汲取信息，与此同时，父母也被驱使着和孩子分享信息。他们利用语言、动作和眼神交流来吸引和维持孩子的注意力，向孩子演示做事的方法。在灯箱实验中，与被动观看的孩子相比，被积极地引导着去学习用额头打开灯箱技巧的孩子更可能成功模仿大人的动作。

不同的道路

所以，是什么让人类走上了不同于其他猿类的学习之路？这可能是因为我们需要学习的东西比它们多得多，也复杂得多。人类庞杂的文化积累要求儿童在短期内学会做很多事情，以后如果需要的话，他们可以改进学到的技术。

人类也可以暂时不去理会自己正在做的事或制作的东西有什么用。有的研究者将教育的起源追溯至我们的祖先开始制作复杂的工具时，比如给燧石斧头装上手柄。制作工具讲求步骤，往往需要加工其他工具，因此需要一种新的传递信息的方式。比如，给斧头打造斧柄的时候，毫无经验的旁观者很难明白这东西能用来干什么。所以，我们年轻的祖先从年长者那里学习的唯一办法是在老师指导他们时模仿其举动。对人类来说，能看见就能做到。

黑猩猩 VS 人类

人类和黑猩猩学习方式的不同之处在于前者具有集思广益的本能。在一项实验中，研究者向人类儿童组和黑猩猩组分别出示了一个盒子，每个盒子都有三个上了锁的小格子，且每个盒子里都有奖品。受试者必须以正确的顺序打开三个格子才能拿到奖品。人类儿童通过信息共享完成了这个任务，他们告诉同伴自己是怎样解决其中部分问题的，最后分享了奖品。黑猩猩则选择单打独斗，坚定但缓慢地寻找解决办法，最终没能成功。

道德困境

为了探究我们的道德直觉，哲学家设计了一系列思想实验，他们称

之为"电车难题"。这些实验凸显了我们在判断对错时所面临的困境。

基础版电车难题

一辆失控的有轨电车正飞速驶向五位被困在轨道上的工人，如果电车顺着这条轨道继续前行，这五个人全都会被撞死。挽救他们的唯一办法是让电车改道驶向另一条只有一个人的轨道，撞死这个人。你是否应该让电车改道，用一个人的命换另外五个人的命？

这个困境让我们看到了两种不同的道德哲学。功利主义学派认为，你应该让电车改道，杀死第二条轨道上的胖子，因为这个办法能为最多人带来最大利益。但按照所谓的义务论道德哲学，故意造成伤害（哪怕能为其他人带来好的结果）永远都是错的。

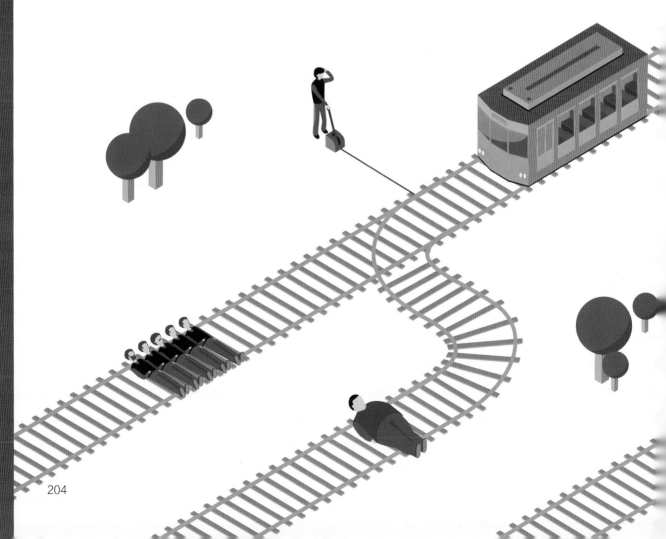

胖子版电车难题

一辆失控的有轨电车正飞速驶向五位被困在轨道上的工人，这五个人将全部被撞死。此刻你站在轨道上方的一座天桥上，旁边有个大胖子。要挽救轨道上的五个工人，唯一的办法是把一件重物推到轨道上，挡住电车。你附近唯一的重物就是身边这个胖子。为了挽救五个工人的生命，你应该把这个陌生人推下天桥吗？

坏胖子版电车难题

这是胖子版电车难题的一个变体。这次你知道，让电车失控冲向五个工人的罪魁祸首就是你旁边这个胖子。为了挽救五个工人的生命，你应该把这个坏胖子推下天桥吗？

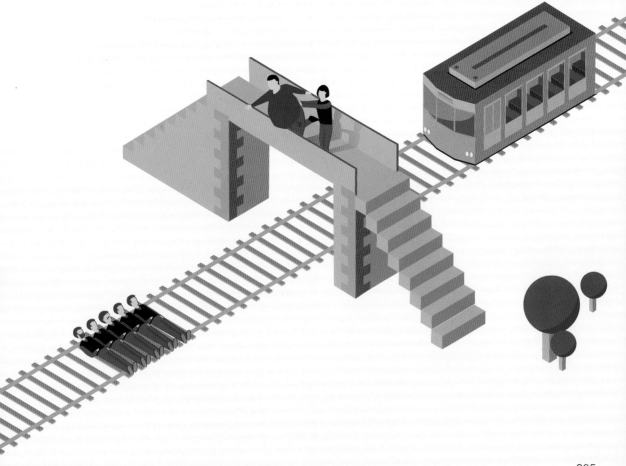

感觉孤独？你不是一个人！

假设你是一名动物园管理员，现在你要为人类设计一个围场。要保证你照料的这种动物的健康和福祉，你的设计首先应该满足什么条件？高质量的食物？舒服的床？健身房？

这个思想实验的答案只有一个：为人类设计的活动场所必须考虑我们与他人建立联系的需求。

用生物学家的话来说，人类是"强制性群居物种"。我们的大脑渴望与同类接触，否则无法正常运转。长期受到孤立会使我们面临一系列神经问题和行为问题，包括焦虑、敌意、社会退缩、时睡时醒、抑郁和饮食失调，罹患痴呆的风险也会增加。

这些问题不仅仅是心理上的，如果不加干预，孤独还会引发一些生理性的病变，就像吸烟或者肥胖一样。几乎每一种主要的慢性疾病，从心脏病到癌症，孤独者患病的风险都高于常人。综合考虑，孤独可以使我们早死的概率上升 26%。

群体带来安全

要理解孤独为何会对健康产生这么大危害，我们不妨从演化心理学的角度入手。对人类这样的社会性灵长类动物来说，群体生活能为我们提供保护。离开群体是危险的，孤独的感觉会刺激我们投向集体，寻求安全感：你可以将其视为一种生物性警告信号，就像饥饿、干渴和疼痛一样。

其他社会性物种也有类似表现。遭到掠食者威胁的鱼会游向鱼群中央，这样它们不那么容易被抓住；被单独关起来的小鼠会出现睡眠中断的问题；远离同类的草原田鼠会减少外出探索的次数，一心逃避捕食者。

这些观察结果揭示了一个普遍的原则：在社会性动物中间，社交孤立会激起神经、神经内分泌和行为方面的响应，让它们进入暂时的自保模式。

短期来看，暂时的孤独并不比饥饿更有害，但长期缺乏陪伴可能会带来严重后果。

单独拘禁

关于人类孤独的最极端的案例也许可以在单独拘禁的囚犯中间看到。几十年来，针对这个人群的心理状况的研究表明，其中大部分人患有严重的精神健康问题。单独拘禁几周就足以引发惊恐、焦虑、失控、非理性的愤怒、偏执、幻觉、强迫性思维、抑郁、失眠、认知功能障碍和自残。

心理学家认为，这些病理性反应的根源是缺乏社会互动；没有社会互动，囚犯难以维持其自我认同感，无法适当地表达情绪，以及和更广阔的社会世界建立联系。换句话说，极度的孤独不仅威胁到他们的健康，还危及他们最基本的存在感。

原因之一在于，孤独会削弱我们的意志力，使我们更容易沉溺于有害行为，例如暴饮暴食或疏于锻炼。除此之外，孤独还会对我们的身体产生一些微妙的影响，有些体现在免疫系统上。长期孤独的人，其免疫功能往往会受到抑制，但免疫系统的一个分支——炎症——会一飞冲天。炎症是身体抵御外伤和细菌感染的第一道防线，但持续时间过长的过度炎症反应，很可能导致癌症、抑郁、阿尔茨海默病和肥胖症。

为什么免疫系统会做出这样的反应？削弱其他免疫功能的同时激发炎症，这种情形被称为"对逆境的保护性转录反应"，由大脑的"战或逃"反应机制触发，它会转移原本用于默认免疫功能（主要抵抗病毒性感染）的部分资源，以便更有效地抵御细菌感染。如果你遭到掠食者的攻击，细菌很容易通过伤口进入你的身体。正常情况下，一旦脱离眼前的致命威胁，我们的免疫系统就会转回抗病毒模式。但长期孤独者的身体会随时准备好应对从未到来的攻击。

持续时间过长的过度炎症反应还会改变大脑，触发一些原本用于应对威胁的行为，让你变得有些多疑、过度警觉、易怒。这会形成恶性循环。思考和行为方式的这种改变也不利于社交。除此之外，孤独还会削弱我们理解社交情景的能力，这无疑是雪上加霜。孤独者强烈的不安全感意味着他们更可能注意并记住负面的细节和事件，而他们的行为方式导致的结果又会证实他们的负面期待，使孤独的恶性螺旋继续延伸下去。

此外，炎症还会抑制大脑中负责激励你和他人互动的区域。我们演化出这样的机制，可能部分是为了病人的自我隔离。但在现代社会，这样的行为会让你陷入恶性循环。孤独会招致更多孤独。

这种情形可能发生在任何人身上。孤独被认为是社会隔离的结果，主要影响没有朋友和家人、很少出门的老年人或其他脆弱群体。

独自生活

但孤独可能与独居或朋友稀少关系不大。判断一个人是否孤独，重要的是关系的质量，而非数量。健康的、对环境适应良好的人通常有四五个来往密切的朋友或家人，这些关系约占他们社会生活的一半。预防孤独的最好办法是定期和这些亲友见面。

但这通常并不容易。独居的人越来越多，单亲家庭的数量也在上涨。很多人为了工作远离家人，与此同时，技术改变了我们工作、购物、社交和娱乐的方式，极大地削减了我们和他人面对面交流的机会。

所以，如果被孤独感俘虏了，你该怎么办？最好的办法是从你的大脑入手，而不是从你的社会网络入手。孤独是一个心理问题，以长期的被威胁感和敌意为标志。要突破这些障碍，最好的办法是进行认知行为训练。如果说孤独只在你的大脑里，那可能有点夸张，但解决这一问题的方案很可能就在你的大脑里。

蜂巢思维：群体心理的力量

设想一下：给你一张卡片，上面画着一条线。你面前摆着另外三张也画了线的卡片，其中一张的线条长度和你手里这张的完全相同。你的任务是挑出与你手里这张线条长度完全一样的卡片。

简单吧。不过，请再想象一下：把你扔进一群陌生人中间，要求你们一起完成这项任务。其他人都选了一张在你看来显然不对的卡片。接下来，你是会坚持自己的选择，还是接受别人的判断？

20 世纪 50 年代，心理学家所罗门·阿希做了这个实验，他在受试者中间安插了卧底，让他们故意选择错误的答案。实验结果令人震惊，多达 70% 的人屈从于同伴的压力。阿希由此得出结论：对大部分受试者来说，服从群体比自己的感觉更重要。

欢迎进入强大而令人不安的群体心理学的世界，在这里，个体会抛弃自己的想法，服从群体制定的规则。

群体心理

这种情况之普遍令人惊讶。你几乎可以在任何个体隶属于群体或者需要对其他人的行为做出回应的环境中发现它，包括委员会、社交网络、暴乱、球迷，甚至陪审团。在这些情况下，群体心理很容易占据主导地位，引导人们做出不符合自己性格的举动或拥护自己平时不可能采取的立场。群体心理最著名的例证可能是 1971 年的斯坦福监狱实验，被招募来的学生分别扮演一座模拟监狱里的狱警和囚犯。六天后，实验不得不宣告中止，因为"狱警"——他们原本都是心理健康的年轻人——把很多"囚犯"逼到了崩溃边缘。几年后，在一项类似的实验中，耶鲁大学的斯坦利·米尔格拉姆让一些普通人对另一间屋子里的"受害者"实施电击。米尔格拉姆没费多少力气就说服了很多受试者提高电压，直到受害者发出尖叫。在此之后，近 2/3 的受试者继续提高电压，直到受害者失去意识。虽然电击并没有真实发生，受害者也是工作人员假扮的，但受试者并不知道这一点。

这两个实验的关键都在于将个体的责任归入集体的需求。米尔格拉姆告诉受试者，不管发生什么，责任都由他来承担。主持监狱实验的菲利普·津巴多用集体性的权力符号——制服、哨子、手铐和墨镜——把"狱警"包裹起来。

"如果能分散责任，让人们感觉不到自己是有责任的，他们很可能会做出自己平时绝不会做的事情。"津巴多后来这样说道。有人分析了 25 000 项社会心理学研究，结论是他说得对：如果置身于错误的环境中，几乎每个人都有可能做出恶行。

社会级联效应

以上这些距离我们大部分人要面对的情形很遥远，但群体心理会在很大程度上影响我们日常做出的许多决策。比如，高居排行榜榜首的流行歌曲比其他歌曲更受欢迎，并不是因为它们本身比后者优秀很多，而是因为消费者受到其他人购买行为的影响。这就是所谓的社会级联效应，它描述了一种现象：很多人最终的做法或想法依据

的是其他人的所作所为。

　　级联效应牵涉两种机制。第一种是社会学习。这个世界过于复杂，每个个体都无法自行解决遇到的问题，所以我们假设别人知道一些我们不知道的事情。另一种是社会协调，为了群体的和谐，你和其他人做了同样的事。这两种力量会影响金融市场、抗议活动，甚至我们投下的选票。

　　人们这么容易被引导不足为奇。毕竟，作为社会性动物，我们的演化是在以合作和集体凝聚力为关键生存工具的环境中进行的。但在现代世界，这种倾向常常会引起反噬。一个常见的问题是极化，观点相近的人聚在一起，最终采取的立场往往比个体原本的立场更激进。比如，一群认

为脱欧也许不是个好主意的人开启了一场讨论，最终他们可能得出结论：这简直是发疯。这种现象背后的原因有两个。第一，在观点相近的群体内部，你往往只能听到支持自身观点的论调，这必然会强化你的观点。第二，人们总在比较自己和他人，他们会调整自己的立场，以免显得格格不入。

他人的力量

　　群体思维是群体心理的另一种形式，为了群体的凝聚力，其成员不惜付出任何代价。保持凝聚力能赋予群体力量感，增强其成员的自尊心，但也可能让他们做出糟糕的决策。1961 年，美国中央情报局错误地做出了入侵古巴的计划；2003年，美国国家航空航天局没能及时认识到那块脱落的泡沫材料对"哥伦比亚号"航天飞机的机翼造成的损伤很可能是致命的，做出了照常发射的决定——在这两次事故中，群体思维都难辞其咎。

　　群体心理十分常见，但我们往往会忽略其存在。社会倾向于关注个体心理，我们的研究机构也以此为基础。但要是不理解群体的力量，我们永远不会想要抵制酷刑、自杀式爆炸和种族灭绝等邪恶行为，或者只是避免自己做出糟糕的决策。

　　好消息是，人类可以并且确实会抵制这些邪恶。津巴多本人接着研究了英雄主义，这种现象几乎和暴民统治互为镜像。他发现，在群体的影响下，人们可能做出违背本性的行为，但同样可能英勇地表达异议，做出正确的事。暴民统治并非时时都能占据上风。

兄弟之情

　　在战斗中积累或者快速养成的"兄弟之情"是群体心理最强有力的形式之一。共同经历过极端恐惧的士兵往往会凝聚成这样的集体，他们愿意为彼此做任何事情，哪怕这意味着必然到来的死亡。兄弟之情变得比他们为之战斗的事业或国家还要重要。这在恐怖组织中被发挥到了极点，执行自杀式任务被视为群体团结的终极体现。

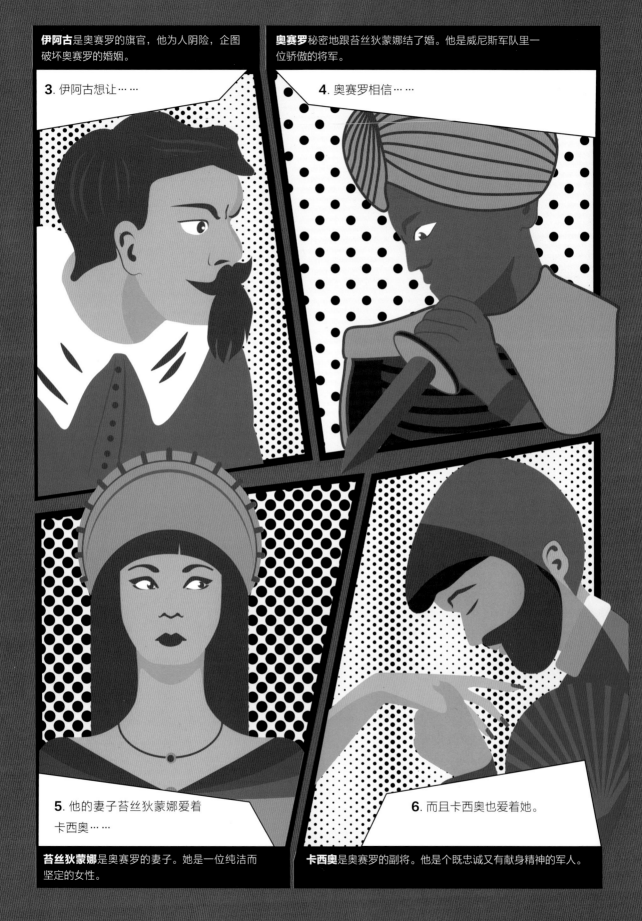

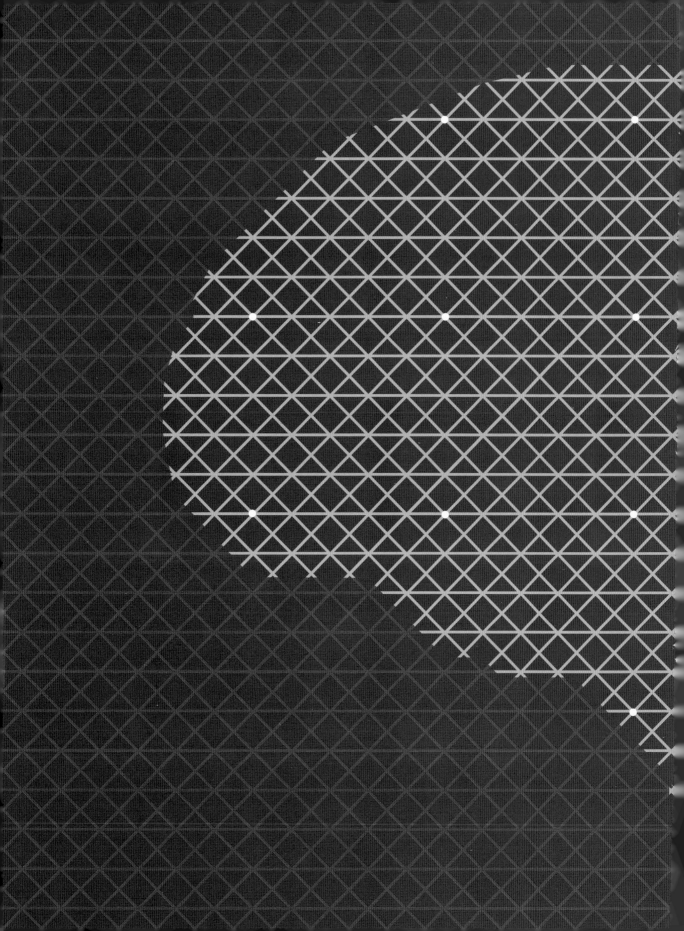

12

睡眠和梦

什么是睡眠？

无论你觉得睡眠是浪费时间还是你的最爱，到头来，人人都得睡觉。由于我们生命中大约 1/3 的时间都花在睡眠上，你可能以为科学家相当了解睡眠的本质。但事实并非如此。

部分问题在于，依据定义，入睡以后我们处于无意识状态，醒来后几乎什么都不记得。更糟糕的是，睡眠中的身体几乎无法向外部观察者透露什么信息。躺着，不怎么动，对外界刺激没有反应，这是睡眠的特征。所以，难怪在很长一段时间里，人们都以为睡眠是一种休眠状态，不值得从科学的角度认真探究。

不过，到了 1953 年，一个叫尤金 · 阿瑟林斯基的年轻博士生想弄清楚睡眠是否真那么简单。他做了一件前人没想过要做的事：花好几小时盯着某个熟睡的人的眼睑。结果他发现了我们现在所知道的快速眼动睡眠，我们做梦大多是在这个阶段；后来研究者还发现，快速眼动阶段的重要特征是在人们清醒时你也能观测到的那种剧烈的脑活动。

在那之后的几十年里，关于睡眠过程中大脑里发生的事，我们弄清楚了很多，不过有些细节尚未完全确定——研究者仍局限于利用脑扫描记录睡眠期间泄露内情的脑活动信号，然后对其做出解释；或者唤醒熟睡的人，询问他们刚刚的经历。

睡眠背后的科学

现在我们知道，在你睡觉的时候，你的大脑和清醒时一样忙碌，甚至可能更忙。充分保障每个睡眠阶段对我们的身心健康非常重要。

睡着？醒着？或两者皆否？

人们曾经认为，你要么睡着了，要么醒着。但现在我们知道，大脑可以在一种介于二者之间的迷离状态下运行。最常见的是睡眠惯性：被闹钟从深度睡眠中惊醒以后，那种昏昏沉沉的感觉可能会持续很长一段时间。你已经醒了，但你的大脑拒绝配合，就像它还没有完全"上线"。另一种更神秘的状态是猝倒：在你完全清醒的时候，身体的肌张力突然失效——这种机制本来是为了预防你把梦里的动作做出来，于是你摔倒了。出现这类现象可能是由于不同的意识状态发生了混淆。

20 世纪 60 年代末，科学家借助贴在头皮上的电极研究了睡眠者的大脑（利用脑电图），发现睡眠分为 4 个阶段，每个阶段对应不同的脑波模式。我们会依次经历这 4 个阶段，大约 1.5 小时循环一次。

一整夜睡眠由 5 次或 6 次循环组成。醒着躺上 10 分钟左右，我们就会进入非快速眼动（NREM）睡眠。根据脑电波模式的细微区别，非快速眼动分为 3 个阶段，非快速眼动 1 期、非快速眼动 2 期和非快速眼动 3 期。研究认为，每个阶段都在逐渐加"深"。非快速眼动阶段之后，我们进入快速眼动睡眠。这期间，脑电波信号和我们失眠或昏昏欲睡时相似，做梦大多是在这个阶段。

有很长一段时间，快速眼动被认为是最重要的睡眠阶段，因为在睡眠被剥夺之后，接下来有机会睡觉的时候，人们会跳过前面几个阶段，直接进入快速眼动睡眠。但是现在，一些科学家认为慢波睡眠才是最重要的阶段，它在整晚睡眠中不是均匀分布的，而是集中在上半夜，这意味着它拥有较高的优先级。要获得一夜好眠，睡眠的每个阶段可能各有其重要作用。

昏昏欲睡

入睡不会像摁下开关那样突然发生。脑活动和激素活动两套机制共同决定困倦的程度和时机。首先是身体的昼夜节律，它控制着一天中我们开始犯困的时间，起主导作用的是一小块被称作视交叉上核（SCN）的脑组织，位于视神经正上方。视交叉上核的作用类似主时钟，它会收集来自视网膜的光的信息，并通过神经冲动和激素将信息传递给身体的其余部分。褪黑素是最广为人知的一种"睡眠激素"，当视交叉上核探测到光线在减弱，褪黑素的水平就会上升。在天黑后使用智能手机或其他能发出蓝光的设备会推迟褪黑素的释放，让你更难入睡。

入睡的压力

接下来是睡眠驱动，又叫睡眠压力，大脑以此来衡量你已经醒了多久。你保持清醒的时间越长，大脑里积聚的腺苷越多，这种化学物质是新陈代谢的副产品。腺苷被认为会抑制平时让我们保持清醒的神经元，所以，随着腺苷水平升高，睡意会增强。保持了 16 小时的清醒状态以后，大脑里积聚的大量腺苷会让你忍不住打瞌睡。

昼夜节律和睡眠压力的特性解释了时差和倒班为什么破坏力巨大。如果这两个进程不同步，根据生物钟，我们就会在错误的时间犯困。

我们也有办法欺骗这套系统。咖啡因能抑制大脑里的腺苷受体，让你暂时保持清醒，但它压制睡眠驱动的效力最终会消失。连续 24 小时不睡对认知功能的损害相当于血液酒精含量达到 0.1%——超过某些国家的酒驾标准。

要扭转这些不良影响，唯一的办法是补上缺失的睡眠时间。如果实在没时间，打个盹也大有帮助。

我们为什么不能全天候保持清醒？

我们为什么要睡觉？多年来，这个问题一直让科学界感到尴尬。显而易见，足够的睡眠对我们保持快乐和警醒至关重要，此外，它对我们长期的健康和福祉也有极大影响，但谁也无法准确说出其中的原因。不过近年来，人们渐渐找到了一些重要的线索，有助于解释为什么睡眠绝不是浪费时间。

短期睡眠不足会严重影响你的情绪，破坏你理性决策的能力；而长期睡眠不足可能导致抑郁、双相障碍、精神分裂症和阿尔茨海默病。

深层清洁

深度睡眠对大脑的整体健康似乎尤为重要。有人因为罕见的基因突变而无法进入深度睡眠，之后逐渐变得痴呆，并在出现症状几年后死去。现在我们知道了可能的原因。最近，研究者在我们的大脑里发现了一套此前不为人知的废物处理系统。

这套系统由一种名为神经胶质的细胞组成，这些细胞类似神经元的个人助理，为其提供能量和营养，更重要的是，清除神经元产生的废物。就像淋巴系统清除你体内的毒素一样，这套"胶质淋巴系统"会搜集并分解辛勤工作的神经元产生的代谢废物，然后通过脑脊液把这些废物冲走，我们的大脑和脊髓都浸泡在脑脊液里。胶质淋巴系统大部分时间都在工作，但在深度睡眠期间，它会格外活跃，清除的废物数量会提升10到20倍。

这份清洁工作做得十分彻底：深度睡眠期间，

不睡觉会怎样？

有一些人尝试过尽可能久地不睡觉。世界纪录的保持者是兰迪·加德纳，1964年，这个来自圣迭戈的17岁高中生参加了学校的一个科学项目，连续11天零25分钟没有睡觉。

加德纳的尝试没有给他造成任何长期损伤，但在实验期间，他的脑子一天比一天更不受控制。熬过几天之后，他说话开始含糊不清，而且越来越易怒。然后他开始变得偏执，并产生了类似梦境的幻觉。到了最后几天，他很难对任何东西集中注意力。从那以后，《吉尼斯世界纪录大全》停止收录最长时间不睡觉的纪录，因为越来越多的证据表明，这种行为有健康风险。所以，真的，请不要自己在家尝试。

大脑里神经胶质细胞的体积会缩小 60%，为脑脊液腾出更大空间，以冲刷每一处角落和缝隙。要完成这套清洁流程，充足的睡眠，尤其是深度睡眠，可能至关重要。

被脑脊液冲走的多种代谢废物中，淀粉样蛋白是非常关键的一种，它会在大脑中形成与阿尔茨海默病有关的斑块，考虑到这一点，充足的睡眠就显得更重要了。要想冲走这些蛋白质，防止它们停留在错误的地方，充足的睡眠不可或缺。

睡眠期间的记忆

睡眠的另一个重要作用是让记忆从短期仓库转移到长期的储存库里，好为第二天的新记忆腾出空间。从很久以前人们就知道，睡一觉起来，你的记性会变得更好，缺觉则会严重损害记忆力；但睡眠如何帮助我们整理记忆，以备将来查阅，仍是个未解之谜。

动物研究表明，由于暂时摆脱了周围的环境，大脑得以削弱白天建立的连接，为第二天的新记忆腾出空间。我们尚不清楚当天的记忆去了哪里，但有人提出了一些想法。研究人员让受试者学着按照特定顺序按下一系列按键，同时扫描他们的大脑，记录下与该顺序记忆有关的脑活动模式。受试者入睡之前，这些信息被存储在他们的大脑皮质里，也就是大脑皱巴巴的表层；但等到他们进入深度非快速眼动睡眠的慢波阶段以后，临时存储在大脑皮质里的这种脑活动模式会消失，与此同时，类似的模式出现在大脑更深处。

其中很多细节还有待补充，但非快速眼动睡眠似乎主要与大脑的代谢功能有关。而快速眼动睡眠可能另有目的，它会帮助我们处理情绪体验，而不必面对当时伴随情绪而来的激素洪流。

有些科学家还认为，快速眼动睡眠能帮助我们重新归档记忆，在已知的知识和新信息之间建立联系，将新的知识纳入我们不断积累的智慧库。

补给

睡眠的其他功能可能包括修复 DNA，这维持了体细胞和脑细胞的正常运作，让大脑有机会补充必要的神经递质。睡眠让我们的身体得以休息，节约能量，也让我们暂时避开社会互动对精神的损耗。

充足的睡眠能帮助我们维持大脑的健康、敏锐和正常运转。错过了它，你要承担风险。

你会睡得太多吗?

既然睡眠对大脑的正常运转这么重要,如果想让大脑达到最佳状态,我们是不是应该尽可能多睡一会儿?请小心点。只有在你缺觉的时候,多睡才是健康的选项。要是已经睡够了,额外的睡眠实际上可能有损你的健康。

睡多少才算适量?这个问题很难回答,尤其是因为,没有一个适合所有人的魔法数字。人们常说,我们每天应该睡足 8 小时,但这个说法缺乏坚实的数据支持。它并非出于严格的科学研究,而是来自问卷调查。

问卷上问大家通常每晚睡多久,大部分人的回答在 7~9 小时之间,平均数大约是 8 小时,这可能就是"8 小时睡眠"成为经验法则的原因。不过人们常常高估自己的睡眠长度,因为你不可能在入睡的瞬间看一眼时钟。

多方面的证据表明,每晚睡够 7 小时是个不错的目标。睡眠时间长期低于 7 小时意味着较差的健康状况,会增加肥胖、心脏病、抑郁和早死的风险。

太多?太少?

众所周知,睡眠对健康有益;考虑到这一点,也许更让人惊讶的是,睡眠时间超过 8 小时或 9 小时似乎和缺觉同样有害。很多研究表明,睡眠时间经常超过 8 小时的人,身心状况不良的风险增加,也更有可能早死。

过量的好东西为什么会带来危害有点不好理解。这似乎不是因为睡得多的人本来就不健康。一项长期研究招募了一批健康的受试者,经过多

年的跟踪调查,研究者发现,睡眠时间过长的人健康状况逐渐变差,死得也更早;这意味着过量的睡眠影响了健康,而不是反过来。

一个事实提供了一些线索:过多和过少的睡眠都与炎症有关,作为免疫反应的一部分,炎症是从抑郁症到糖尿病再到心脏病等多种疾病的预报器。尚不清楚过多的睡眠到底为什么会让身体做出这种反应,但很显然,就像吃饭喝水一样,任何好东西过量了都会带来危害。

此外,在梦境中度过的额外时光甚至可能无法给我们带来享受。最近人们发现,过量的睡眠可能增加做噩梦的概率,也许是因为多睡会增加快速眼动睡眠的时间,我们的梦,包括噩梦,基本发生在这个阶段。

懒懒散散

过量睡眠的危害部分可以归结为一个简单的事实:睡觉时我们一直躺着不怎么动。我们的大脑和身体在我们动起来时运行得最好,当我们躺下来时,二者的效率都会降低。

长期卧床会带来一些糟糕的后果:冷漠、抑郁、肌肉萎缩、心率加速、消化不良等。

不需要极端情况,普通的懒散就足以引发不良后果。事实证明,只是坐着看几小时电视也会影响你的健康。所以,过量的睡眠对我们有害,可能只是因为它挤掉了活动的时间,把我们困在了床上。事实却是,睡眠时间增加意味着锻炼身体和提升大脑能力的时间减少了。

我的睡眠正常吗?

这个问题很难回答。我们需要的睡眠时间受到基因的影响,因人而异。目前我们还不清楚睡眠具体与哪些基因有关,但近期的一项研究调查了 5 万多人,结果发现,某个变异的基因会影响你的睡眠时间,每携带一个这样的基因,你需要的睡眠时间会增加 3.1 分钟。

极少一部分人——可能少于 3%——携带一种罕见的遗传变异,他们每天睡 4 ~ 6 小时就能维持身体的正常运转。研究者通过基因工程将这种基因移植到小鼠身上,结果发现,与普通的对照组相比,接受移植后的小鼠会压缩非快速眼动阶段的睡眠时间,经历睡眠剥夺后恢复得也更快。这带来了一种诱人的可能:也许有朝一日,我们可以利用基因工程安全无害地缩短晚上的睡眠时间。

良好睡眠

除了睡眠时间要适量,睡眠的时机似乎也很关键。工作日睡眠不足,周末一次睡饱,这样的习惯可能导致坏情绪、疲劳和易怒,还会增加患心血管疾病的风险,即便你在工作日和周末的睡眠时间只相差一个小时。

要预防过多或过少的睡眠带来的溜溜球效应,唯一的办法是每天定时作息,不管是工作日还是周末,也不管你是不是要去往某地。

如果你在白天无精打采,固定的作息时间会让你更容易判断自己是睡得太多还是太少。如果同样的作息时间你严格维持了好几周,还是感觉糟糕,不妨试着多睡或少睡一个小时,看看效果如何。关于适当的睡眠时间,没有一个适用于所有人的答案,但良好的睡眠对健康的益处值得我们花精力去尝试。

不过,千万不要在家尝试美国国家航空航天局做的这项实验:为了研究微重力对身体的影响,他们让受试者躺了一个多月。躺了这么久以后,再次起床是一个痛苦的体验。一名受试者表示:"我觉得 120 岁肯定就是这种感觉。"如果你对睡觉上瘾,请多加小心。

奇异的睡眠障碍

在睡梦中冲着伴侣大喊大叫，或者醒来发现自己动不了——你有过这样的经历吗？从梦食症到爆炸头综合征，睡眠障碍的种类五花八门。下面我们介绍几件夜里发生的怪事。

1. 爆炸头综合征

快要入睡或者刚刚醒来的时候，你感觉自己听到一声巨响，类似炸弹爆炸或者枪声，这就是爆炸头综合征。每10个人里大约会有1个有这种体验，但谁也不知道原因。这个名字听起来有点可怕，但爆炸头综合征是无害的。

2. 入睡抽动

入睡抽动描述的是，你快睡着的时候，身体突然跳动或者抽搐，而且常常伴有下坠感。这种现象的原因仍是一个谜。有人认为，如果你已经进入梦境，但你的身体还没有完全麻痹，就可能发生入睡抽动。也有人认为，这是你入睡时神经系统放松所带来的副产品。

3. 睡瘫症

快速眼动睡眠期间，你的身体会自然进入瘫痪状态，但有时你醒来后发现自己仍然瘫着，这是一种恐怖的体验。你已经完全恢复了意识，却无法动弹，也说不了话，这种状况可能会持续好几分钟。有人还会感觉喘不上气来，或者胸口被什么东西压着，也有可能出现幻视。睡眠剥夺和某些药物可能加重这种情况。

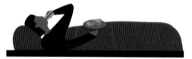

4. 快速眼动睡眠障碍

如果你曾在半夜冲伴侣动手或者大喊大叫，第二天一早却完全不记得这事，那你可能患有快速眼动睡眠障碍。这类患者的身体在快速眼动睡眠阶段不会完全瘫痪，他们会做出梦里的动作，比如打身边的伴侣。这种行为往往只在患者做噩梦的时候出现。

5. 梦食症

醒来的时候，你感觉肚子饱饱的，还发现冰箱像被洗劫过，那你可能患有这种罕见的睡眠障碍。梦食症患者会在半夜走进厨房，甚至可能做一顿大餐自己吃掉，在此过程中，他们几乎或者完全没有意识。

6. 梦游

梦游是发生在睡眠过程中的一种复杂行为。梦游的表现形式十分多样，你可能只是跌跌撞撞走几步，也可能去开车，或者去洗衣服。梦游者处于一种半梦半醒的状态，没有清醒的意识，也不会记得任何事情。压力和酒精可能引发梦游，但这种症状主要和遗传有关。大部分梦游者有家族史。比起成年人，梦游症在儿童中间更常见。

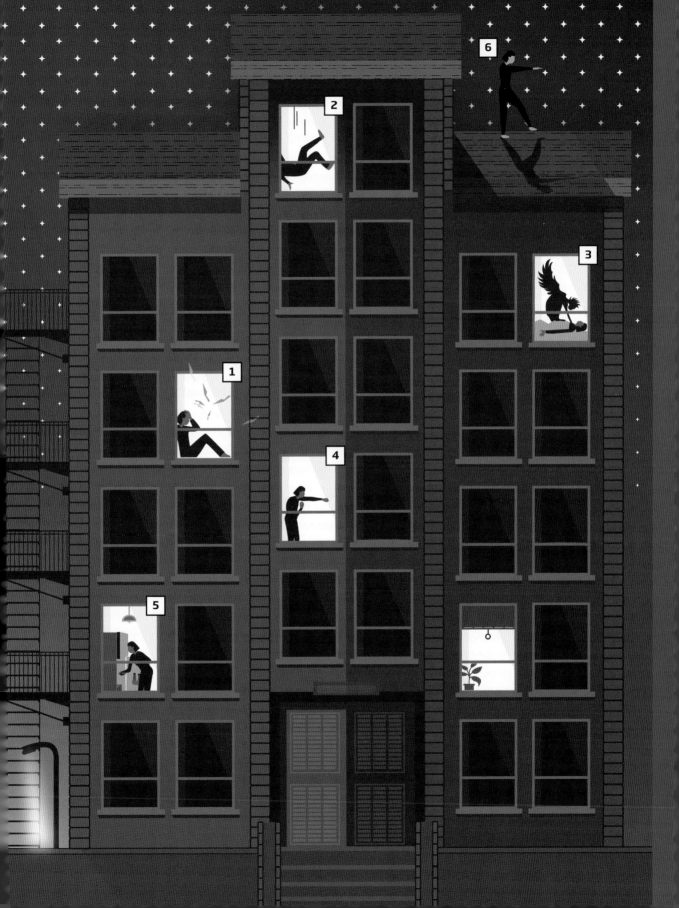

怎样获得一夜好眠？

要是你躺在床上怎么都睡不着，那之前为了按时上床付出的所有努力就都白费了。所以，确保一夜好眠的最佳方法到底是什么？答案并不是天一黑就上床那么简单。对现代狩猎－采集部落人的研究表明，他们也会在日落以后很久才睡，并且一大早就起床。

他们和我们的区别在于，我们的眼睛在深夜仍会受到光线刺激，这会干扰我们的昼夜节律。昼夜节律取决于白天和夜晚的光照水平变化；眼睛负责探测光线的变化，并将这些信息传送到我们的视交叉上核，这块脑组织负责调节睡眠觉醒周期。

自然条件下，到了傍晚，随着光线逐渐变暗，睡眠激素（褪黑素）的水平开始上升。坐在火边不会影响这个过程，因为火释放的主要是红光，几乎不会影响褪黑素的分泌。而手机、平板电脑和笔记本电脑会产生大量短波蓝光，让大脑误以为仍是白天，从而干扰褪黑素的产生。

在上床前看 2 小时的电子屏幕会导致褪黑素的浓度降低近 1/4，这不光意味着你需要更长时间才能入睡，产生的连锁效应还会持续一整晚。睡前看电子屏幕会缩短快速眼动睡眠的时间，这可能是因为上半夜褪黑素分泌遭到干扰，推迟了整个睡眠周期，天亮前留给你经历所有睡眠阶段的时间变少了。明亮的 LED 节能灯也会释放大量蓝光，所以睡前最好不要开这种灯。

如果你觉得坐在黑屋子里等待睡意变浓实在无聊，你可以看电视。虽然电视屏幕发出的光十分明亮，但通常我们和电视之间的距离够远，光

线强度不足以产生太大影响。如果实在放不下平板电脑，你可以下载一个能过滤影响睡眠的蓝光的应用程序，或者试试防蓝光眼镜。

冷和热

当你终于关掉屏幕走进卧室，下一个最重要的因素是温度。睡眠期间，褪黑素会让我们的体温下降几度，过热的卧室会干扰这个过程。

房间太冷也有问题，因为它迫使身体消耗能量来保暖，让你没法好好休息。理想的卧室应该模仿身体自然的温度变化：开始的时候温暖宜人，到了半夜温度下降一点，最后重新变暖，方便你起床。

不过，即使最智能的恒温器也达不到这个效果，通常的做法是让卧室温度保持在 18 ~ 21℃ 之间，如果不是太吵，最好开一扇窗户。

酒的问题

一杯睡前酒也许能帮助你入睡，但它也会不可避免地影响整晚的睡眠质量。睡前摄入酒精饮料会扰乱慢波睡眠，增强 α 波——正常情况下，这种脑波只在白天活跃。

甚至在傍晚时分，譬如下午五六点，喝一杯似乎也会干扰夜晚的睡眠。这可能是因为，酒精在代谢过程中会释放一些化学物质，刺激本应得到休息的身体和大脑。

作为睡前饮品，酸樱桃汁的效果可能更好，这是一种富含褪黑素的补剂。早期研究表明，常喝酸樱桃汁能让健康的成年人多睡半个小时——

足以使他们迈过"7 小时健康睡眠"的门槛。此外，酸樱桃汁还能减少人们白天小睡的需求。

褪黑素药片的效果时好时坏，可能是因为它们在人体内分解的速度太快：褪黑素的半衰期从 30 分钟到 2 小时不等，因此可能无法提供持久的效果。

坏习惯

坏消息是，我们所有的坏习惯似乎都会严重影响睡眠。毫不奇怪，晚上喝咖啡会让你更难入睡，且睡不安稳，还会进一步影响第二天褪黑素的分泌，所以你可能连续两个晚上都睡不好。

在一天中的任意时间吸烟都会让你的总睡眠时间缩短 1.2 分钟——动物研究表明，出现这种情况是因为尼古丁会破坏肺部和脑部的一种生物钟蛋白。深夜进食，尤其是富含脂肪的食物，同样会增加入睡难度，影响整晚的睡眠质量。

一夜好眠离不开良好的睡眠习惯，比如规律的就寝时间，晚上不要有太多明亮的光线，也不要吃太多好吃的。理想情况下，你应该把明亮的灯光和咖啡因留给清晨。

动物的睡眠

鸟类、鱼类、爬行动物和其他哺乳动物都会睡觉。就连果蝇和线虫也会经历不易被唤醒的不活跃时段，这表明睡眠是动物最基本的需求。不过，纵观动物王国，睡眠模式的多样性令人眼花缭乱。

有的蝙蝠一天要睡 20 小时，而大型食草类哺乳动物每天的睡眠时间一般不超过 4 小时。比如，马每次会站着小睡几分钟，一天的睡眠时间加起来只有 3 小时左右。野象平均每晚仅睡 2 小时，是所有哺乳动物里最少的。对某些海豚和鲸鱼来说，在幼崽出生后的整个月里，母亲和新生儿可以完全不睡觉。

小睡能有效补充睡眠吗？

晚上没睡够？能否通过增加几次适时的小睡骗过睡眠系统？虽然我们不知道，长期来看用小睡取代夜晚的长时间睡眠是否健康，但打盹的确能改善你短期内的精神状态。

小睡带来的益处取决于它持续的时间和深度。比如，打 10 分钟盹能提升你的警觉性、专注度和注意力，其效果可以延续长达 4 小时。长途开车，无聊想休息一会儿的时候，你需要的正是这种高效的小睡。

如果你需要以头脑格外警醒的状态抵达目的地，那你或许应该睡 20 分钟左右。稍长一点的小睡有助于增强你的记忆力和回忆能力。考虑到你不可能进入更深的睡眠阶段，你也不太可能遭遇睡眠惯性——从深度睡眠中醒来后头脑昏沉的感觉。反过来说，在进入深度睡眠之前醒来意味着你享受不到它带来的恢复效果。

在睡眠中学习

深度睡眠能巩固记忆，因此对学习最有帮助。如果这是你的目标，那你最好舒舒服服躺下来，睡足 60~90 分钟。研究表明，这种时长的小睡能让大脑海马体内的短时记忆转移到前额皮质中的"永久性储存库"里——有点像是清理 U 盘里的资料，腾出更多存储空间，从而帮助你学习。除了帮你保存事实性信息，这种时长的小睡还能增强运动记忆，这种记忆对技能训练——例如体育运动或者玩乐器——很有用。

较长的小睡还能提升你应对难缠的同事或者在乎的人的能力。45 分钟以上的小睡应该包含快速眼动睡眠，这个睡眠阶段与情绪处理有关。脑扫描结果表明，经历了包含快速眼动阶段的小睡之后，人们对图片和愉快体验给出了更积极的反应。所以，如果你感觉自己情绪激动，不妨试着多打一会儿盹。别忘了额外留出 20 分钟左右，好让你度过睡眠惯性最糟糕的阶段。

快速眼动或非快速眼动睡眠

值得注意的是，打盹的时机可能影响你得到的睡眠类型。在夜间，每个 90 分钟的睡眠周期都包含非快速眼动阶段和之后的快速眼动阶段。不过，深度非快速眼动睡眠往往会主导上半夜，随后天平转向快速眼动睡眠。如果你上午打盹，大脑则更可能延续之前的快速眼动睡眠状态，所以这个时段的小睡可能包含更多情绪平稳的梦境。下午的小睡则更有可能带你进入慢波深度睡眠，这个睡眠阶段更有利于恢复精力、增强记忆力。但不管你怎么安排，都无法保证你的小睡一定能获得想要的效果，因为你的大脑可能只会进入它需要的睡眠阶段。

无论如何，我们几乎总是在午饭后最想打个盹。很多人认为这是因为你吃饱了，但真正起作用的是昼夜节律，下午 2 点到 4 点之间，它会自动调低你的警觉度。如果你想小睡片刻，最好营造一个合适的环境，找个温暖、昏暗、安静的地方躺下来（坐着的话，你需要多花 50% 的时间才能入睡）。要是你不打算睡太久，只需要在入睡前喝一杯咖啡——大约 20 分钟后，咖啡因就会起效，赶走睡眠惯性，让你随时可以出发。

极限小睡

有人将小睡的理念发挥到了极致，他们将整晚的睡眠切割成支离破碎的片段。类似的睡眠方案有好几种，Uberman 睡眠计划是其中之一：每4小时小睡一次，每次20分钟，一天的总睡眠时间只有2小时。有许多这样的睡眠计划，号称能提供最长的清醒时间，将睡眠压缩到最低限度。但如此极端地干扰睡眠是不是一个好主意，目前尚无定论。

支持者宣称，这种睡眠方案让他们每天额外获得5个小时的清醒时间，调整了一段时间以后，他们适应得很好。但批评者指出，整晚的睡眠可以让我们的大脑多次经历由若干睡眠阶段组成的循环，每个阶段各有其恢复重点。我们或许可以欺骗时间，但可能要牺牲相应的健康益处。我们知道，经常睡眠不足的人容易早死，所以你省出来的时间可能最终不得不在生命的最后阶段还回去。

睡眠分成两段是天然的吗？

在20世纪90年代的一些实验中，研究者让受试者整天待在漆黑的洞穴里，观察他们的睡眠模式有何变化。几周后，受试者形成了两段式睡眠，每段长约4小时，中间有1小时左右的清醒时间。历史证据同样表明，前工业时代人们的睡眠往往也分成两段，中间会醒过来一阵。这难道是我们天然的睡眠模式？

对非洲和南美洲的狩猎–采集部落的研究挑战了这种观点。这些部落居民的睡眠模式和我们更像：天黑以后过一阵才睡，然后一觉睡到天亮。一些研究比较了这两种不同的睡眠模式，结果发现，分成两段的睡眠会让你睡得更沉，但醒得更频繁，总体来说，你会感觉更困。

走进正在做梦的大脑

忘记弗洛伊德吧。现代睡眠研究者正在深入理解我们梦的内容，它和我们的母亲没什么关系。

1953 年，人们发现了快速眼动睡眠以及它与梦的清晰联系；在此之前，梦的研究几乎被弗洛伊德学派垄断了，他们相信，梦的内容反映了我们内心最深处的欲望和情感。但快速眼动睡眠鲜明的心理和生理信号——眼球快速运动、激烈的脑活动，以及(弗洛伊德学派乐见的)阴茎勃起——开启了一扇大门，梦开始被当作一种实际的生物学现象来研究。

深入探索

但这件事并不像睡眠研究者最初希望的那么简单，一个重要原因在于，如果连体验过某种精神状态的人都无法确切地描述它是什么样的，你又该如何研究它呢？

梦通常就像默片——只有一半的梦有声音的痕迹。梦有各种各样的形式，从纯粹的知觉体验到简单的图像或徐徐展开的故事和充满诗意的画面。梦中的大部分内容至少和我们生活中发生的事情有松散的联系。但梦并不是独立事件的简单回放，我们的记忆可能以小片段的形式零碎地出现在梦中的故事线里，也不一定符合现实的时间顺序。醒来以后，我们几乎不会记得这些夜间的精神漫游。

解开谜团

这些体验是由大脑中的哪些过程创造出来的？研究者扫描了人们的大脑，还叫醒正在做梦的人，

问他们梦见了什么（后面这种方法更简单）。利用这两种方法，他们开始解开关于梦的一些谜团。

2017 年，一项突破性的研究显示，整个快速眼动睡眠阶段，我们有长达 95% 的时间在做梦；更令人惊讶的是，做梦还占据了非快速眼动睡眠阶段的很大一部分时间。但这两个睡眠阶段的梦的质量有明显区别：快速眼动阶段的梦往往更生动，也更容易被记住；非快速眼动阶段的梦则更短，更乏味。

做梦的时候，大脑的视觉区域、杏仁核、丘脑和脑干都十分活跃，这契合了一个事实：很多梦清晰生动，富有情感。

一个重要的问题是，你在睡眠期间监测到的这些脑活动是否和我们称之为梦的体验相对应。事实证明的确如此。比如，如果你的梦里出现了人脸，你大脑的视觉处理系统中负责面部识别的部分就会非常活跃；涉及言语的梦境则会点亮大脑中负责言语理解的韦尼克区。另外，醒来后仍记得梦中的情形与做梦时前额皮质——这个脑区与记忆有关——活动性较高有关。

神经科学家甚至发现了正在做梦的大脑特有的脑波模式。睡眠状态下，你可以在大脑各处检测到低频脑波，如果大脑后部特定区域的低频脑波变少，就意味着某人在做梦。

但这是为什么？

然而，这些发现都无法回答那个大问题：我们为什么会做梦？一种流行的解释是，做梦能帮助我们将白天发生的事情和已有的记忆联系起

关于梦的科学发现

"如果你在入睡后做了个梦，"诗人塞缪尔·泰勒·柯勒律治问道，"如果你在梦中走进天堂，并在那里摘下了一朵奇异美丽的花，醒来后，你发现这朵花仍握在你手里，那会怎样？"

人们从梦里醒来手里真的握着一朵"花"，这方面的报道有很多，这些人在梦中"摘下"了艺术创作的灵感，或者解决问题的办法。最著名的例子来自德国化学家弗里德里希·奥古斯特·凯库勒，多年来他一直试图弄清苯的分子结构，1861 年到 1862 年的那个冬天的某个夜晚，他在火边睡着了，然后梦见了一些像蛇一样扭动的链条，其中一条蛇咬住了自己的尾巴。凯库勒从梦中醒来，意识到苯的分子结构是一个闭合的碳环。

来，让我们得以在更广阔的生活背景中理解这些事情的方方面面。作为这个过程的一部分，我们的大脑可能会挖掘出一些旧日记忆，将其植入梦境；这可能就是我们常常梦见那些多年不见的人和地方的原因。但没人知道做梦对保存记忆是否必不可少——或者，要是没有梦，我们能否设法存储生命中的事件。

梦在我们的情感生活中似乎也扮演着核心角色。情绪不仅会影响梦的氛围，还会影响你醒来后仍记得这段梦境的概率，梦也许还能帮助我们应对一些难事。睡眠，尤其是快速眼动睡眠，会选择性地强化带有负面情绪的记忆。这听起来像是一件坏事，但记住糟糕的体验也有好处：你可以从中学习。这方面的证据来自于 20 世纪 60 年代的一系列研究，研究者跟踪调查了那些经历过离婚、分居、丧亲的人，结果发现，最常梦见这些事的人实际应对得更好，这表明他们的梦提供了帮助。

除此以外，梦能让你重温不愉快的经历，却不必经受真实事件所带来的激素洪流的冲击，这有助于将情绪和记忆剥离开来，就像给大脑涂了点止痛膏。出于某种原因，创伤后应激障碍 (PTSD)患者似乎无法完成这一情绪剥离的过程，所以，当他们想起痛苦的往事时，当时的情绪也会清晰地重现，从而导致严重的心理问题。

但也有可能梦其实毫无意义。它们也许只是睡眠期间发生的脑活动产生的一种附带现象，或者说副作用。重要的是这些幕后的神经活动，而不是梦境本身。千万别告诉弗洛伊德。

控制你的梦

想象一下，要是能控制自己的梦，你就能飞，或者回到过去。这听起来像是胡言乱语，但我们的确可以有意识地体验和控制梦境，这已经得到了科学的验证。如果你对控制梦境很感兴趣，下面这些小窍门会教你怎样让这种情况更容易实现。

现实检验

醒着的时候频繁地做现实检验，比如数自己的手指，反复读一页纸上的词句，或者关掉电灯再把它打开，这些练习也许能提高你做清醒梦的概率。

之后你也许会发现，自己在梦中做了同样的事。如果这真的发生了，梦中的你更有可能注意到自己的手看起来和平时不太一样，纸上的字跳来跳去，或者电灯开关不起作用。

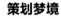

策划梦境

这几乎和做梦本身一样有趣。上床之前，想想你希望做什么样的清醒梦，越详细越好。

有证据表明，某些直接的刺激更容易被纳入我们的梦境，例如对肢体施加压力、喷水或者说出重要的话。困难的地方在于，这些刺激只有出现在快速眼动阶段才管用。你可以请一位朋友别睡觉，等待你的眼睑开始快速颤动。

重回梦乡

研究者调查了一些做清醒梦的人，结果发现，按掉闹钟继续睡和做清醒梦之间存在相关性。问题在于，按掉闹钟到它再次响起通常只有 10 分钟，不够让你再次入梦。

完整回忆

醒来以后，请尽量详细地回忆自己的梦境，通过这种方式练习在梦境和现实之间穿越。祝你好运，也祝你好梦。

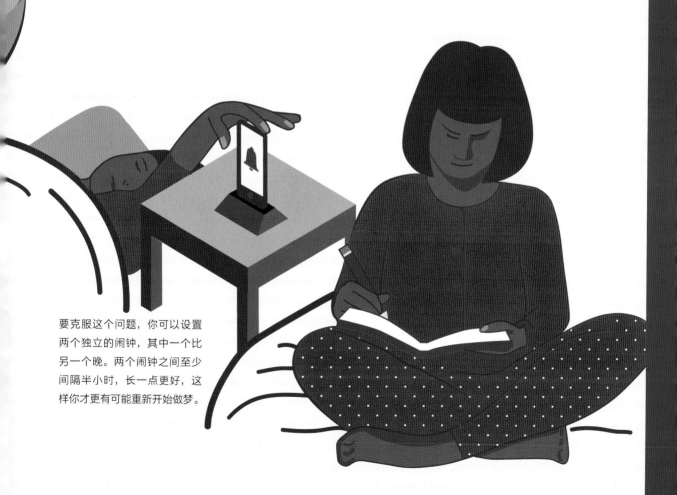

要克服这个问题，你可以设置两个独立的闹钟，其中一个比另一个晚。两个闹钟之间至少间隔半小时，长一点更好，这样你才更有可能重新开始做梦。

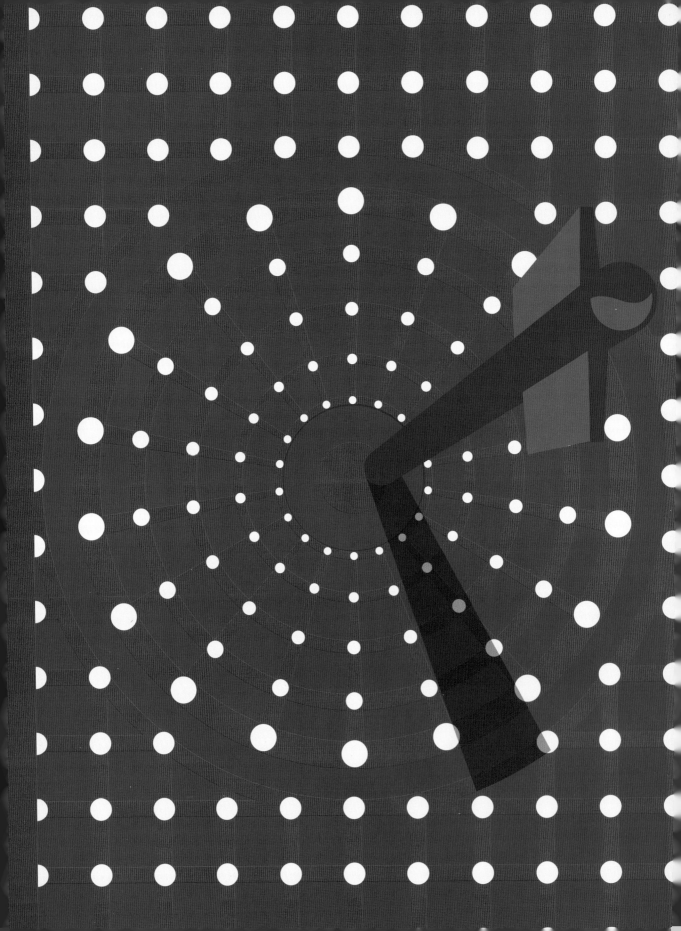

13

修复故障

草率思考的陷阱

假新闻、阴谋论、民间法——有时候我们似乎生活在一个最无法理性思考的时代。我们向来以身为智人和会思考的猿猴为傲，怎么会走到这种境地？事实是，我们的祖先演化出了大量有助于生存的认知捷径。问题在于，今天的世界和那时候很不一样，那些原本最省力的思考方式如今可能会让我们走上歧途。要避开这些陷阱，你必须学会识别它们。下面介绍几种草率的思维方式。

民间知识

人们常说，孩子就像小科学家。他们看起来是在玩，其实是在做实验。孩子会提出假说并对其加以验证，然后分析结果，根据结果来修正自己的世界观。这可能是真的，但就算孩子看起来像科学家，也是蹩脚的那种。等他们长到上学的年龄，他们的脑子里已经填满了关于世界如何运行的各种胡扯。教育的任务就是擦除这些"民间理论"，用基于证据的知识代替它们。不过，对大多数人来说，这并不管用。难怪世上有那么多无意义的愚蠢观点。

以生物学为例，幼儿常常把生命和运动混为一谈，认为太阳和风是活物，树和蘑菇不是。他们还觉得万事万物都有目的：鸟类为飞翔而生，下雨是为了浇灌花朵。在物理学方面，孩子们认为热是一种能从一处流向另一处的物质，太阳在天空中移动，等等。在日常生活的层面，这些"知识"行得通，但它们是错的。孩子们坚信这些民间理论，当遇到难理解的概念时，他们甚至会更加坚信这些理论。比如，很多人凭直觉认为演化是一种有目的的力量，它努力赋予动植物生存所需的特质。

研究者已经证明，民间理论可能会被更科学的世界观压制，但无法彻底根除。在一项研究中，研究者向受试者出示了一系列关于自然世界的陈述，然后问他们哪些是真的，哪些是假的。根据实验设计，有些陈述直觉上是对的，但从科学的角度来说是错的，比如"火由物质组成"；另一些陈述直觉上是错的，但在科学上是对的，例如"空气由物质组成"。面对直觉上为真但科学上为假的陈述时，人们哪怕能给出正确答案，花费的时间也明显更长。那些从事科研工作几十年的科学家也不例外。

脑扫描也得出了类似的结果。观看符合物理定律但违反直觉的视频，比如轻物和重物以同样的速度坠落，受试者脑子里负责探测错误的区域会变亮，这意味着它们正在努力调和两种互相冲突的信念。结果是，科学思维赢得艰难，输得容易，说服大多数人相信演化、气候变化和疫苗之类的事情永远是件难事。

你在看什么？

我们天生就会以貌取人：我们的大脑里有一块与生俱来的专门处理人脸的区域，哪怕是刚刚出生的婴儿，也更乐意盯着人脸看而非盯着其他东西。长到成年时，我们已经是快速判断的专家，看到某人的脸仅仅 1/10 秒后，我们就会对他的性格和身份有一个判断。评价别人的时候，我们不会深思熟虑，而是凭借简单的直觉。比如，我们觉得长着娃娃脸的人更值得信任，也常把轮廓鲜

想加入我的帮派吗？

诱导人的部落心态这件事容易得让人害怕。研究者邀请了 22 个处于青春期的男孩，表面上他们参加的是传统的夏令营，实际上这是一项心理学实验。男孩们被分成两组，双方都不知道对方的存在。接下来，研究者为他们精心安排了一次短暂的相遇。尽管这些男孩入选是因为他们十分相似，但这次夏令营还是沦落为一场部落战争，其中不乏侮辱、抢地盘，甚至群殴。直到研究者引入了一群虚构的破坏者，有了共同的敌人，两组男孩才结束了敌对状态。

部落主义可以成为一种驱动力：比如，研究同一问题的科学团队会展开竞争。但它也会助长一些不光彩的行为，包括种族主义和同性恋恐惧症。好在对我们来说，部落的边界是流动的。比如，互为对手的足球俱乐部的球迷会团结起来，支持国家队。既然在足球领域我们可以扩大部落的定义，将其他群体包容进来，为什么不能在其他更有意义的生活领域这么做呢？

明的下巴和控制欲联系在一起。

这可能不太公平，但从演化的角度来说很合理。快速判断敌友是生存所需的重要技能。可问题在于，我们的第一印象常常是错的。我们不清楚这是为什么，但部分原因可能在于如下事实：现在我们接触的陌生人比史前的祖先多得多。

另一个问题是，依据刻板印象处理人脸的时候，我们不会坚持一次只处理一张脸。研究表明，我们会迅速把人分成几类，然后区别对待他们。这些发现让我们显得不怎么高尚。我们倾向于把自己心目中缺乏温情的群体"非人化"；我们往

往会出于嫉妒敌视地位高的竞争者，有时不惜采取暴力（历史上很多大屠杀都可归为这一类）。这种思维方式还有一些缺点。比如，你可能会同情地位低的人，但在面对他们的时候却会摆出高人一等的姿态；对自身所属群体的骄傲则有可能演变成裙带关系。

如果你觉得自己完全克服了这些问题，不妨再想想。即便你有意识地拒绝刻板印象，你所处的文化却不会，实验表明，你很可能无意识地接受了那些偏见。比如，一项研究发现，某些美国白人虽然在标准化测试中没有表现出种族主义的

迹象，但潜意识里觉得黑人不是人。要避开这样的演化陷阱，最好的办法是走出自己的回声室，去了解他人。理想的途径是和其他族裔的人合作，共同开展项目，因为依赖他人会迫使你放下简单的第一印象，去深入了解对方。

讨好名流

如果你有机会觐见女王，建议你遵守一些规矩：对方开口问话之前，不要主动说话；你可以鞠躬或者行屈膝礼；第一次请称呼她"女王陛下"，然后可以用"女士"，不过等到告辞的时候，你需要再次称呼她"女王陛下"。别误称她为"殿下"，

这是王室其他成员的专属称谓。

从理性的角度来说，这些规矩令人费解。女王做了什么，值得你这样对待？如果人类只是一种普通的灵长类动物，你会得出结论，女王肯定是一位女首领。但首领的权势需要努力争取并加以维持，通常是以身体攻击的形式。但这年头，人们尊敬女王肯定不是因为害怕被她暴揍一顿。人类社会中的确存在有权势的个体，但女王拥有的是另一种不一样的东西：威望。我们就吃这一套。根据生物学家的说法，威望偏见是人类认知的一种演化特征，可以追溯到我们的祖先还过着小规模游牧生活的时代。人类是社会化的学习者，

以牙还牙

常言道，君子报仇，十年不晚。复仇似乎是人类的一种普遍特质。一项在 10 个狩猎－采集部落开展的研究发现，它们都拥有复仇的文化，需要报复的错误行为也都差不多。

施加惩罚是一种合理的欲望。已经犯下的错误无法被纠正，但复仇的行为是一种社会信号，能让有意效仿的人多想一想。然而，力度不够的复仇只会暴露你的软弱可欺，过度的报复则可能开启冤冤相报的循环，对谁

都没有好处。事实上，我们常常拿捏不好复仇的力度，也许正是出于这个原因，人类还演化出了宽恕的本能，以尽量弱化复仇的余波。

在现代社会，复仇的权力通常被委托给国家。但还是有很多人选择亲手报复。复仇是恐怖分子的一个主要动机，也是全世界多达 20% 的谋杀案的起因之一。所有这些表明，在现实生活中，也许复仇最好永远不要发生。

这意味着我们会模仿他人的行为。模仿成功的个体能让你学到有利于生存的技能，比如如何打猎。但要完成这样的学习，我们需要近距离接触掌握了这些技术的人，同时不引起他们的警觉或反感。最好的策略就是拍马屁。恭维他们，帮他们办事，歌颂他们的美德，免除他们的某些社会义务。因此，演化偏爱马屁精。

威望对人类心灵有如此强大的吸引力，我们很难抗拒构建并维持一套等级制度的念头。实验表明，在有清晰的等级秩序的地方，人们更容易理解社会环境；受试者表现出对等级制度的偏爱，即便他们自己处于底层。

坚定的信仰

如果人类大脑是上帝设计出来的，那他（或她）的活干得太蹩脚了。这件产品到处都是小毛病，每天需要定时关机 8 小时进行维护，而且很容易出现严重故障，怎么看都应该被召回。不过上帝至少有一件事干得很棒：我们的大脑被设计成了近乎完美的信仰载体。几乎每个活过的人都相信某种神祇。即使在如今这个开明的时代，无神论依然是少数人的追求，需要坚实的知识支撑。甚至坚定的无神论者也很容易被超自然的理念所俘虏。相比之下，宗教信仰似乎更符合直觉。

认知科学家说，我们生下来大脑里就有个"神形缺口"。因此，当孩子们接触到宗教主张时，他们会本能地觉得那些话有道理，有吸引力，他们大脑里的那个缺口很快就会被自身恰巧所处的宗教文化的细节填满。当被告知有一个看不见的

存在时刻照看着你，干预你的生活，对你进行道德判断，大部分人会不假思索地接受这套说法。这不是洗脑。很多科学家认为，宗教信仰是为了其他目的而演化的认知技能所带来的副作用。比如，它假设所有事情都有其原因。黑暗中的窸窣可能来自一阵风，但也可能来自掠食者。被一阵风吓跑没什么实质性的损失，可要是遇到了掠食者不跑，你可能小命不保。选择逃跑的人才有机会把自己的基因传递下去，没跑的人则可能变成野兽的晚餐。

心智理论

接下来是心智理论，它的演化使我们能够推测他人的心理状态和意图，哪怕他们本人不在场。心智理论在集体生活中很有用，但它也很容易让你相信，某个有思想的看不见的存在能洞察你的内心。宗教也依托于存在层面的不安。有人一直照看着你，这样的想法能安抚无常、失控的感觉和对死亡的认知。

甚至有人提出，宗教是文明的关键，因为在社会扩张的过程中，它像胶水一样将大量陌生人凝聚在一起。但现在，宗教的负面影响更明显。冲突、厌女、偏见和恐怖主义都打着宗教的名义出现。不过，无神论的兴起证明，我们有可能借助理性的思考战胜深植于大脑中的宗教倾向——只是需要费点脑子。

引发惨剧的思维误区

你的大脑既能产生伟大的创见，也能做出令人匪夷所思的糟糕决策。在我们这个复杂的世界里，这可能引发巨大的灾难。幸运的是，我们越来越了解，什么会让脑子"短路"，由此找到了新的方法来避免故障，进而约束自己的思维，以免损伤我们的生命和肢体。

证实偏见

2010 年，英国石油公司的"深水地平线"号石油钻机发生爆炸，火光在 30 英里①外都能看见。爆炸发生前，工作人员在一口新掘的油井上测试过混凝土封层，结果发现，封层并不安全，移除井下的柱子可能导致灾难性的井喷。这些信号为什么会被忽略？通过事后分析，人们发现，工人觉得安全测试的目的只是确认油井得到了密封，而不是检验密封措施的有效性。测试出了问题，他们也只是找理由搪塞过去。这种拒绝面对现实的心态并不罕见。我们大部分人都不愿意相信不符合自身预期的证据，心理学家称之为"证实偏见"。

这或许应该归咎于多巴胺——大脑的奖励激素。这种化学物质会作用于大脑前部，让人容易忽略与自己一贯观点相抵触的证据，这样我们就不用持续修正自己用来理解世界的思维捷径。而在大脑的另一部位纹状体里，多巴胺会带来相反的效果：面对新的信息，纹状体内的多巴胺水平会急速上升，让我们更容易接受这些细节。这两种效果结合在一起，有助于我们维持既有的信念。如果你想避开证实偏见对自身决策的影响，不妨试着站到反方的立场上，强迫自己思考另一种观点。

做个恶人

不管你有没有意识到，我们在思想上都倾向于随大流。这种"群体思维"源自腹内侧前额皮质，当我们遇到了想要的东西，比如一根巧克力棒，大脑奖励中心的这个部分就会亮起来。当有人告诉你别人在想什么，这里也会被激活。

从众有时候很有用，面对不熟悉的情况，你可以借鉴别人的做法，但它也可能把我们带入险境。2012 年，一个滑雪小组的三位成员死于雪崩，其中包括专业的滑雪者和体育记者。一个参加了这次旅行的摄影师表示，其实当时他有疑虑，但没太在意。他觉得这些人不可能一起做出一个愚蠢的决定。

我们该如何避免这样的错误？不妨做个恶魔的代言人，想办法引发争论。

---

① 1 英里约合 1.61 千米。

定势误差

2005 年，伊莱恩·布罗米利去医院做了个鼻窦手术。术中她的气道发生堵塞，三名医生试图将一根管子插进她的喉咙；插管失败后，他们本应直接切开她的气管，让她能够呼吸，但几名医生只顾着继续尝试插管，没有注意到病人已经开始缺氧。她再也没有醒来。

这类错误被称为"定势误差"，它之所以会发生，是因为我们非常容易专注于自己关心的事，或者与自己手头的任务有关的事。但有时候这意味着我们会忽略其他东西。为了避免定势误差，航空工业鼓励机组成员多交流。如果有人疏忽了某件事，其他人可以指出他的错漏。在引入这种文化之前，机组成员往往没有勇气质疑机长。医院的手术室也效仿了这一举措。给伊莱恩·布罗米利做手术的时候，有几个护士发现她的脸色正在变青，但她们觉得自己无权指挥医生。现在英国的公立医院实行了检查表制度，意在改善医护人员之间沟通不畅的情况，预防类似的灾难。

本能地僵硬

恐惧是我们演化出来的一种生存机制。遇到危险的时候，我们的心率会升高，体内应激激素皮质醇的水平也会激增，肌肉得以获取额外的能量。问题在于，皮质醇还会暂停我们的工作记忆和陈述性记忆，工作记忆的职责是处理信息、做出决策，陈述性记忆则是回忆过往事件的能力。从演化的角度来说，这种策略相当合理。虎口逃

生的紧要关头，你没必要记住自己是怎么跑掉的。可在复杂的现代世界里，敏锐的认知可能比敏捷的身体更重要，原始的恐惧反应反而会拖后腿。但这并不意味着我们的身体无法在压力下运作。皮质醇不会损害程序记忆，这种记忆控制着我们走路、开门之类的举动。依靠程序记忆，训练有素的飞行员能在危急情况下做出正确的反应。

但要是没有经过特殊训练，被皮质醇冲昏的头脑可能会让你僵在原地，或者做出一些不适合当前情况的举动。如何避免这样的情况？唯有勤加练习。你准备得越充分，就越能游刃有余地应对形形色色的意外。

漫游的思绪

每个司机都经历过这种情况——车子在一条安静的大路上飞驰，你的思绪飘向了晚餐或者即将到来的假日。一旦环境变得可以预测，你的思维就会开小差。白日梦造成过火车脱轨，多达半数的车祸也和它有关。思维开小差的时候，大脑里的默认网络就会启动。在我们整理思绪、计划未来的过程中，这个网络似乎扮演着重要的角色。但如果你正在操作大型机器，默认模式就未必有用了。值得庆幸的是，一些策略可以帮助你专注于眼前的任务。

比如，注意你的生物钟。习惯早起的人在上半天能维持较长时间的专注，而夜猫子更容易在晚上集中精神。开车的人可能会发现，走不熟悉的路有助于提高专注力。面对沉闷无聊的任务，口香糖和咖啡因也能帮你保持专注。

嗑了药的大脑

在历史上的大部分时间里，为了从不同角度体验世界，
人类使用过各种影响大脑的物质。

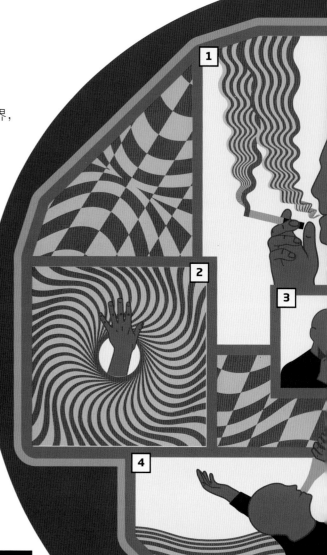

1. 尼古丁

人们在干烟草叶里发现了这种容易上瘾的强效兴奋剂。
它能激活大脑里的很多区域和网络，包括位于头顶的顶
叶——这个脑区负责处理感觉信息、数字知识和物体操
控，从而提高我们的注意力和记忆力。尼古丁的作用类
似乙酰胆碱，后者是一种与唤醒、注意力和记忆有关的
重要神经递质。

2. 麦角酸二乙基酰胺

麦角酸二乙基酰胺带来的迷幻效果包括幻觉、离体感和
极乐感。这种药物会加强大脑的视觉皮质与其他区域的
联系（你因此产生幻觉），同时影响其他很多脑区。它
的作用机制是牢牢抓住大脑里的 5- 羟色胺受体。

3. 大麻

偏执、贪吃、傻笑、犯困，大麻的这些效果来自它的有效成分四氢大
麻酚（THC），这种物质会冲击大脑里天然的大麻素受体，从而影响
我们的痛觉、胃口、记忆和情绪。除了上述效果，四氢大麻酚还会改
变大脑记忆中心——海马体——的活动，导致短时记忆和长时记忆的
丢失。

4. 酒精

不同于很多药物，酒精会影响你脑子里的大部分信号通路。其中包括控制着
我们的随意运动和平衡的小脑，所以你喝了几杯后会走不稳路。酒精让你变
得迟钝的另一种方式是提高大脑对 γ - 氨基丁酸（GABA）神经递质的敏
感度，这种化学物质会抑制神经活动。矛盾的是，酒精也会让你情绪高涨，
因为它会促进去甲肾上腺素的分泌，这种化学物质会让人兴奋起来。

5. 鸦片制剂

吗啡、海洛因之类的药物是从罂粟
中提取出来的。它们会锁定广泛分
布于大脑和脊髓中的自然产生的阿
片受体，从而阻断身体传送给大脑
的痛觉信号。

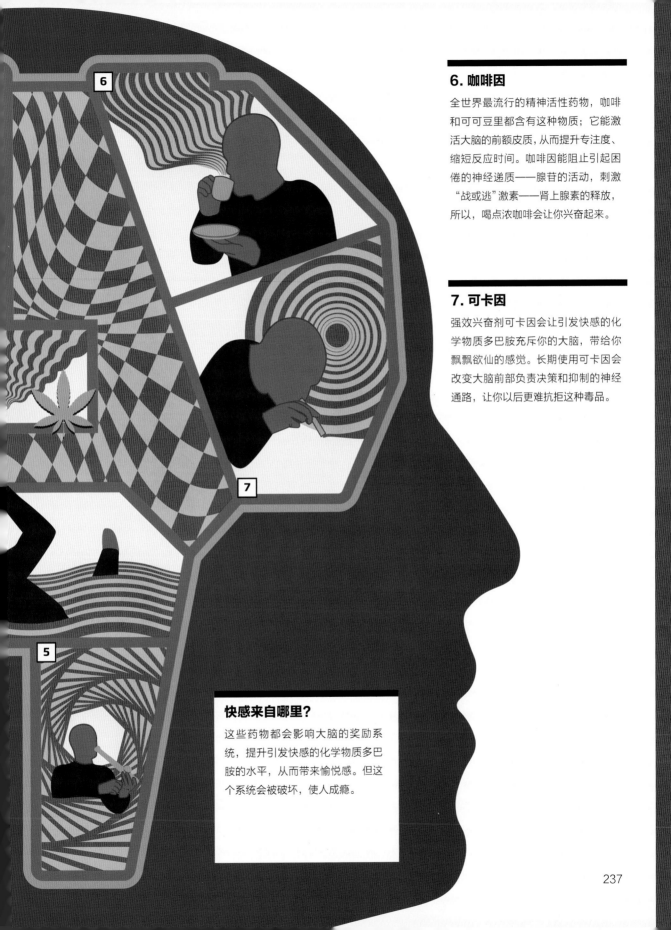

6. 咖啡因

全世界最流行的精神活性药物，咖啡和可可豆里都含有这种物质；它能激活大脑的前额皮质，从而提升专注度、缩短反应时间。咖啡因能阻止引起困倦的神经递质——腺苷的活动，刺激"战或逃"激素——肾上腺素的释放，所以，喝点浓咖啡会让你兴奋起来。

7. 可卡因

强效兴奋剂可卡因会让引发快感的化学物质多巴胺充斥你的大脑，带给你飘飘欲仙的感觉。长期使用可卡因会改变大脑前部负责决策和抑制的神经通路，让你以后更难抗拒这种毒品。

快感来自哪里？

这些药物都会影响大脑的奖励系统，提升引发快感的化学物质多巴胺的水平，从而带来愉悦感。但这个系统会被破坏，使人成瘾。

为什么恋爱会让你的思维脱轨？

玫瑰是红的。紫罗兰是蓝的。你爱我吗？因为我疯狂地爱上了你。这可能不像看起来那么简单。说到爱情，很多精神病学家相信，那激情的战栗类似精神疾病——无论是外在的表现，还是大脑内部的化学过程。他们的结论或许正好解释了为什么爱情会让你做出这样的傻事。

研究者在调查强迫症的病因时偶然发现了这一点。当时，他们的主要怀疑对象之一是化学信使5-羟色胺，它对大脑有舒缓作用。研究者发现，强迫症患者大脑里的5-羟色胺水平一般较低，但他们在访谈中表现出来的一根筋的思维方式和陷入爱河的人十分相似，这引起了研究者的注意。这两种人都会花费大量时间关注特定的物品，或者特定的人；他们都知道自己的痴迷不理性，却无法挣脱出来。那么爱情也是5-羟色胺在作祟吗？

为了找到答案，研究者采集了受试者的血样，这些人在过去六个月内陷入爱河，每天至少有四个小时沉迷于自己的新欢，但还没有发生性关系。此外，研究者还采集了一组强迫症患者的血样，以及没有这两种烦恼的对照组的血样。

经过对比，研究者发现，强迫症组和恋爱组血液中的5-羟色胺水平都比对照组低40%。等到一年后复测的时候，恋爱组的5-羟色胺水平已经恢复正常，与此同时，他们曾经的痴迷和狂热也变成了一种更微妙的感情。

和爱情相似的不仅有强迫症，还有成瘾。在一段浪漫关系的早期阶段，大脑的奖励中心会被多巴胺淹没。这和药物成瘾十分相似，会让大脑将快感和我们痴迷的对象紧紧联系在一起，意味着我们会一次又一次地寻求自己钟爱的人或物带来的愉悦。

人们常说，爱情是盲目的，的确如此，在恋爱的早期阶段，大脑中与负面情绪和批判性社会评价有关的区域会关闭。有趣的是，与情绪有关的脑区以及与建立关系有关的激素要等到你恋爱一段时间后才会发挥作用。

为爱痴狂

所以，我们最初为什么会陷入这种痴狂？一段感情刚刚开始的时候，强烈的渴望会将你淹没，让你相信自己抓到了大海里那条令人心跳停止的鱼，借此维持爱火，直至这段浪漫关系结出演化意义上令人满意的果实：后代。不幸的是，美酒和玫瑰不是爱情的全部。从演化的角度来说，陷入爱情可能是为了提高我们的繁殖概率，但这也意味着被爱人抛弃的人容易陷入巨大的痛苦。

坠入爱河会带来汹涌的多巴胺，如果大脑里与这个过程有关的奖励中心没能得到满足，你就会感到痛苦。矛盾的是，随着脑子里与爱情有关的神经网络和化学物质的增加，被甩的人往往会爱得更加投入。接下来，你会产生一种情绪，类似于被母亲抛弃的哺乳动物的幼崽体验到的分离焦虑，这会带来恐慌。然后爱情可能转化为愤怒和憎恨，因为大脑里掌管奖励和掌管愤怒的脑区关系密切。最后，等到失恋者终于接受了自己的命运，他们往往会进入漫长的抑郁和绝望期。这些负面情绪可能引发各种状况，从痴迷、家庭暴

力到跟踪，有人甚至会谋杀自己曾经的爱人。

治愈情伤的良方

所以，有没有什么办法能对抗得不到回报的爱所带来的副作用？有人提出，反爱情的解决方案能帮助那些被妄想和自杀的念头困扰的人，或者那些陷于悲伤无法自拔的人。既然提升5-羟色胺水平的药物能缓解强迫症患者的症状，我们有理由认为，它们也可以帮助抑制欲望。这些药物包括一类名叫选择性5-羟色胺再摄取抑制剂（SSRI）的抗抑郁药，据我们所知，它能抑制极端情绪，让人更难建立亲密关系。对抑郁症患者来说，这是一种不受欢迎的副作用，但它很适合那些渴望斩断情丝的人。

如果让你难过的不是欲望，而是你想维持的长期亲密关系破裂所带来的心痛，又该怎么办？草原田鼠是一夫一妻制动物，以忠贞不渝著称；阻断促肾上腺皮质素释放素（CRH，这种激素与压力反应有关）能阻止它们在伴侣死去后表现出抑郁行为。我们或许不愿意为了解决单相思而阻断这种激素的分泌，但这种方法也许有助于缓解挥之不去的悲伤带来的抑郁情绪。总而言之，爱情的方方面面似乎都能归结到化学层面——从内到外。

如何修补一颗破碎的心？

由于爱情和成瘾拥有部分相同的神经基础，修补破碎的心可能需要替换你的催产素或者多巴胺来源。这并不意味着你必须吃药。不妨试试锻炼身体，多和新认识的人发生身体接触，多和别人出去玩——这些方法都能提升你的催产素水平。

最后，你只是需要给它一点时间。研究者分析了失恋者的大脑，结果发现，与沐浴在幸福爱河中的人相比，失恋后仍不肯放手的人，其腹侧苍白球的脑活动更活跃，大脑的这个部位与依恋有关。但这些脑活动会随着时间的流逝和亲密感的消退而减弱。有朝一日，我们或许可以利用脑刺激来降低腹侧苍白球的活跃度，从而加速这种治疗效果。

大脑让你犯蠢的六种方式

你有没有看到过月亮里的人，或者不小心把老板叫成了"老妈"，又或者在听到坏消息的时候大笑起来？人们发现，脑子"短路"和不小心摔跤一样常见。在《新科学家》杂志中，我们说这是"脑子在放屁"，下面是我们最偏爱的几种"脑屁"。

门口效应

我们都有过这样的经历：你走进一间屋子，然后一下子忘了自己是来干什么的。为了研究这种常见现象，研究者要求受试者探索一个虚拟环境。有时受试者会捡起一件物品，使得它从视野中消失。他们不时会被询问身上带着什么东西。如果他们进入了另一个房间，他们回答的速度和准确度都会降低。在真实房间中进行的实验也得到了相同的结果。

我们在四处走动的时候，大脑会构建一个临时的"事件模型"，来描述我们周围的环境，以及我们身在其中的想法和行动。但同时储存多个事件模型是低效的。新环境可能需要新的技能组合，所以我们最好专心记住眼前的事。

门口似乎触发了一个事件模型到另一个事件模型的切换，这让我们更容易忘记上一个房间里发生的事情。不是只有门口才能触发这种切换——从乡下到城里，从高速公路到后街小巷，从楼上到楼下也有类似效果。

咖啡，咖啡，咖啡

重复读一个词语，如果次数够多，你不光会忘记怎么拼它，词语本身也会开始失去意义。这种独特的感觉叫作"语义饱和"，被认为是细胞疲劳引起的一种精神"胀气"。激发脑细胞需要消耗能量。同一个脑细胞通常很快就能被激发第二次，但要是这个过程不断重复，它最终会疲劳，必须休息片刻。

我们反复读同一个词语的时候，负责处理这个词方方面面——它的形式、意义和关联信息——的脑细胞会疲劳，所以词语本身会失去意义。"大屠杀"这类含义比较丰富的词语或许能多撑一阵才变得陌生，你的大脑在将附着于该词的关联信息重复调用多次后才会疲劳。而"咖啡"这种缺乏联想空间的词语可能只需要重复几次就会变成无意义的唠叨。

那个门把手在朝我笑吗？

最近凯特·米德尔顿出现在一颗软糖里，耶稣则出现在一罐马麦酱里。

从无生命的物体中看到人脸，这种现象被称为"幻想性错觉"。你可能有过这样的经验，比如看到月亮上有人。它有一个简单的解释：从演化的角度来说，大脑有理由对人脸保持高度警觉。我们必须先探测到某人的存在，理解他的动机，以便做出恰当的反应。我们偶尔表现得太好，在烤奶酪里发现了圣母玛利亚，好在这种误会几乎不会造成任何后果；但要是你没能发现藏在树林里的人脸，那就完全是另一回事了。

我想说的是"高希卷"

2012 年，哥伦比亚广播公司的新闻主播罗伯

这真的是我的声音？

当你说话时，你会通过两种途径听见自己的声音。第一种途径和别人一样——声波会让你的鼓膜发生振动。此外，声带的振动也会通过颅骨传到鼓膜处。这两组振动都会转化为神经信号，由大脑完成整合和处理，最终给你一个"自己的声音"的印象。

但是，声带的振动在通过颅骨时会向外扩散，这降低了振动的频率，让你觉得自己的音调没那么高。通过录音你能听到自己真实的音调，但它不像你听了一辈子的那个声音。

特·莫里森误将威廉王子叫成了"冲洗器"（douche），而不是"公爵"（duke）。弗洛伊德会说，莫里森的口误泄露了他内心的想法，但还有一种更宽容的解释。在我们说话的时候，大脑会调用很多神经网络，有的负责挑选合适的词语，有的负责处理语句的意义，还有的帮助我们构建自己的声音，等等。所有这些处理过程同时进行，大脑偶尔也会犯错，比如，没压制住另一个备选词，或者不慎激活了另一个词的发音。有时候你会脱口说出完全不合适的词（你有没有冲老板叫过"老妈"？）。发生这种事是因为口误的词和你原来想说的那个词有相似之处，比如，你的老板可能长得有点像你妈。

也就是说，弗洛伊德的观点并非全无证据支持。在一项实验中，研究者要求一组异性恋男性默念成对的词语，等蜂鸣器响起时，再把这些词大声说出来。其中一组受试者由一名中年男子负责接待，另一组的接待人则是一名打扮惹火的年轻女性。

两组受试者口误的数量差不多，但他们犯错的类型不太一样。由女性接待的受试者更容易出现与性有关的口误，比如，他们会把"高希卷"（goxi furl）读成"狐媚女孩"（foxy girl）。这样看来，有时候我们的想法真的会影响口误。也许莫里森的口误真的没那么简单。

别笑

失态总是令人尴尬。如果你正在跟人争论，或者有人告诉了你一个坏消息，你唯一能做的就是笑。一个可能的原因是，笑是一种社会黏合剂，你通过这种方式告诉周围的人：我喜欢你们，我们的想法类似。所以，争论到一半突然想笑，这可能只是一种无师自通的缓和局面的方式。

另一种理论认为，笑声被演化出来是为了告诉那些和我们拥有共同基因的人，眼下的局面只是一场虚惊。所以，紧张的笑可能是为了说服自己和他人，情况没有我们想的那么糟糕，从而预防使人衰弱的焦虑。

所以，你不是没心没肺的小丑，要怪就怪你保护欲过剩的大脑。

幸福之路

如果你得到了幸福，那你肯定有所感觉，但幸福的定义是什么？它体现为各种正面情绪：快乐、感恩、平静、骄傲、愉快、鼓舞、敬畏、希望事情变得更好、对某件事或者某个人产生兴趣……还有爱。不过，心理学家所说的幸福往往指的是长期的、整体的幸福感和对生活的满意。

如果你想用分数来衡量自己的幸福程度，不妨踏上下面这条幸福之路。如果你做过或者体验过下面列出的事情，请给自己加上黄框里的分数，它代表的是这件事对你的幸福水平的影响。

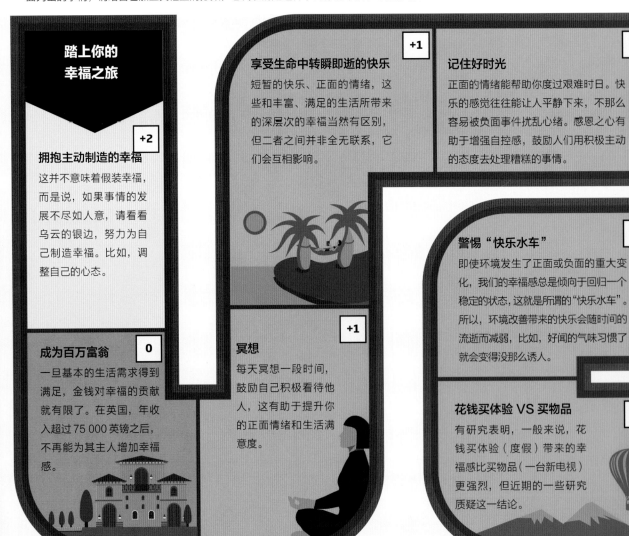

踏上你的幸福之旅

拥抱主动制造的幸福 +2

这并不意味着假装幸福，而是说，如果事情的发展不尽如人意，请看看乌云的银边，努力为自己制造幸福。比如，调整自己的心态。

成为百万富翁 0

一旦基本的生活需求得到满足，金钱对幸福的贡献就有限了。在英国，年收入超过 75 000 英镑之后，不再能为其主人增加幸福感。

享受生命中转瞬即逝的快乐 +1

短暂的快乐、正面的情绪，这些和丰富、满足的生活所带来的深层次的幸福当然有区别，但二者之间并非全无联系，它们会互相影响。

冥想 +1

每天冥想一段时间，鼓励自己积极看待他人，这有助于提升你的正面情绪和生活满意度。

记住好时光 +1

正面的情绪能帮助你度过艰难时日。快乐的感觉往往能让人平静下来，不那么容易被负面事件扰乱心绪。感恩之心有助于增强自控感，鼓励人们用积极主动的态度去处理糟糕的事情。

警惕"快乐水车" +

即使环境发生了正面或负面的重大变化，我们的幸福感总是倾向于回归一个稳定的状态，这就是所谓的"快乐水车"。所以，环境改善带来的快乐会随时间的流逝而减弱，比如，好闻的气味习惯了就会变得没那么诱人。

花钱买体验 VS 买物品 +

有研究表明，一般来说，花钱买体验（度假）带来的幸福感比买物品（一台新电视）更强烈，但近期的一些研究质疑这一结论。

对应分数的解读见第 277 页

1

追求完美

正面的情绪会让我们更轻信，更容易做出草率的决策。出于这个原因，如果生活满意度的最高分是 10 分，达到 7 分或 8 分被认为是最理想的。

计算你的得分

-1

刻意追求幸福

幸福来了又去，对恒久幸福的渴望可能会带来不幸。

中彩票

一项经典的心理学研究发现，不管你是中了几百万的彩票还是下半身瘫痪，一年以后，这些事都不会再对你的幸福度产生影响。

0

2

期待未来

很大一部分幸福不是来自眼下的环境，而是来自对某事的期盼。

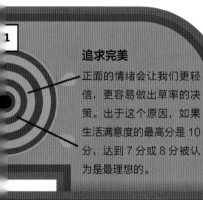

不时暴躁

幸福会让你变得更自私、更马虎（因为你会更加专注于自己的欲望，减少对细节的关注），而暴躁或悲伤会塑造出更警醒的外向型思考者（因为他们对外部世界的关注胜于自身）。

+1

+1

警惕影响偏见

比如，长期来看，被侮辱或者失恋带来的痛苦往往没有我们预想的那么强烈。

生养子女

当父母对幸福确实有少量负面影响。

0

结婚

婚姻意味着幸福，单身等同于悲惨，这是一种刻板印象。对婚姻和幸福的研究却并未得出明确结论。已婚人士和长期单身者的幸福程度似乎没有显著区别，但与他们眼中最好的朋友结为伴侣的人似乎的确更幸福一些。

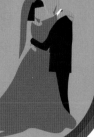

243

我们为什么如此焦虑，以及如何摆脱焦虑？

口干舌燥？心跳加速？胃里发紧？这都是焦虑的征兆。数百万年来，为了对危险更加警觉并顺利逃离，我们演化出了这种自然反应。

不幸的是，有时候这种高度警觉的状态不会关闭。时至今日，焦虑症——包括惊恐发作、社交焦虑和恐惧症——已经成了欧美最普遍的精神健康问题。平均每 6 个人里就有 1 个会在生命中的某个阶段遭遇焦虑症——女性中招的概率高于男性。为什么我们中有的人天生神经过敏？对此我们能做些什么？

什么是正常？

漆黑的街道上传来一阵奇怪的声响，你立即紧张起来，这和焦虑症不是一回事。二者的关键区别在于，焦虑会干扰你的日常生活，或者让你感到痛苦。

社交焦虑是最常见的一种焦虑症，患者可能认为脸红会招来嘲笑。而惊恐症患者感觉自己的心跳开始加速，会怀疑自己得了心脏病。广泛性焦虑症的特征是长期担忧各种各样的事情，持续时间超过 6 个月。

最早认识到焦虑是一种疾病的是古希腊人，时至今日，它依然困扰着我们。1980 年，美国心理学会估计，大约 2% ~ 4% 的美国人患有某种焦虑症。如今，一些研究表明，美国患有焦虑症的人可能多达 18%，欧洲也有 14%。这些数字表明，我们正生活在一个焦虑症大流行的时代，经济上的不安全感、社交媒体的深度入侵和 24 小时社会的兴起等因素都助长了这一流行。现实情况要更

复杂一些，焦虑症显著增长的部分原因可能是，近年来诊断标准发生了许多变化，这让我们很难对比长期数据。

即使焦虑症的患病率没有增长，也有传闻证据表明，人们体验到的焦虑类型正在发生变化。20 年前，慈善组织"焦虑英国"回收的问卷主要来自惊恐症和广场恐惧症（对开放空间的极度恐

酒精和社交焦虑

面对社交场合，很多人会喝一杯来帮助自己放松。古代文明高度推崇酒精，是否也出于同样的原因？这个观点来自精神病学家杰弗里·卡恩，他认为酒精可能是人们广泛使用的第一种精神类药物，因为它能给害怕社交的人提供"润滑剂"。酒精能帮助我们忽略程度不等的社交焦虑，追求平时不敢奢求的目标，这不是什么秘密。卡恩认为，这可能也有演化方面的目的：对那些平时比较孤僻的人来说，啤酒激发的勇气能为他们提供一个参与社交的机会，或者让他们以其他时候不会采取的方式为自己所在的社群做出贡献。

惧）患者；而现在，主流的焦虑症变成了疑病症（过度担忧个人健康问题）和社交焦虑。

战或逃

为什么某些人特别容易焦虑？近期的研究提供了一些见解。杏仁核在其中扮演着关键角色，这个脑区负责处理我们的情绪，激发身体分泌控制"战或逃"反应的激素。杏仁核联系着大脑内部负责处理社会性信息、帮助我们做出决策的区域。日常的焦虑是阵发性的，相应地，我们大脑里的这些回路也会接通，然后关闭，但焦虑症患者的这些回路似乎始终处于接通状态。如果再次遇到同样的危险，杏仁核里储存的恐惧记忆会帮助我们做出反应。通常情况下，源自前额皮质的平行回路会约束这个过程，让我们不至于做出过于激烈的反应，但有时候这套系统也会失效。比如，患有创伤后应激障碍的老兵，其前额皮质的活动水平低得不正常，但杏仁核往往十分活跃。

焦虑倾向

你是否能够冷静应对生命中所有的挫折和痛苦？心理学家提出，我们的一些表现可以用先天的性情来解释，神经质或者焦虑倾向是其中一项。一项研究调查了超过 106 000 名受试者，最终在人类基因组中找到了 9 个可能与神经质有关的区域。所以说，有的人天生就容易焦虑。年龄和性别可能也有影响。大部分的焦虑症会在 18 ~ 34 岁之间达到顶峰，然后开始缓解。女性罹患焦虑症的概率约为男性的 2 倍，部分原因或许可以归结为

激素以及激素对大脑的影响。

解决问题

对焦虑症患者来说，认知行为疗法（CBT）可能是最值得推荐的治疗方案。这种疗法旨在找出焦虑的源头。一旦锁定了引发焦虑的错误信念，认知行为疗法会帮助你战胜它。但这一疗法不一定适合每一个人。有人无法跟治疗师建立良性互动，有人不会分析自己的行为。在这种情况下，药物或许能帮助他们大脑里的化学物质恢复平衡。

运动有助于缓解日常焦虑，是一种有用的策略，应该放进你的工具箱。运动可以促进内啡肽的释放，这是一种能够改善情绪的激素；运动还能迫使你减少对自身想法的关注，去留意别的东西。然后是饮食。近期的一项研究表明，摄入一种富含纤维的补剂能促进有益的肠道细菌的生长，让人更容易注意到电脑屏幕上的正面词汇，减少对负面词汇的关注。每天早晨醒来，这些受试者血液中的应激激素皮质醇的水平也变低了。

现代生活中可能充斥着你无法控制的事件，这似乎不可避免地会在容易焦虑的大脑中培养焦虑和自我怀疑。重要的是学会识别焦虑的症状，并及时加以干预。

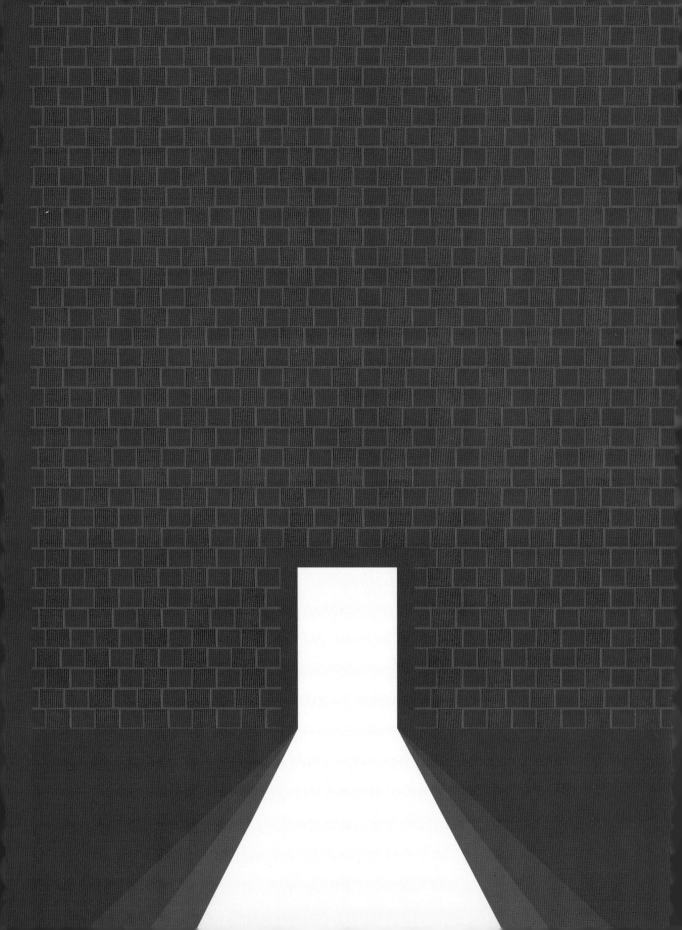

14

解锁
你的潜能

用脑力战胜痴呆和衰老

理查德 · 韦瑟里尔是一位优秀的棋手。这位退休的大学讲师能预判8步棋，但是后来，他刀锋般犀利的思维开始变得迟钝。当他只能预判不到5步棋的时候，他觉得肯定有什么地方出了问题，于是去做了一些神经学测试。

韦瑟里尔顺利通过了所有用于发现早期痴呆的检查。两年后，他突然去世，尸检显示，他的大脑里到处都是斑块和缠结——这是阿尔茨海默病的显著特征。对大部分人来说，如果大脑的情况恶化到了这种地步，他们应该已经完全陷入了混乱。但对韦瑟里尔来说，唯一的影响就是他没法再卜出高水平的棋局。为什么他和别人不一样？是什么为他提供了缓冲？

韦瑟里尔的经历完美地展示了一种让科学家困惑的现象：出于某种原因，衰老造成的脑力衰退对那些生活中智力刺激较多、智商较高、教育背景良好、社会地位高的人影响更小。这种脑力缓冲垫被称为"认知储备"。认知储备越充足，你越能承受衰老对大脑的损害，不至于表现出脑力衰退的症状。

下坡路？

痴呆不是不可避免的，一百多岁的老人也可能拥有敏锐的大脑。是的，衰老会拖慢我们的脚步：大脑中负责执行功能（这些高级认知过程使我们能够制订详细计划并付诸实施）和记忆的区域会萎缩，包裹神经元的髓鞘开始退化，导致信号传递速度减缓，变窄的动脉也会限制血液供应。但这些变化影响的主要是速度：执行认知任务的时候，只要有足够的时间，健康老人的表现不亚于年轻人。相比之下，痴呆改变的是认知的底层基础。除了影响记忆，它还会损害你理解语言、用语言表达自己的能力，让你的知觉变得迟钝，干扰你的执行功能，从而降低你的自理能力。

痴呆患者的数量可能正在增加，但这很大程

吃出痴呆

爱吃垃圾食品的人请注意：高热量饮食不光会危害你的身体，还可能会引发阿尔茨海默病。2型糖尿病是阿尔茨海默病的一个风险因素，越来越多的证据表明，这两种疾病之间的联系还可以更强。给小鼠吃不健康的食物，让它们患上糖尿病，它们的大脑里会出现淀粉样斑——这是阿尔茨海默病的典型特征之一。这类发现让一部分研究者开始思考，某些情况下，阿尔茨海默病可能是糖尿病的另一种形态，只不过它危害的是大脑。有人甚至戏称它为"3型糖尿病"。如果他们想的没错，那这背后的意味令人不安。我们已经知道，高热量食物会削弱人体对胰岛素的敏感度，所以，你每次大嚼汉堡包和薯条的时候，可能都在无意识地毒害自己的大脑。

度上是因为我们的寿命越来越长。从 20 世纪 80 年代末到 2011 年，英格兰和威尔士 65 岁以上人群罹患痴呆的比例实际上下降了 20%。从 2000 年到 2012 年，美国同等年龄组的痴呆患病率下降了 24%。其他发达国家也报告了类似的降幅。

弥补

教育程度的提高带来的认知储备提升是痴呆患病率下降的主要驱动因素之一。第二次世界大战结束后，美国和其他国家的平均受教育年限增加了约一年。研究表明，面对痴呆的症状，受教育程度较高的人，或者学习了一门新语言或新乐器的人，可能更有抵抗力。但这并不意味着他们能真正逃脱血管性痴呆的魔爪或阿尔茨海默病标志性斑块的影响，只是他们有可能更好地应对损伤。受教育过程中经受的挑战能够强化你的大脑，弥补衰老带来的问题。

人们认为，认知储备的提升通过两种方式帮助我们：一是增强大脑带病工作的能力，另一个是提高大脑处理信息的效率。这或许也能解释，为什么受教育程度高的人一旦出现症状就衰退得特别快：并不是说阿尔茨海默病突然找上了他们，而是等到症状显露的时候，疾病可能已经发展到了相当严重的程度。

痴呆患病率下降的另一大原因是心血管疾病被控制得更好了。近年来，虽然高血压、糖尿病等疾病的患病率有所上升，但我们也发展出了更多的治疗手段来控制它们带来的损害。

做出改变

痴呆的风险在很大程度上来自基因，大约有 70% 阿尔茨海默病与遗传因素有关，承认这一点很重要。病人常常痛悔自己做得不够，但有时候你能做的只有那么多。尽管如此，如果痴呆的风险有 30% 或更多可归咎于生活方式和环境因素，我们就有机会做出改变。维持社交关系，保持健康的饮食，定期锻炼，养成良好的睡眠习惯，多动脑筋，这些都有可能延缓或者减轻痴呆的症状。建立认知储备是一项终身事业，你开始得越早越好，因为从年轻时就做出改变能达到最好的效果。

不过，任何时候开始都不嫌晚。借助大脑体操对抗衰老的理念已然深入人心，现在也有可靠的证据表明，脑力活动的确能缓解因年龄增长而导致的衰退。

脑力活动并不是唯一有用的方式，锻炼身体也很重要。规律的锻炼不光能遏制肥胖和心血管疾病之类的风险因素，还能促进脑细胞生长，加强神经元之间的联系，刺激神经生长因子和神经递质的分泌。想获得这些好处，你不必非得跑个超级马拉松，只需要每周散几次步，每次一小时，就足以带来改变。

锻炼脑力

举重可以塑造你的二头肌，瑜伽能帮助你拉伸和放松，跑步能让你快速减脂塑身。我们有很多理由相信，锻炼是明智的。现在这样的理由又多了一个：锻炼身体能让你的大脑更好地工作。

运动，尤其是有氧运动，能促进血液循环，为大脑提供更多的氧气、激素和营养，让你的大脑——和肌肉、肺以及心脏一样——更加强壮高效。运动的作用不止于此。研究——起初实验对象是小鼠，最近换成了人类——表明，有氧运动能刺激大脑中对记忆很重要的区域海马体内的神经元，让它们释放出一种叫作脑源性神经营养因子（BDNF）的蛋白质，这种化学物质能促进新神经元的生长。与对照组相比，血液中脑源性神经营养因子水平最高的成年锻炼者，其海马体的膨胀幅度更大。

有趣的是，不同类型的运动似乎会以不同的方式影响大脑。力量训练会刺激肝脏释放另一种分子——胰岛素样生长因子Ⅰ（IGF Ⅰ）。这种化学物质能增加脑细胞之间的交流，促进新神经元和血管的生长。举重则能降低同型半胱氨酸的水平，人们发现，在老年痴呆症患者的大脑中，这种炎症分子的水平会升高。

对日渐衰老的大脑来说，规律的锻炼尤其重要。比如，每周至少锻炼两次的中年人老了以后罹患痴呆的概率更低。锻炼越早开始越好。一项针对纽约市 5 ~ 14 岁儿童开展的研究发现，身体素质前 5% 的学生在标准化学业测验中的得分比后 5% 的学生高 36 个百分点。与之类似，研究者分析了超过 100 万个报名参军的瑞典年轻人的医疗记录，结果发现，他们在 15 ~ 18 岁之间健康

提高身体灵活度的脑力游戏

锻炼身体能磨砺大脑，有证据表明，反之亦然。走路、保持稳定姿势，这些看似无意识的行为其实都需要一定的注意力。注意力和身体的灵活度都会随着年龄的增长而下降，而且它们之间似乎存在关联。在注意力测试中得分较低的老年人更可能摔倒。在一项研究中，实验者让参与测试的老人玩了五周旨在提升注意力的电脑游戏，并监控他们走路的速度——判断老年人摔倒风险的指标（走路越慢，摔倒的风险就越高，这牵涉整合多方面信息的能力，例如保持平衡，避开障碍，思考自己的去向）。结果发现，接受训练后，老人走路的速度变快了，这意味着锻炼大脑改善了他们身体的灵活度。

状况的变化似乎与他们在 18 岁时的智商分数和认知能力有关。

正确的锻炼方式

那么，想要提升大脑功能，该如何选择正确的锻炼方式？对孩子来说，这个问题不用多想：让他们随便跑就好。研究表明，哪怕只是走 20 分钟的路，都会直接影响孩子的注意力和执行功能，以及他们在数学和阅读测试中的得分。但目前尚不清楚这样的效果能维持多久，所以，要想让孩子保持最佳状态，最好隔几个小时就让他们动一动。

其他一些研究表明，经过 5 个月的训练，诸如篮球、排球或体操之类注重协调性的运动有助于提高孩子们在需要集中注意力、避免分心的测试中的表现。这可能与小脑的变化有关，大脑下方这个皱巴巴的结构不仅负责协调运动，还在维持我们的注意力方面起作用。

总的来说，最好的锻炼方式似乎是将运动和思考结合在一起，它挑战的不仅是我们的本体感觉（追踪身体位置和方向的能力），还有其他元素，例如寻找方向或者计算的能力。这种方式有时跟你小时候做自己喜欢做的一些事一样简单。在一项研究中，成年受试者被要求花两个小时爬树、顺着横梁攀爬、赤脚奔跑，随后人们发现，这些人的工作记忆——大脑临时储存、处理信息的能力——有所提升。其他可能的选项包括冲浪或攀岩，这类运动不仅需要平衡能力和体力，还需要计划能力和准确的动作。

习惯和行为

除了这些认知收益，锻炼也许还能帮助我们改变习惯和行为。研究发现，高强度间歇训练（HIIT）—— 一种强调快速爆发的全身运动——会抑制你在运动结束后的食欲，效果能维持一天左右。这可能与"饥饿激素"胃促生长素有关，这种激素会告诉大脑，你的胃是空的；锻炼结束后，它会下降到最低水平。研究表明，就连一些低强度的运动也能抑制我们对含糖零食和香烟的渴望。15 分钟的步行或骑行足以降低大脑中与成瘾有关的区域的活跃度，让你更容易坚持下去。

还有一个事实：任何运动都能减压，包括悠闲的漫步。由于压力会抑制大脑在解决问题时的反应，我们有理由认为，清除这个障碍也许能让你想出更多好主意。练习了 8 周瑜伽以后，原本不堪重负的成年人不仅觉得压力有所缓解，而且脑扫描结果显示，他们的杏仁核变小了，我们大脑中的这处结构负责处理焦虑和其他情绪。

不过，总的来说，具体的锻炼方式不重要，重要的是动起来。研究者比较了一辈子爱运动和不爱运动的老年人的大脑，结果发现，锻炼者不仅大脑比"沙发土豆"年轻十岁，他们的认知能力也衰退得更慢。为了你的大脑着想，能让你坚持下去的运动或许就是最好的锻炼方式。

如何释放你内在的天赋？

1963 年 6 月 5 日是周几？不查日历你多半答不出来，但日历型学者综合征患者立刻就能说出答案。

这只是学者综合征患者展示的众多不可思议的能力中的一种，这些人往往患有自闭症，但也不一定。作为 1988 年那部电影《雨人》的灵感来源，金·皮克脑子里存储了 8600 多本书，他还能说出美国所有的电话区号。艺术家斯蒂芬·威尔特希尔只需要看过一次就能画出一幅完整的风景画。这类天赋格外令人震撼，因为它们常常出现在那些其他方面智力有限的人身上。

学者型技能的来源

心理学家着迷于学者综合征患者的技能已有很长时间了。传统的观点认为，这些"天才型孤岛"是对特定脑能力强迫性运用的结果。但有些神经科学家提出了不同的观点：我们每个人都有可能掌握这些特殊技能，它们就藏在我们的潜意识里。

这些科学家之所以认为每个人都拥有未被发掘的学者型技能，主要原因在于，这些技能有可能在大脑受到损伤以后自然出现。有文献记载了这样一个案例：一个 10 岁儿童在头部受伤后突然获得了计算日历的非凡能力，除此以外，他还格外擅长记忆日期和音乐。令人惊讶的是，这个患者以及其他"获得性学者综合征"患者受损的是同一个脑区——左侧额颞叶。自闭症也和大脑左半球的缺陷有关。

为什么左侧额颞叶受损会激发非凡的才能？虽然"左右脑各司其职"的说法过度简化了，但大脑的左右半球的确各有侧重的功能。左脑主要负责处理语言和逻辑性思维，而右脑更侧重于创造力和艺术才能。当左脑被抑制，右脑就会介入以进行补偿。

神经科学家艾伦·斯奈德是这种观点的主要支持者之一。他认为，无意识的大脑负责提取来

强迫性练习

学者综合征患者练习起来往往不知疲惫，但这对他们的特殊才能有多大贡献？只要勤加练习，我们是不是也能掌握这些神奇的技能？一项针对日历型学者综合征患者开展的研究探讨了这个问题，结果表明，他们的非凡才能似乎并不依赖于任何超乎寻常的认知过程，他们的大脑和普通人也没有明显区别。事实上，当这些患者中的一个被要求在有限的练习时间内学习一套新的日历系统，他的表现并不比普通人好多少。这意味着他们的非凡才能来自高强度的练习，如果肯付出足够的时间，我们都能做到。但有多少人有这样的动力呢？事实上，学者综合征最令人费解的不是患者如何获取他们卓越的才能，而是他们的原始驱动力来自何方。天才和学者综合征患者都拥有强大的驱动力，但我们对此了解有限。

自外部世界的所有原始的感觉信息，包括音色、音高、线条、光影。这些信息量远远超出大脑的处理能力，但斯奈德相信，这正是我们对外部世界最真实的体验。

只是大多数人从未看到过这个版本的世界。我们的无意识接收信息的洪流，通过简化和分类将其处理成我们能理解的一个个包裹。我们的无意识看见了黑暗与阴影的线条和形状，而有意识的大脑看到的可能是一匹马。对我们的大脑来说，这是一套高效的工作机制，让我们得以快速识别事物，给它们命名，交流彼此的想法。斯奈德相信，学者综合征患者只体验到了无意识层面的原始的感觉信息。大多数人不以这种方式体验世界，是因为更高级的认知过程带来了干扰。关闭这些高级过程，就能开启非凡的才能。

这种观点引发了争议，于是斯奈德尝试利用经颅磁刺激来证明自己的观点；经颅磁刺激的原理是向头皮施加一个强磁场，以暂时抑制附近脑区的活动（这听起来可能有点过激，但经颅磁刺激是神经科和医院开展的常规项目）。他利用经颅磁刺激抑制受试者的左侧额颞叶，然后观察他们是否表现出了学者型技能。起初他主要观察的是经颅磁刺激对绘画技能的影响。有的人没什么反应，但有一部分受试者的绘画风格发生了极大变化。另一项研究表明，接受了经颅磁刺激之后，很多受试者解开了自己原本束手无策的高难度谜题。还有一些研究表明，抑制左侧额颞叶能激活受试者的记忆力、数学才能和计算日历的技能。

电刺激

从外部影响脑活动的另一种方法是经颅直流电刺激，即通过贴在头皮上的电极影响神经元的活动。对大脑右顶叶施加经颅直流电刺激能增强算术能力。这项技术也能提高洞察力。如果对受试者的前额叶——这个脑区影响着我们感知世界的方式——施加经颅直流电刺激，他们完成解题任务的概率会提高 2 倍。大脑左外侧裂周区接受20 分钟的经颅直流电刺激之后，受试者学习语言的速度和能力都有所提高。

过去十年来，数以千计的研究报告了经颅直流电刺激对行为和认知的正面影响。不过近来，有人对这些研究的可靠性和可重复性提出了质疑，所以我们可能高估了经颅直流电刺激和经颅磁刺激的益处。目前来看，在日常生活中利用电子"思考帽"来刺激神经元的未来离我们还很遥远。

我们还能通过其他办法来释放大脑的潜能吗？作为研究学者综合征的专家及精神病学家，达罗·特雷费特——和斯奈德一样，他也觉得我们每个人都拥有暗藏的潜力——推荐了一条低技术路线。要想释放潜在的创造力，他建议我们多花时间"发掘你的右脑"——培养新的爱好，拓展兴趣，去做任何需要创造力、需要学习的事，而不是继续使用我们陈旧、讲求逻辑、依赖语言的左脑。

大脑健身房：是否值得一试？

试想一下：你正在努力集中精力，盯着电脑屏幕中间的一个小白块。这个格子里随时可能闪现一个字母，与此同时，一只鸟会突然出现在屏幕上的另一个地方。你的任务是用鼠标点击那只鸟，然后在格子里敲入刚才看到的字母。这不是普通的电脑游戏，而是一种脑力训练。练得越多，你就越熟练，你的大脑也会变得越强。至少从理论上说是这样。这种办法真的有用吗？

认知游戏

脑力训练基于一个公认的科学事实：我们的大脑具有"可塑性"，它会在学习中改造自身，适应环境。21世纪初，号称能提高关键认知技能、延缓大脑衰老的商业性脑力游戏开始出现，其中大部分和心理学家用来检验关键脑力技能的认知游戏和测试十分相似。不同于纯粹娱乐型的电脑游戏，脑力训练游戏强调适应性，会根据玩家变化的表现调整难度等级。按照设计者的想法，这应该能逐步提高玩家的记忆力、注意力、专注力和多任务处理能力。

听起来不错。不过，随着脑力训练发展成一门价值几百万美元的生意，针对这些游戏开展的科学研究却让人开始怀疑它们的实际效果。有些试验取得了成功，但被人批评规模太小，得出的结论没有意义。2010年，超过11 000人参加了一项关于在线脑力训练游戏的试验，结果表明，脑力训练对受试者的一般认知能力没有明显改善。

脑力游戏面临的主要问题是，无法将在游戏中取得的成绩转化为日常生活中实际的好处。你

很容易证明一个人在某个游戏中的表现变得更好了，但几乎无法证明这个人在游戏中习得的技能有助于改善他在其他任务中的表现。比如，无论你在某个记忆游戏中拿了多高的分，都不意味着你能更轻松地记住自己的购物清单。到目前为止，尚无已发表的大规模试验能提供脑力训练影响生活技能的可靠证据。

更糟糕的是，一些研究比较了脑力游戏和普通电脑游戏，并未找到相关证据可以证明专门的脑力游戏提升大脑技能的效果优于其他种类的游戏。脑力游戏玩家的某些认知技能的确有所提升，例如注意力和专注力，但玩其他电脑游戏的人和完全不玩游戏的人也有进步。这意味着所有人在第二轮测试中都表现得更好，原因很简单：这种题目他们已经做过一次了。练习会影响受试者的表现，再考虑到另一个事实——为了应对日常生活中的挑战，我们的大脑每时每刻都在发生变化；这两个因素加起来，你几乎不可能证明测试得分的提高和玩游戏到底有多大关系。

2016年，质疑脑力游戏的声浪达到顶峰。美国联邦贸易委员会做出裁决：脑力游戏供应商卢莫斯实验室因虚假广告被罚款200万美元。裁决宣称，该公司在广告中称自己的记忆和注意力游戏能减轻与年龄有关的痴呆所造成的影响，避免阿尔茨海默病，这样的宣传具有误导性，没有科学证据支持。

隐藏的好处

考虑到以上所说，如果你想磨砺自己的大脑，

或者预防与年龄有关的脑力衰退，花费时间、精力和金钱去玩脑力游戏似乎并不值得。另一方面，某些人的脑力可能的确有少量提高，只是被大规模研究的平均数据稀释了；或者现有的游戏作为工具太过迟钝，无法实现它们改善脑力的目标。某些专门的认知训练的确有望治疗与精神分裂症有关的认知缺陷、延缓阿尔茨海默病的发展进程。

比如，一项研究调查了 2800 名 65 岁以上的老人，结果发现，那些参加过一项旨在提升大脑处理速度的脑力训练的人，在未来十年内罹患痴呆的概率会下降 29%。这项训练的内容之一是识别电脑屏幕上短暂出现的物体。试验过程中，物体在屏幕上停留的时间会越来越短，周围有其他物体分散注意力，背景的细节也越来越丰富。有趣的是，只有旨在提升大脑处理速度的训练能带来这种好处。只参加了记忆力训练或者推理能力训练的人罹患痴呆的概率和对照组没有明显差别。

这项研究有其局限，比如，研究者根据患者的自我报告或认知能力评估而非充分的临床诊断来确认他是否罹患痴呆。而且，有的科学家仍旧怀疑，一项简单的干预是否真有这么显著的效果。要说服大众相信，脑力训练的确能预防痴呆，我们还需要更多证据。脑力训练到底是浪费时间，还是只需做些调整就能起效，这个问题目前尚无定论。

音乐的力量

我们的大脑会不断适应外界的影响，但某些事物的影响力胜过其他，音乐就是其中之一。音乐家大脑里的变化主要发生在负责处理声音和精细动作的区域。这些区域也负责理解言语和语言，所以，音乐家更擅长学习和识别外语似乎顺理成章。这项技能或许还能增强他们的共情能力，因为可以让他们更擅长识别人们在言谈间流露出来的微妙情绪。

有证据表明，职业钢琴家分辨两个紧挨着的点的能力比普通人强得多，这可能源自他们多年来一边读谱一边演奏的经验。他们通过练习速度提升得也更快，这意味着，音乐增强了大脑总体的可塑性。所以，不妨学一门乐器，这或许能降低你学习其他事情的难度。

影响大脑的高科技

有很多利用技术来影响大脑的方法，其中一些相比其他更极端，更危险。

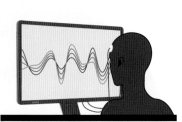

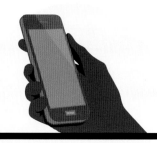

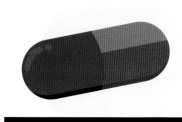

神经反馈

这种方法是利用脑电图将实时的脑活动转化为图像，然后通过思考改变脑活动。神经反馈有望用于治疗抑郁、强迫症和精神分裂症。它也许还能教使用者如何调整自己的脑功能，提升空间记忆、制订计划之类的认知技能。

蓝光

手机屏幕发出的蓝光会干扰睡眠，但它并非全然无益；大脑的警觉度提升有助于完成一些认知任务。测试表明，接受蓝光照射后，受试者的逻辑推理能力、数学能力和反应时间都有所提升。

聪明药

很多人利用咖啡因和尼古丁获得了轻微的认知提升，但某些人使用处方药的方式肯定得不到医生的认可。他们会使用莫达非尼（用于治疗睡眠障碍的促觉醒处方药）让自己长时间保持清醒，或者使用利他林（用于治疗注意缺陷障碍的处方药）来提升专注力。

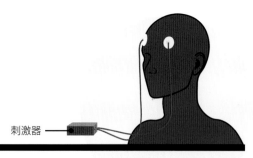

刺激器

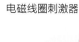

电磁线圈刺激器

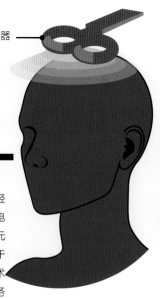

经颅直流电刺激

经颅直流电刺激通过贴在受试者头皮上的电极向附近的脑区施加一道微弱的电流，借此改变神经活动（跟电休克疗法不是一回事）。这一技术简单、廉价、安全，能提升数学技能、工作记忆、专注力和创造力。

经颅磁刺激

经颅磁刺激不需要刺破皮肤就能轻微影响你的脑活动。颅骨外的强电磁体发出的脉冲会改变附近神经元的活动。经颅磁刺激已被批准用于治疗抑郁症，除此以外，这种技术还能提升我们完成一系列认知任务的速度和准确度。

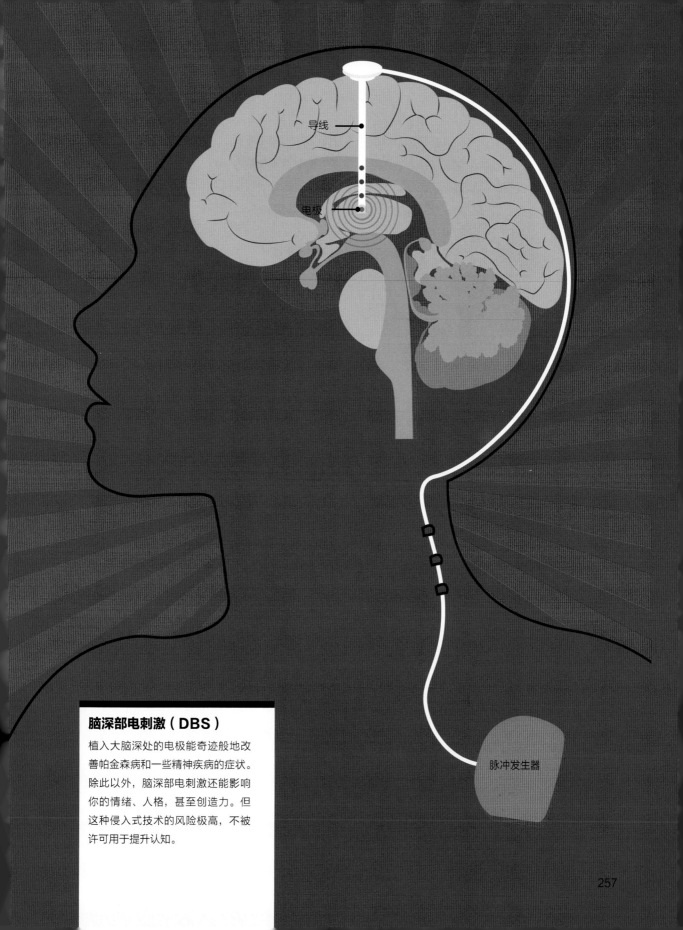

导线

电极

脉冲发生器

脑深部电刺激（DBS）

植入大脑深处的电极能奇迹般地改善帕金森病和一些精神疾病的症状。除此以外，脑深部电刺激还能影响你的情绪、人格，甚至创造力。但这种侵入式技术的风险极高，不被许可用于提升认知。

257

冥想对你的大脑有什么影响？

冥想已经摆脱了 20 世纪 70 年代嬉皮士的束缚，如今似乎人人都觉得，为了保护大脑，我们应该尝试一下。但有什么证据能证明它值得我们付出时间和精力呢？

近年来，很多研究都在探究这个问题，人们开始形成共识：定期冥想的确能对大脑产生可测量的影响。具体的变化似乎取决于冥想的类型。冥想分为很多种，但在研究中最常用的是正念冥想和慈悲冥想。前者要求我们将注意力集中于意识的某个方面（通常是呼吸），后者则专注于向他人传递爱的感觉和善意。

保持正念

基于专注的冥想最常见的效果之一是提升专注力，这可能并不让人意外。在脑扫描研究中，人们发现，正念冥想能增加前额皮质和顶叶的厚度，这两个区域都和注意力控制有关。其他实验还发现，接受了三个月的冥想训练后，受试者的"注意瞬脱"时间有所缩短。接受了一个刺激后，大脑需要时间来重启，以便识别下一个刺激，这就是"注意瞬脱"，以毫秒为单位，衡量的是我们在极短时间内恢复专注的能力。

另外，有迹象表明，正念冥想能改善工作记忆，即大脑存储短期推理和理解所需信息的能力。冥想通常要求你时时关注感觉的变化，这可能意味着，冥想练习能帮助我们更好地保存工作记忆中逐渐消失的感觉信息，使我们更容易跟上这个不断变化的世界。

由于专注力和工作记忆是我们大部分行为背后的关键认知技能，目前的发现足以证明，花时间和精力坐下来呼吸是一笔划算的投资。也许还有别的理由。比如，侧重于同理心的慈悲冥想不仅能提升大脑的关键认知技能，还有助于改善社交和情绪技能。在一项研究中，仅仅 7 小时的慈悲冥想就能促使人们做出利他行为，也让他们感觉更快乐。定期冥想者大脑里与同理心和情绪分享有关的脑回路——包括岛叶和前扣带回皮质——也被证明比普通人活跃得多。

冥想还能帮助我们控制自己的情绪。受试者上了三个月的冥想课以后，脑扫描结果显示，他们大脑里与边缘系统（负责处理情绪）和前岛叶（帮助情绪进入意识层面）有关的区域尺寸有所增加。作为边缘系统的一部分，负责处理恐惧和情绪记忆的杏仁核受到的影响似乎格外明显：在你冥想的时候，杏仁核内的脑活动水平会降低，长期冥想者的杏仁核还会萎缩。冥想号称能缓解压力和焦虑，也许这正是原因所在。

此外，有证据表明，冥想的减压效果可能还有连锁反应，会改善你的身体健康状况。近期的研究表明，包括冥想在内的"身心练习"能抑制与炎症有关的基因的活性；虽然炎症反应是免疫系统的一部分，但长期处于激活状态会对身体造成损害。慢性炎症被认为是心理压力引发生理疾病的一个重要途径，会增加你罹患多种疾病的风险，其中包括精神障碍、自身免疫病（例如哮喘和关节炎）、心血管疾病、神经退行性疾病和某几种癌症。一项研究发现，冥想能让人体内一种作为炎症反应"启动开关"的关键蛋白质的水平

有所下降，这意味着冥想也许能减轻压力造成的影响。

阴暗面

虽然这些证据看起来都很正面，但并非所有科学家都认为你应该奔向最近的冥想馆。为数不多的几项研究报告了冥想带来的严重副作用。其中一项报告说，参加了某个冥想课程以后，有7%的人出现了惊恐、定向障碍、幻觉、恐惧、抑郁，甚至精神崩溃。

也有人指出，帮助人们获得快乐和幸福并不是冥想的本意。无论是在佛教还是印度教的传统里，冥想的目的都是剥离修习者的自我感，这可能给他们带来不安的感觉，也会让他们更容易受人摆布。历史学家指出，日本士兵接受的训练就包括运用冥想技术，这是为了剥夺他们的自我感，让他们"变成"所接受的命令本身。

有的心理学家担心，鼓励人们剥离负面想法有时候不一定有益。我们需要挑战和改变某些负面的思考模式，而不是一味地接受和妥协。简而言之，虽然有越来越多的证据表明，冥想能强有力地改造我们的思维，甚至改变我们的生活，但它或许也有值得警惕的阴暗面。通过训练可以提升大脑的专注力、减轻压力，这样的好处十分诱人，但所有改造大脑的方法都伴随着健康风险，冥想也不例外。

找到你的心流

你有没有体验过，在做某件事的时候，你进入了一种类似"禅"的、毫不费力的专注状态；你的意识完全集中于某项任务，仿佛连时间都停止了？这种难以解释的精神状态就是所谓的"心流"，反复出现在专业人士描述的巅峰体验里，但初学者也可能体验到。事实上，心流和更好的信息处理过程联系在一起。有些人天然地比其他人更容易进入这种状态。这种感觉与前额皮质活动减少有关，这个脑区通常负责处理比较高级的认知过程。这符合如下观点：放弃有意识的思考反而能更好地学习。

如何掌控记忆？

记忆是一种美妙的天赋，但它也有缺陷。我们都有过这样的体验：考前临时抱佛脚的时候，你会觉得知识像穿过筛眼的沙子一样从你脑子里流出去，怎么都留不住。而在另一些时候，遗忘可能才是难事，比如我们竭力想要摆脱关于痛苦事件的记忆时。值得庆幸的是，随着我们对人类大脑的了解越来越深入，现在有很多方法可以帮助你最大程度地利用这种与生俱来的能力。

找准时机

努力记忆新材料的时候，你可能会发现自己盯着眼前的那页看个没完，巴望着上面的内容能自动溜进你的脑子里。但最高效的备考方式之一是反复自测，比起其他更复杂的学习方法，例如记忆专家常用的正式的助记术，这种方式可能更适合你。

调整步调也很重要，你应该反复温习，而不是一次性把所有东西都塞进脑子里。在这个过程中，你应该充分利用复习的最佳时机。比如，如果你有一周时间备考，应该在两轮复习之间留出一天左右的间隔，这样效果会更好。

热身运动

适量的锻炼不仅有益于身体健康，从而增加大脑灰质，还能为想要学习新知识的人带来立竿见影的好处。一项研究发现，与坐着没动的对照组相比，散步 10 分钟的学生能更轻松地记住一份含有 30 个名词的列表，这也许是因为散步有助于提升大脑的警觉性。

短时间的剧烈运动可能是最有效的。在一项实验中，如果让受试者倾尽全力跑步 2 次，每次持续 3 分钟，他们学习新词汇的表现优于那些慢跑 40 分钟的人。锻炼似乎能刺激一种与脑细胞之间新通路的形成有关的神经递质的释放。

做个手势

大脑似乎发现，如果将抽象概念与简单的身体感觉联系在一起，学习这些概念会更容易，基于此，人们找到了一些让身体参与学习的更轻松的方式。各种实验表明，无论你是在学习外语还是试图记住物理定律，为抽象概念配上对应的手势都有助于以后回忆。

这听起来也许有点可疑，但即便只是动动眼珠子可能也有帮助。如果你刚刚背完一串单词，你只需要让自己的眼珠从左到右再从右到左来回转动，持续 30 秒，就能获得增强记忆的效果——也许这个动作能促进信息在大脑左右半球之间的传递。值得一提的是，这种方法似乎只适合右利手的人。也许左撇子和双手都很灵活的人的左右半脑之间的通信本来就很发达了，转动眼珠只会分散他们的注意力。

好好利用你的鼻子

回忆往昔美好时光的时候，我们通常想要记住的不只是简单的事实，而是所有发生过的事情。这样的怀旧不仅仅是一种嗜好，它还有很多好处，比如，帮助我们抵御孤独和焦虑感。如果你很难沉浸于往昔，你或许可以向安迪·沃霍尔学习。

他建立了一座井井有条的香水图书馆，其中每一种香水都与他生命中的某一特定时段有关。据说，只要他打开某个瓶子闻一闻，对应的记忆就会如潮水般涌来——当他想要回忆往事的时候，给他一些有用的提醒。沃霍尔的方法得到了近期多项研究的支持，人们发现，气味容易触发情绪浓烈的记忆，例如激动人心的生日派对；除此以外，气味还能有效唤醒我们的童年记忆。甚至有人提出，在复习的时候和考试的时候闻到同样的气味能帮助你取得更好的成绩。

润滑齿轮

每个人的记忆力都会随着年龄的增长而衰退，但健康的饮食或许能让你撑得更久一点。比如，你应该避开高糖的快餐食品，因为这类食物似乎会促进大脑中蛋白斑块的积聚，这是阿尔茨海默病的典型特征。

相对而言，富含黄酮类化合物（蓝莓和草莓都含有这种物质）和 ω-3 脂肪酸（出现在油性鱼类和橄榄油中）的膳食似乎能将认知衰退推迟好几年，这可能是因为这些抗氧化剂能保护脑细胞，避免它们早死。

学会遗忘

有时候我们想忘记的事情总是徘徊不去：比如，某个尴尬的时刻，或者一次痛苦的分手。我们很难把这样的事情从记忆中驱除出去，但我们也许可以从一开始就不让刚发生的痛苦事件进入长时记忆。比如，在一项研究中，受试者被要求观看一段令人不适的视频，然后去参加各种活动。有的人被分配去玩俄罗斯方块，有的人做了一套常识测试题。相比之下，前者想起视频中不适画面的次数比后者少，这可能是因为游戏占据了通常用于巩固记忆的脑力资源。如果你刚刚经历了一件你宁可忘记的事情，听一段轻松的音乐似乎也有帮助，因为它能过滤掉负面情绪带来的痛苦感觉，通常，将坏事刻入记忆的正是这些痛苦的感觉。

拓展你的大脑

开出租车，嚼口香糖，或者多做爱。你能做些什么来延长（或者缩短）你的大脑的寿命？

影响大脑的因素排名

下面我们列出了 34 种对大脑有利或者有害的因素，每种因素的评分从 10 分（非常正面）到 –10 分（非常负面）不等。

有益
有害

弱证据
强证据
极强证据

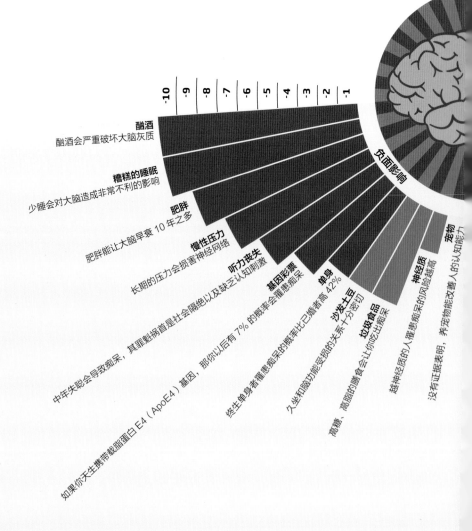

负面影响

-10 -9 -8 -7 -6 -5 -4 -3 -2 -1

酗酒
酗酒会严重破坏大脑灰质

糟糕的睡眠
少睡会对大脑造成非常不利的影响

肥胖
肥胖能让大脑早衰 10 年之多

慢性压力
长期的压力会损害神经网络

听力丧失
中年失聪会导致痴呆，其罪魁祸首是社会隔绝以及缺乏认知刺激

基因彩票
如果你天生携带载脂蛋白 E 4（ApoE4）基因，那你以后有 7% 的概率会罹患痴呆

单身
终生单身者罹患痴呆的概率比已婚者高 42%

沙发土豆
久坐和脑功能受损的关系十分密切

垃圾食品
高糖、高脂的膳食会让你忆出痴呆

神经质
越神经质的人罹患痴呆的风险越高

宠物
没有证据表明，养宠物能改善人的认知能力

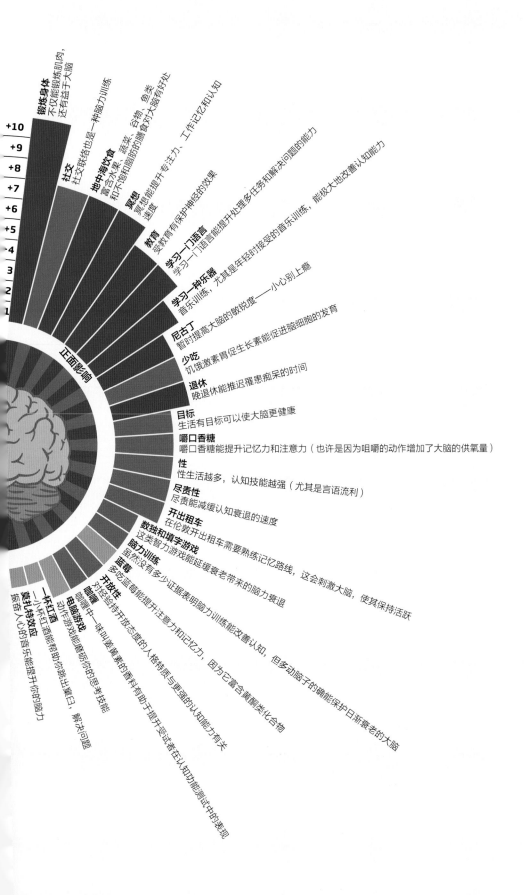

+10
+9
+8
+7
+6
+5
+4
3
2
1

锻炼身体
不仅能锻炼肌肉，
还有益于大脑

社交
社交联络也是一种脑力训练

地中海饮食
富含水果、蔬菜、谷物、鱼类
和不饱和脂肪的膳食对大脑有好处

冥想
冥想能提升专注力、工作记忆和认知
速度

教育
受教育有益于保护神经的效果

学习一门语言
学习一门语言能提升处理多任务和解决问题的能力

学习一种乐器
音乐训练，尤其是年轻时接受的音乐训练，能极大地改善认知能力

尼古丁
暂时提高大脑的敏锐度——小心别上瘾

少吃
饥饿激素胃促生长素能促进脑细胞的发育

退休
晚退休能推迟罹患痴呆的时间

目标
生活有目标可以使大脑更健康

嚼口香糖
嚼口香糖能提升记忆力和注意力（也许是因为咀嚼的动作增加了大脑的供氧量）

性
性生活越多，认知技能越强（尤其是言语流利）

尽责性
尽责能减缓认知衰退的速度

开出租车
在伦敦开出租车需要熟练记忆路线

数独和填字游戏
这类智力游戏能延缓衰老带来的脑力衰退

脑力训练
虽然没有多少证据表明脑力训练能改善认知，但多动脑子的确能保护日渐衰老的大脑

正面影响

263

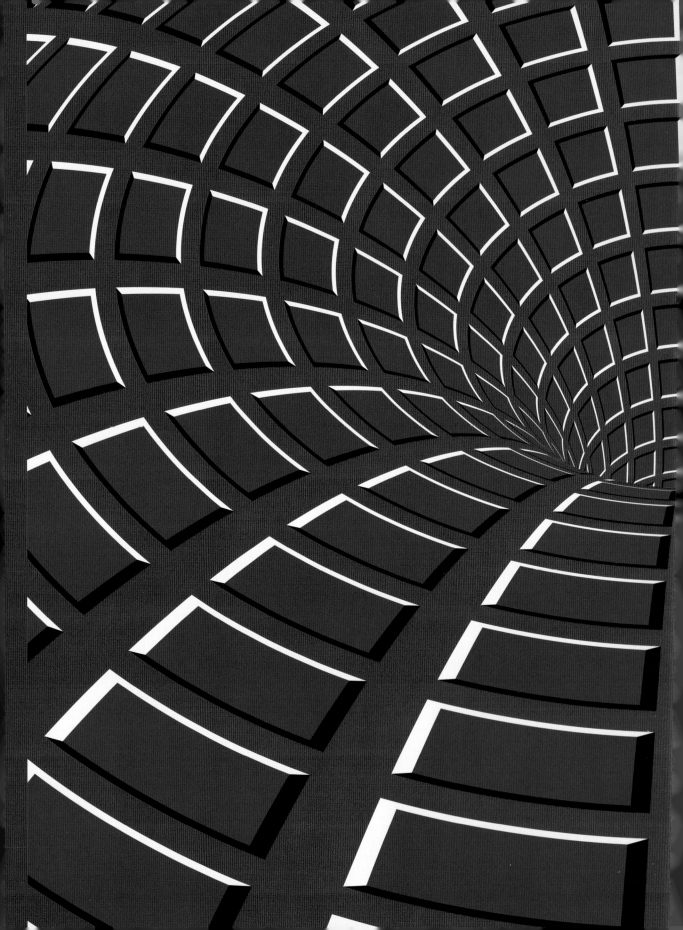

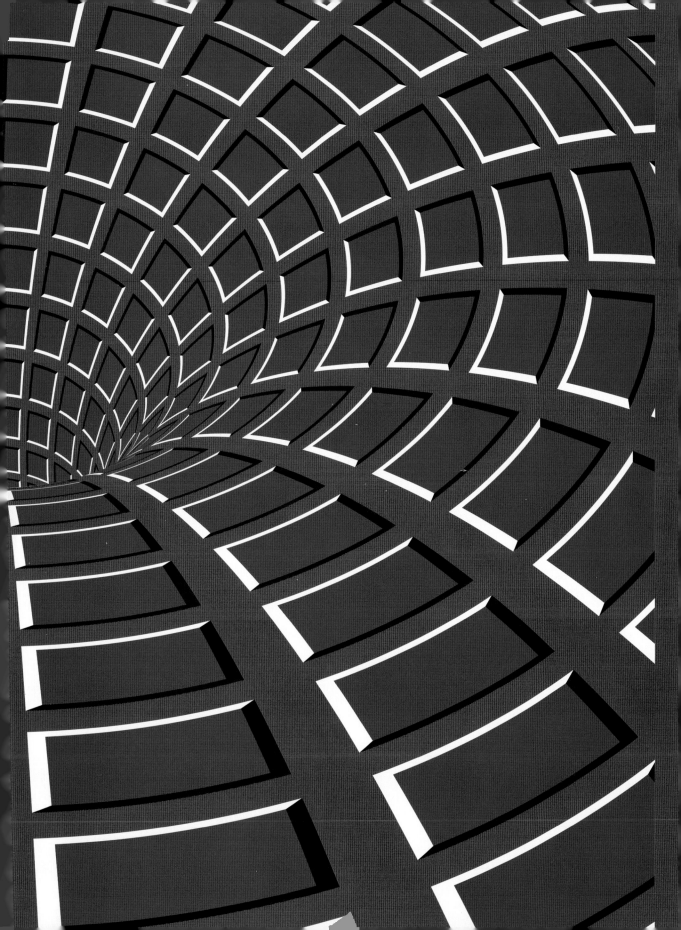

关于视错觉

视错觉不光看起来有趣，还让我们得以一窥大脑的工作机制。下面

是我们为本书每章开头的视错觉图片提供的解释。

01 不管你的眼睛看到了什么样的图形，你的大脑总能为它编造出意义，这是一种不可思议的才能。这幅图只是一堆红色和蓝色的点，但我们的认知赋予了它更多意义。

02 一页纸上的寥寥几根线条就足以唤醒你脑子里的概念。我们以为这样的能力稀松平常，但它真的很了不起。

03 这幅视错觉图里的两个路障大小好像不一样。看看它们的横杆，哪根更长？现在请用尺子量一量，然后试着说服你的大脑改变看法。是不是很难？
在蓬佐错觉中，上面的横杆看起来比下面的长，这是因为我们的大脑会根据背景来判断物体的尺寸。这幅图里上面的横杆看起来更远是因为图片误导了我们，让我们以为背景中逐渐相交的线其实是伸向远方的平行线。远处的物体看起来比近处的小，我们的大脑会根据物体看起来的距离，通过复杂的计算估计它的实际尺寸。蓬佐错觉利用的正是这种计算机制。

04 这幅图是典型的"不可能图形"，因为大脑将二维的画面理解成了三维的物体。这个过程由大脑自动完成，你得等几秒才会意识到，这个三维物体不可能存在。

05 介绍无意识的章节的这幅图让我们看到了海面下的景象（海面上的景象正好呼应了前一章介绍意识的部分）。这幅图的灵感来自 M.C. 埃舍尔的作品，作为现代镶嵌之父，互相交织的重复图形是他作品的特色。

06 另一幅"不可能图形"。画面中的亭子仿佛正跃出纸面，尤其是当你从不同视角看过去时（可以试试透过手机摄像头看）。

07 这几本书看起来一样宽吗？如果你觉得不一样，那是因为书本摆放的角度迷惑了你的大脑（和蓬佐错觉一样）。这幅图的灵感来自"谢泼德桌面错觉"，认知科学家罗杰·谢泼德利用几张外形一模一样但摆放方向各不相同的桌子设计出了这种视错觉图。在瓦伦丁娜绘制的这幅图里，这几本书的长度和宽度（如深蓝色粗线所示）完全相同。

08 & 09 自从人类在洞壁上画出第一幅画，艺术家就开始愚弄我们的大脑，创作出实际上不存在的东西。在第八章开头的镜子图片里，曲线的位置愚弄了我们的大脑，让它误以为自己看见了一个洞。而第九章开头那幅图中的刷子并不是被线条勾勒出轮廓，而是由背景图案衬托出来的。

10 看着这幅模棱两可的视错觉图，你的大脑会在两种不同的诠释之间摇摆不定。你看出图片中的脸属于哪个人了吗？

11 另一幅模棱两可的视错觉图。你看到的可能是一个大脑，也可能是一群蜷缩的人，但你很难同时看到二者。这幅图的灵感来自墨西哥艺术家奥克塔维奥·奥坎波的作品，他擅长创作视觉上模棱两可的有宗教气质的作品。

12 紧盯着这幅视错觉图，它似乎在动。我们尚不清楚这种运动错觉的具体原因，可能是因为我们的大脑对几种对比鲜明的颜色做出了不同的回应，也可能是因为图中大脑里相互重叠的图形——由我们眼球无意识的细微运动引起。

13 当你的视线从这幅图上掠过的时候，你有没有看见白点中间的黑斑？但要是你集中注意力盯着一个点看，黑斑就不会出现。这就是"闪烁的网格错觉"。你的眼睛扫过页面上复杂的网格图案时，视网膜对光信号的反应方式造成了这种错觉。

14 这幅图里的横线是直的，还是弯的？它们彼此平行，还是成一定的角度？找一把尺子，验证你的想法。画面中的其他元素扰乱了我们对简单直线的感知，于是就会产生各种各样的视错觉，咖啡墙错觉是其中之一。在这幅图里，砖块交替形成的图案以某种方式扰乱了我们对直线的感知。

环衬页图 本书环衬页上的图里有多少个点？正确答案是 16 个，但为什么你一次只能看见几个？这就是所谓的"尼尼奥消光错觉"，是第十三章开头"闪烁的网格错觉"图案的变体。你很难准确捕捉圆点，因为复杂重复的网格图形愚弄了你眼睛里的感受器。

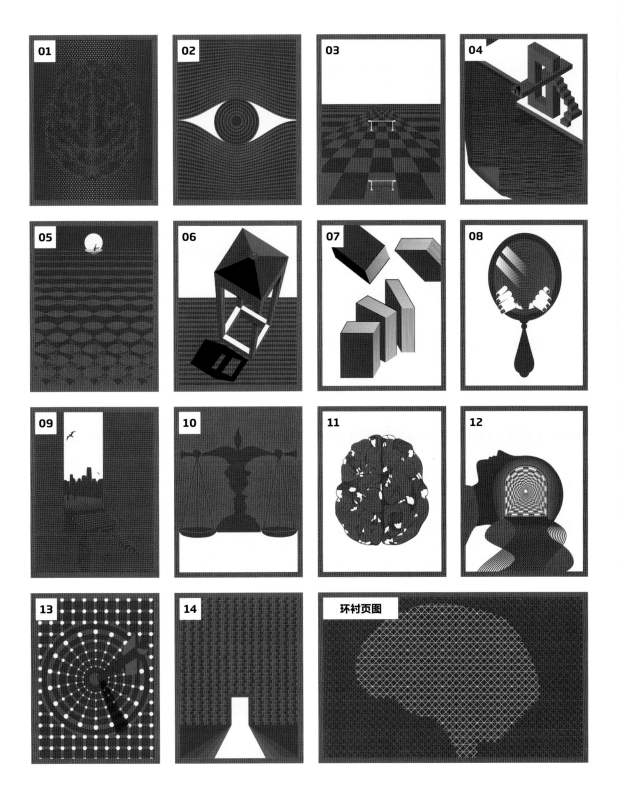

环衬页图

267

制作你自己的三维大脑

你已经了解了大脑的工作机制，现在可以动手为它制作一个模型了。这个大脑立体纸模型的设计者是马丁·佩卡，当时他刚刚开始攻读神经科学的博士学位。为了学习大脑的解剖结构，佩卡设计了这个模型。大脑是一种经历了 5 亿年演化的复杂器官。这个纸模型不是特别复杂，但也没那么简单。你不妨把它当成一个需要耗费脑力才能解开的谜题，自己动手做一做。

说明

扫描这几幅图，并用彩色打印机将其打印出来（或者下载并打印 PDF），然后剪出轮廓，确保连接部位完好。沿着虚线折出痕迹，再用胶水和胶带粘出立体模型。

你可以参考第 274 页的成品图。从每个大脑半球的上半部分开始，制作完毕后，把它们粘到一起（中间留出一道沟）。相同颜色的连接部位应该粘到一起。

接下来，你需要安装模型的下半部分，再将小脑粘到大脑后方的枕叶下面。然后将脑干插入模型下方，充当底座。

右侧小脑　　　左侧小脑

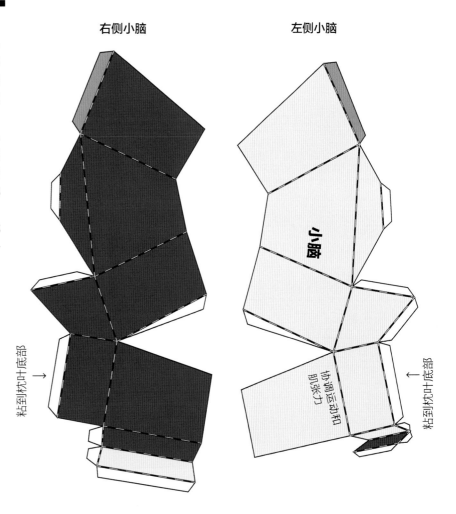

小脑

协调运动和肌张力

粘到枕叶+底部 →

→ 粘到枕叶+底部

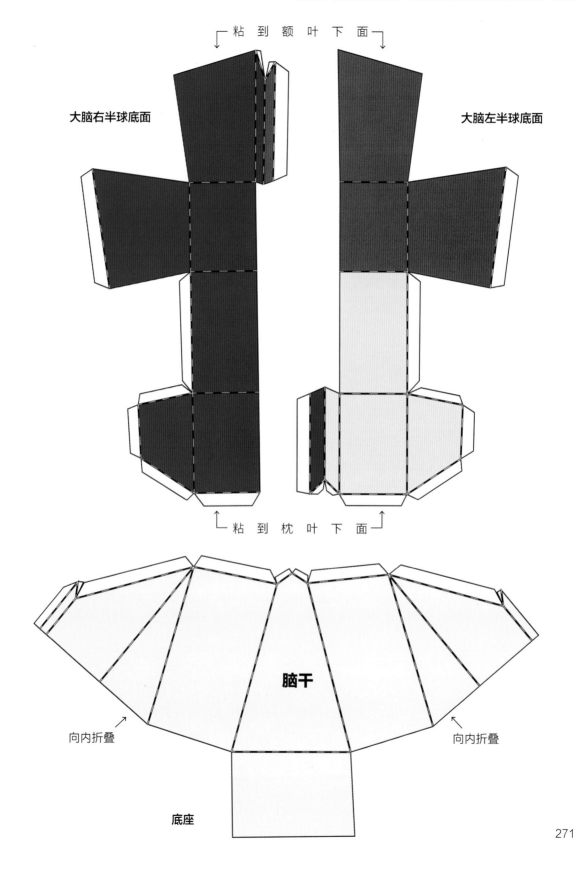

粘 到 额 叶 下 面

大脑右半球底面

大脑左半球底面

粘 到 枕 叶 下 面

向内折叠

脑干

向内折叠

底座

大脑右半球

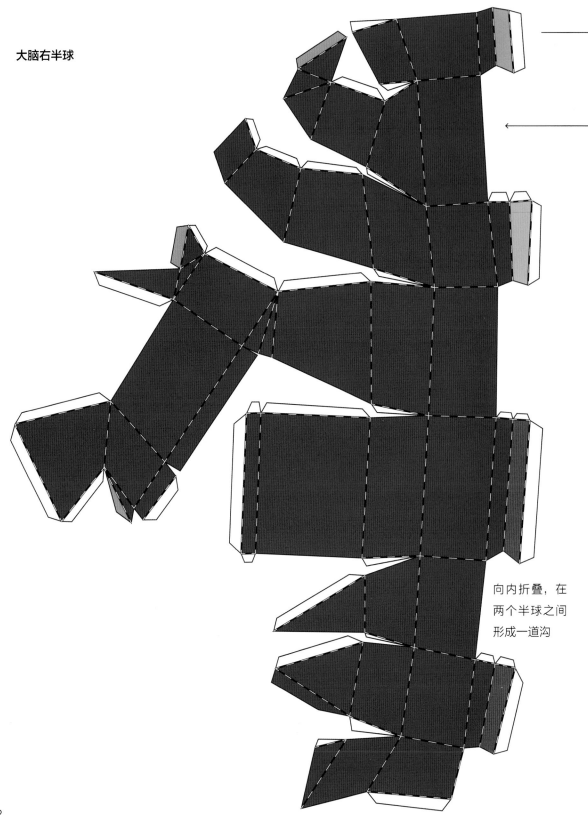

向内折叠，在
两个半球之间
形成一道沟

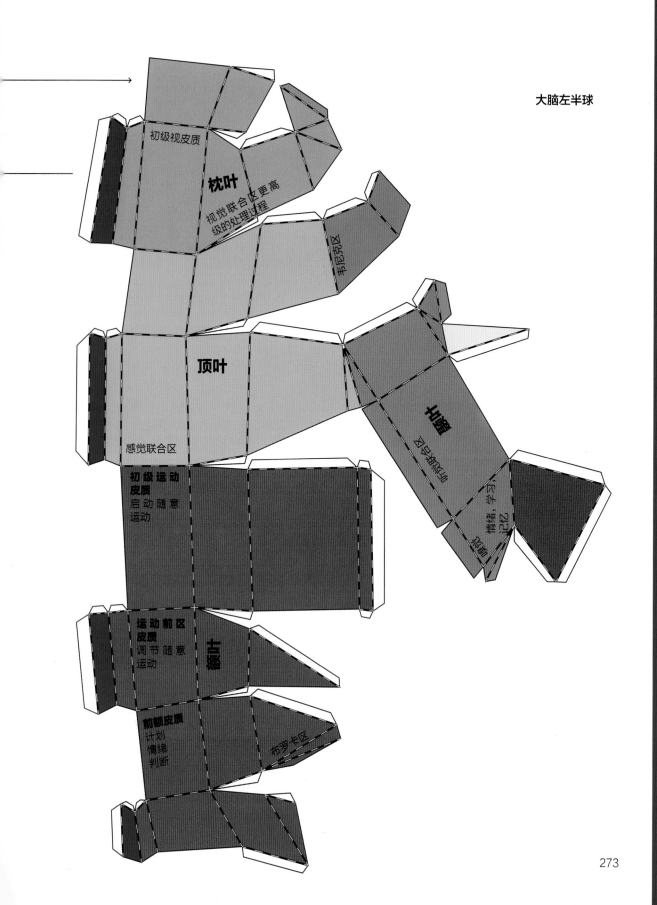

大脑左半球

273

这就是立体大脑的成品：

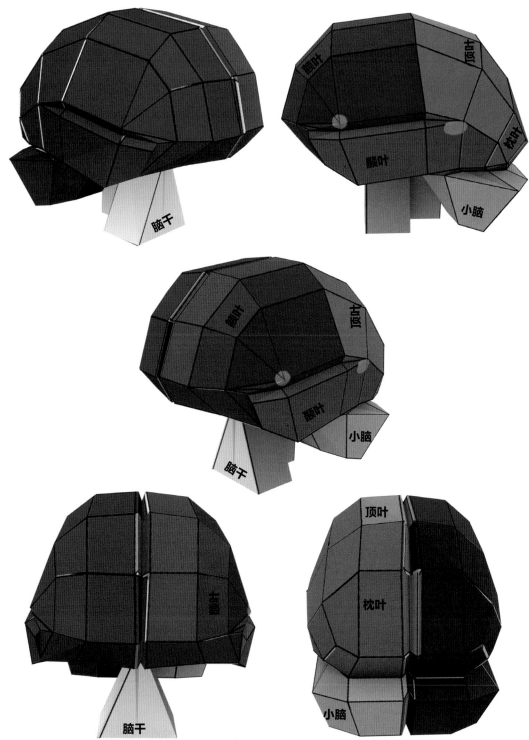

答案

第 46 页 欺骗你的眼睛

1. 翻转立方体

这是视觉竞争的一个经典案例。"我看的是哪面？"这个问题没有标准答案，你的大脑会在两种解释之间摇摆不定。

2. 哪个红圈更大？

两个红圈一样大。大部分人之所以会认为上面的红圈更小，是因为人类大脑在判断物体大小的时候总会参考周围的环境。

3. 哪条红线更长？

它们都一样长。我们之所以觉得某条线更长，还是受到了背景的影响。

4. 垂直还是水平？

你看到的可能是水平线，而不是另一种颜色的平行线，这是因为大脑会把看起来相似的物品归为一类，比如说，根据颜色或者形状来分类。

5. 填补空白

你可能会看到一个三角形，尽管它实际上并不存在。为什么？因为如果物体有一部分看不见的话，我们的大脑会自动填补空白。

6. 鸭子还是兔子？

鸭子 / 兔子视错觉背后的原理是什么？人们提出了两种理论：有时候大脑厌倦了某种图形，然后它就会转换到另一种；又或者这两种感觉都存在于大脑之中，它们会互相竞争，随时准备将对方踢出舞台。奇怪的是，经过练习，你能够更轻松地在两种图形之间切换。

7. 比较亮度

方块 A 和 B 的亮度完全相同。你之所以会觉得它们看起来不一样，是因为我们的大脑先入为主地认为投在平面上的阴影会让平面上的物体变得更暗。这种视错觉如此强大，就算你知道正确答案，也无法改变自己的直观感受。

第 62 页 测试你的智慧柱

2. 见下
3. 见下
4. 将 4 移动到 8 旁边，3 移动到 2 旁边，4 和 3 分别就位到第二排左侧，7 就位到第三排左侧，2 移动就位（6 步）（移动方式不唯一）
5. 见下

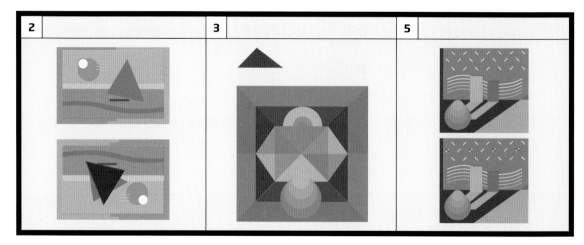

第 102 页 测试你的横向思维

1. usher：us，我们；she，她；he，他；her，她的
2. 这个英文句子里没有字母 E
3. S，S（代表 six 和 seven）。均取数字的英文首字母
4. HEadacHE 和 HEartacHE
5. 6/9
6. 画一个基于三角形的正四面体
7. 水（H_2O，或者说 H to O）
8. 它们是按照每个数字对应单词的首字母的顺序排列的（首字母相同时按第二个字母）
9. 这三个人分别是祖父、父亲和儿子
10. DNA（这种携带遗传信息的分子由四种核苷酸组成，它们的代号分别是 A、T、G 和 C）
11. N（这些大写字母旋转 180 度以后仍保持原状）
12. Yes（"aye"表示赞成票，"ayes"是赞成票的复数形式）
13. bras，millionaires，princes
14. 她是一位助产士
15. short（短）-shorter
16. 这个句子里的所有单词在去掉首字母以后都会变成另一个单词
17. 这个句子里的每个单词都比前一个单词多一个字母
来源：莫顿·沙茨曼的"无用的壁橱"

第 132 页 测测你的记忆力

《新科学家》员工的平均得分如下。你比他们强吗？

1. 语言：7/10
2. 名字：12/15
3. 标志：7/8
4. 数字：14/20
5. 扑克：8/9

第 146 页 你有精神病吗？

如果你在精神病测试中的得分很高，这意味着什么？

对心理学家来说，精神病患者是集合了一系列鲜明人格特质的人，这些特质包括：魅力、感召力、无畏、冷酷、自恋、说服力，以及缺乏道德感。当然，如果你立志要当一名拎着斧头砍人的杀人犯，那么这些特质很可能会为你提供不少方便。但它们也能帮助你在法庭、谈判桌或者手术室里获得成功。心理学家凯文·达顿表示，最终你会成为精英还是魔鬼，只取决于你拥有的其他特质，以及你的人生起点。

人们常常错误地认为，精神病是一种非黑即白的诊断：你要么是，要么不是。但事实上，和身高、体重、智商一样，你可以将人的精神状态看作一个连续的光谱。是的，连环杀手和斧头杀人犯很可能出现在光谱的最末端，但我们每个人都能在这个连续的条带上找到自己的位置。某些人的确有一部分精神病特质比其他人更加突出，但除非你在所有特质中的得分都很高，否则你大可高枕无忧。

第 172 页 测测你的创意火花

1. 见下页
2. 这个问题没有标准答案
3. 一个鸡蛋
4. note
5. 移动三个角的圆圈，见下页
6. 这个问题没有正确答案，不过在测试中，利用圆圈画出笑脸是最没有创意的做法。其他可能性请见下页。

第242页 幸福之路

你得了几分？

得分：8+
这个得分很高。对你来说，生命大体算是一次愉快的体验。你不光会享受美好的时光，还懂得警惕有碍幸福感的思维陷阱，比如说，高估财富的影响。除此以外，你还乐于接受偶尔的坏脾气所带来的好处。

得分：4 ~ 7
一般得分。你过得还行，但能不能想办法提升一下自己

的幸福指数？也许你可以试试少花点钱买东西，多花点钱体验生活？

得分：-3 ~ 3
低分。面对半杯水，你可能觉得它空了一半，而不是只差一半就满了，但也不必过于担心。归根结底，得分这么低说不定是因为你中了彩票！而且谁说人就一定要幸福。有人研究了三位著名作曲家（莫扎特、贝多芬和李斯特）的信，结果发现，负面情绪和艺术才能息息相关。

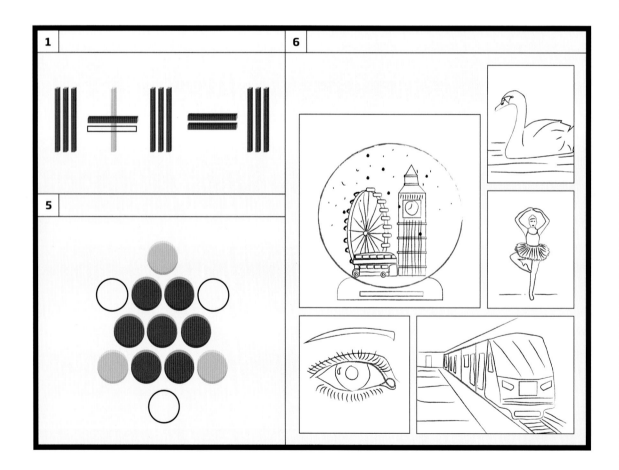

277

词汇表

杏仁核：人类大脑的"战或逃"中心，负责直觉、动机、情绪和恐惧。

自传体记忆：我们对特定时间、地点的体验性记忆，例如某次特定的火车之旅，再加上我们对自己的大体了解。

轴突：细长的神经纤维，负责向外传递神经元胞体的电脉冲。

脑干：大脑里最原始的部分，负责各种基础功能，例如心跳和呼吸。脑干还负责调节中枢神经系统和睡眠周期。

小脑：这个脑区的主要任务是调节随意运动、平衡和本体感觉——我们对自己身体的感觉。人们还认为，小脑关系着我们的言语能力和学习某些运动技巧的能力。

大脑：脑的主要组成部分。大脑分为两个半球，内部又有众多结构，其中包括大脑皮质和海马体。大脑控制着我们的人格、听觉和视觉。我们的随意运动由大脑和小脑共同控制。

皮质：大脑皮质指的是大脑薄而多褶皱的表层，它由灰质组成，负责调节某些最高级的脑功能，例如计划、语言和复杂思维。

默认网络：这是大脑的自动驾驶模式。你休息或者走神的时候，你的脑活动就会进入这种模式；不过

要是你专注于某项任务，默认网络就会自动关闭。

EEG："脑电图"的英文缩写，通过贴在头皮上的电极记录大脑电活动的一种方式。

情景记忆：对我们经历过的特定事件的记忆（自传体记忆的元素之一）。

灰质：这种组织的主要成分是神经元的胞体。大脑皮质由灰质组成。

fMRI："功能性磁共振成像"的英文缩写。这种扫描技术能测量脑部血液的流动，研究者可以利用该技术来观察人们在执行特定任务的时候，脑部的哪些区域比较活跃。

额叶：这个脑区控制着与认知和行为有关的许多功能。决策、冲动和道德感都与额叶关系匪浅，除此以外，它还负责整合来自大脑各个区域的记忆。

代表性启发法：消耗少量认知资源，帮助我们快速做出决策的一种心理捷径。

海马体：负责存储、处理记忆的脑区。人类和其他哺乳动物拥有两个海马体，大脑左右两侧各一个。

MRI："磁共振成像"的英文缩写。磁共振成像扫描仪能利用强磁场和无线电波为身体的某个部位及其内部结构构造三维图形。

髓磷脂：裹在神经元纤维状轴突外面的脂肪类物质。髓磷脂形成的髓鞘能提升信号在轴突中的传递速度。

神经冲动：沿着神经纤维传递的电信号，让神经元得以彼此交流。

神经元：树状的神经元是大脑的基本结构单元，它们会利用电信号和化学信号传递信息。

神经递质：这种分子负责在神经元的缝隙之间传递信号。大脑里的神经递质有很多种，例如 γ - 氨基丁酸、5- 羟色胺、多巴胺和谷氨酸盐。

前额皮质：这个脑区位于大脑前部，与计划以及其他一些复杂行为有关，例如人格、从他人的角度出发来考虑问题。

程序记忆：一种无意识的记忆，负责记录一些下意识的事情，例如怎么系鞋带，怎么骑自行车。

快速眼动睡眠：进入快速眼动睡眠阶段以后，我们的肌肉会放松下来，还会做清醒梦。人们认为，快速眼动睡眠对巩固记忆至关重要。

语义记忆：事实类的知识，例如词语的含义，或者巴黎是法国的首都。

短时记忆：暂存在大脑前台的记忆，比如说马上就要用的电话号码。

纹状体：与运动、情绪和奖励密切相关的脑区。

突触：神经元之间的空隙，或者说化学连接。电信号和化学信号能跨越这些空隙。

工作记忆：工作记忆让我们得以操控短时记忆中的材料。短时记忆或许能帮你记住某人刚刚说过的话，但要是没有工作记忆，你就不可能把这段话倒着复述一遍，或者摘出每个单词的第一个字母。

白质：神经元的胞体会向外伸出许多细丝般的卷须，这些卷须相互勾连，形成的错综复杂的网络就是白质，它将众多神经元联系在一起。

延伸阅读

认识你的大脑

30-Second Brain: The 50 Most Mind-Blowing Ideas in Neuroscience, Each Explained in Half a Minute, Anil Seth (Icon Books, 2014)

Inventing Ourselves: The Secret Life of the Teenage Brain, Sarah-Jayne Blakemore (Doubleday, 2018)

《行为：暴力、竞争、利他，人类行为背后的生物学》，罗伯·萨波斯基（八旗文化，2019）

《医生的抉择：关于生死、疾病与医疗，你必须知道的真相》，亨利·马什（湖南科学技术出版社，2017）

The Language Myth: Why Language is Not an Instinct, Vyvyan Evans (Cambridge University Press, 2014)

《心灵的未来》，加来道雄（重庆出版社，2015）

The Prehistory of the Mind: A Search for the Origins of Art, Religion and Science, Steven Mithen (Thames & Hudson, 1996)

知觉

Your Brain is a Time Machine: The Neuroscience and Physics of Time, Dean Buonomano (W. W. Norton, 2017)

Surfing Uncertainty: Prediction, Action, and the Embodied Mind, Andy Clark (Oxford University Press, 2016)

《看得见的盲人》，奥利佛·萨克斯（天下文化，2012）

See What I'm Saying: The Extraordinary Powers of Our Five Senses, Lawrence D. Rosenblum (W. W. Norton, 2010)

The Universal Sense: How Hearing Shapes the Mind, Seth Horowitz (Bloomsbury, 2012)

《幻觉：谁在捉弄我们的大脑？》，奥利弗·萨克斯（中信出版社，2014）

智力

Are We Getting Smarter?: Rising IQ in the Twenty-First Century, James Flynn (Cambridge University Press, 2012)

Does Your Family Make You Smarter? Nature, Nurture, and Human Autonomy, James Flynn (Cambridge University Press, 2016)

《异类：不一样的成功启示录》，马尔科姆·格拉德威尔（中信出版社，2014）

意识

《当自我来敲门：构建意识大脑》，安东尼奥·达马西奥（北京联合出版公司，2018）

《PHI：从脑到灵魂的旅行》，朱利奥·托诺尼（机械工业出版社，2015）

Soul Dust: The Magic of Consciousness, Nicholas Humphrey (Quercus, 2011)

Why Red Doesn't Sound Like a Bell: Understanding the Feel of Consciousness, J. Kevin O'Regan (Oxford University Press, 2011)

《脑与意识：破解人类思维之谜》，斯坦尼斯拉斯·迪昂（浙江教育出版社，2018）

无意识

《粉红牢房效应：绑架思维、感觉和行为的 9 大潜在力量》，亚当·奥尔特（浙江人民出版社，2014）

《躲在我脑中的陌生人：谁在帮我们选择、决策？谁操纵我们爱恋、生气，甚至抓狂？》，大卫·伊葛门（漫游者文化，2013）

The Wandering Mind: What the Brain Does When You're Not Looking, Michael Borballis (University of Chicago Press, 2015)

思考

Thought: A Very Short Introduction, Tim Bayne (Oxford University Press, 2013)

《直觉泵和其他思考工具》，丹尼尔·丹尼特（浙江教育出版社，2018）

《思考，快与慢》，丹尼尔·卡尼曼（中信出版社，2012）

Thinking and Reasoning: A Very Short Introduction, Jonathan Evans (Oxford University Press, 2017)

《逻辑思维：拥有智慧思考的工具》，理查德·尼斯贝特（中信出版社，2017）

《哥德尔、艾舍尔、巴赫：集异璧之大成》，侯世达（商务印书馆，1997）

记忆

The Memory Illusion: Remembering, Forgetting, and the Science of False Memory, Julia Shaw (Random House, 2017)

《记忆碎片：我们如何构建自己的过去》，查尔斯·费尼霍（机械工业出版社，2017）

《与爱因斯坦月球漫步：三步唤醒你的惊人记忆力》，乔舒亚·福尔（中信出版社，2017）

自我

《不存在的人：从精神分裂、人格解体、离体体验……探索自我感从何而来》，阿尼尔·阿南塔斯瓦米（机械工业出版社，2017）

《谁说了算？：自由意志的心理学解读》，迈克尔·加扎尼加（浙江人民出版社，2013）

Free Will, Sam Harris (Free Press, 2012)

The Mind Club: Who Thinks, What Feels, and Why It Matters, Daniel Wegner and Kurt Gray (Viking, 2016)

创造力

The Eureka Factor: AHA! Moments, Creative Insight and the Brain, John Kounios and Mark Beeman (Random House, 2015)

Eureka!: Discovering Your Inner Scientist, Chad Orzel (Basic Books, 2014)

《被误读的创新：关于人类探索、发现与创造的真相》，凯文·阿什顿（中信出版社，2017）

The Cambridge Handbook of the Neuroscience of Creativity, Rex Jung, Oshin Vartanian (Cambridge University Press, 2018)

决策

The Enigma of Reason: A New Theory of Human Understanding, Dan Sperber and Hugo Mercier

(Allen Lane, 2017)

《风险思维：如何应对不确定的未来》，迪伦·埃文斯（中信出版社，2013）

《助推：如何做出有关健康、财富与幸福的最佳决策》，理查德·塞勒＆卡斯·桑斯坦（中信出版社，2018）

My Brain Made Me Do It: The Rise of Neuroscience and the Threat to Moral Responsibility, Eliezer Sternberg (Prometheus, 2010)

社会脑

《我懂你：如何运用"第六感"提高洞察力》，尼古拉斯·埃普利（湖南科学技术出版社，2017）

Wired for Culture: Origins of the Human Social Mind, Mark Pagel (W. W. Norton & Company, 2012)

The Domesticated Brain, Bruce Hood (Pelican, 2014)

睡眠和梦

《为什么要睡觉？：睡出健康与学习力、梦出创意的新科学》，马修·沃克（天下文化，2019）

Rest: Why You Get More Done When You Work Less, Alex Soojung-Kim Pang (Basic Books, 2016)

Sleep: A Very Short Introduction, Steven Lockley and Russell Foster (Oxford University Press, 2012)

修复故障

Unthinkable: An Extraordinary Journey Through the World's Strangest Brains, Helen Thomson (John Murray, 2018)

Angst: Origins of Anxiety and Depression, Jeffrey Kahn (Oxford University Press, 2012)

《解析爱情：性爱、婚姻与外遇的自然史》，海伦·费雪（猫头鹰出版社，2019）

《错把妻子当帽子》，奥利弗·萨克斯（中信出版社，2010）

《未来简史》，尤瓦尔·赫拉利（中信出版社，2017）

解锁你的潜能

《认知迭代：自由切换大脑的思考模式》，卡罗琳·威廉姆斯（北京日报出版社，2018）

The Science of Meditation: How to Change Your Brain, Mind and Body, Daniel Goleman, Richard Davidson (Penguin, 2017)

The Buddha Pill: Can Meditation Change You?, Miguel Farias and Catherine Wikholm (Watkins Publishing Limited, 2015)

《为什么幸运的人一再走运,不幸的人继续倒霉？》，伊莱恩·福克斯（东方出版社，2014）

Superhuman: Life at the Extremes of Mental and Physical Ability, Rowan Hooper (Little, Brown, 2018)

《疯狂行为学：来自猩猩的你，为什么总会失去理智？》，戴维·迪萨尔沃（中国友谊出版公司，2014）

First published in Great Britain in 2018 by John Murray (Publishers)
An Hachette UK company

First published in USA in 2018 by Nicholas Brealey Publishing

Copyright © New Scientist 2018
Illustrations Valentina D'Efilippo 2018

The right of New Scientist to be identified as the Author of the Work has been asserted by them in accordance with the Copyright, Designs and Patents Act 1988

著作权合同登记号：图字 18-2020-096

图书在版编目（CIP）数据

大脑用户指南 / 英国《新科学家》杂志著；阳曦译；
（英）艾莉森·乔治文；（英）瓦伦丁娜·德菲里波绘
. — 长沙：湖南科学技术出版社，2021.7
ISBN 978-7-5710-0985-4

Ⅰ.①大… Ⅱ.①英…②阳…③艾…④瓦… Ⅲ.
①大脑—普及读物 Ⅳ.① R338.2-49

中国版本图书馆 CIP 数据核字（2021）第 095205 号

上架建议：畅销·科普

DANAO YONGHU ZHINAN
大脑用户指南

作　　者：英国《新科学家》杂志
文　　字：[英]艾莉森·乔治
插　　图：[英]瓦伦丁娜·德菲里波
译　　者：阳　曦
出 版 人：张旭东
责任编辑：刘　竞
监　　制：吴文娟
策划编辑：董　卉　许韩茹
特约编辑：吕晓如
版权支持：姚珊珊
营销编辑：闵　婕
装帧设计：李　洁
出　　版：湖南科学技术出版社
　　　　　（长沙市湘雅路 276 号 邮编：410008）
网　　址：www.hnstp.com
印　　刷：北京中科印刷有限公司
经　　销：新华书店
开　　本：889mm×1194mm　1/16
字　　数：451 千字
印　　张：18
版　　次：2021 年 7 月第 1 版
印　　次：2021 年 7 月第 1 次印刷
书　　号：ISBN 978-7-5710-0985-4
定　　价：138.00 元

若有质量问题，请致电质量监督电话：010-59096394
团购电话：010-59320018

致谢

如果没有《新科学家》这个大家庭中各位同人提供的灵感、努力和支持，这本书根本不可能存在。非常感谢格雷厄姆·劳顿，是你最先设想了这本书，本书的许多理念和一部分内容都出自你的手笔；感谢卡罗琳·威廉姆斯和海伦·汤普森出色的编辑能力和写作技巧；感谢出版商约翰·麦克法兰的支持，也感谢为我们的杂志贡献了灵感和才能的所有作者。

非常感谢约翰·默里团队，尤其是乔治娜·莱科克和凯特·克雷吉，谢谢你们明智的指导、绝妙的想法和对工作的热忱。尼克·戴维斯和威尔·斯皮德完成了封面，曼迪·琼斯制作了这本书，尼基·巴恩比提供了设计（还有很多杯咖啡），亚辛·贝勒卡塞米和杰斯·金负责宣传和营销，乔安娜·卡利谢夫斯卡和格雷丝·麦克拉姆负责版权，梅甘·谢弗、露西·黑尔和梅甘·史密斯负责销售，感谢你们为本书付出的努力。

要是没有插画师瓦伦丁娜·德菲里波创意十足的设计和全力以赴的投入，这本书将变得不值一提；她出色地将我们的文字和想法转化成了直观易懂的图形，而且十分有趣。

我还想感谢心理治疗师莫顿·沙茨曼，早在1983年，他就为《新科学家》撰写了文章，邀请读者在睡梦中思考几个横向思维问题。本书中测试横向思维的很多问题都是他设计出来的。感谢心理学家凯文·达顿允许我们使用他设计的精神病测试问卷，感谢神经科学家马丁·佩卡提供的大脑纸模型，也同样感谢戴夫·约翰逊杰出的制图技术。

感谢家人对我的支持和鼓励，萨莎、艾拉、伊娃、苏茜、萨莉、戴维、莉萨、海伦，尤其是乔纳森，感谢你们。

本书中的某些材料改编自《新科学家》以前发表过的文章。

为了寻找每一段资料的版权所有者，我们倾尽了全部努力，但如果有任何错漏，约翰·默里公司愿意在今后的版本中增补相应的说明，并致以由衷的谢意。